Docteur Jean-Pierre Willem

Antibiotiques naturels

Vaincre les infections
par les médecines naturelles

Le Grand Livre du Mois

Suivi éditorial & mise en pages : Ambodexter, Bordeaux

Édition exclusivement réservée aux adhérents du Club
Le Grand Livre du Mois
15, rue des Sablons
75116 - Paris

ISBN 2-7028-7343-X

Sommaire

Avant-propos

« *Découverte d'une souche de staphylocoque doré résistante à la vancomycine.* » C'est l'information que les microbiologistes du monde entier redoutaient d'apprendre. Une souche de staphylocoque doré, le *Staphylococcus aureus*, totalement résistante à la vancomycine, l'un des derniers antibiotiques jusqu'ici efficaces contre cette bactérie responsable de fréquentes et graves infections, a, pour la première fois, été isolée chez un malade de nationalité américaine. Les détails de cette découverte sont présentés dans le bulletin hebdomadaire des *Centers for Disease Control and Prevention* (CDC) d'Atlanta daté du 5 juillet 2002.

L'apparition de cette première souche de *Staphylococcus aureus* totalement résistante fait suite à celle, dans les années 1950, de souches du même germe, résistantes à la pénicilline, puis, dans les années 1980, à la méthycilline. Cette nouvelle démonstration du génie infectieux de ce germe hautement pathogène ne peut pas être dissociée de l'usage abusif, et souvent irrationnel, des médicaments antibiotiques dans les pays industrialisés. Ces pratiques font que de précieux médicaments perdent leur efficacité alors même qu'ils sont parmi les seuls à pouvoir guérir les infections bactériennes humaines.

« *C'est une information alarmante et qui doit nous imposer la plus grande vigilance* », explique le professeur Patrice Courvalin, directeur de l'unité des agents antibactériens à l'Institut Pasteur de Paris, un spécialiste de réputation internationale qui, il y a quelques années, avait participé à la découverte des premières souches d'entérocoques résistantes à la vancomycine.

En début d'année 2002, la directrice de l'OMS (Organisation mondiale de la santé), le Dr Harlem Brundtland, avait lancé un cri d'alarme pour dénoncer la montée de la résistance des souches bactériennes aux antibiotiques et le risque imminent, pour les médecins, de se trouver, de nouveau, impuissants devant les maladies infectieuses. Certains spécialistes épidémiologistes n'hésitent pas à affirmer que les antibiotiques seront devenus inutilisables dans 20 ans !

On peut admettre aujourd'hui qu'il y a péril en la demeure. Il s'agit de quantifier ce péril, d'en trouver les causes et de s'orienter vers une nouvelle stratégie. Car nous sommes peut-être en train de perdre le combat contre les maladies infectieuses.

Ne serait-il pas temps d'abandonner les dogmes, quitte à trouver un nouveau paradigme, dans le domaine de l'épidémiologie, de l'infectiologie et de la thérapeutique ? C'est une nouvelle page qui doit s'ouvrir si l'on veut préserver la santé publique.

L'une des premières causes de mortalité

Il ne faut jamais oublier que, parmi les grandes avancées de la médecine moderne, celle qui a commencé avec Claude Bernard, Béchamp, Tessier et Louis Pasteur pour la France à la fin du 19e siècle, il y avait les résultats exceptionnels dans le domaine de la pathologie infectieuse. Nos aînés parlaient avec terreur de la tuberculose, de la syphilis, de la typhoïde, des méningites ou de la pneumonie des enfants. Aujourd'hui, ces maladies n'inquiètent plus du tout le grand public dans nos pays, mais un peu à tort.

Les maladies infectieuses restent l'un des premiers fléaux de l'humanité : sur 51 millions de décès par maladie, enregistrés en 2000 dans le monde par l'OMS, 17,8 millions sont dus à des infections, soit 35 %. D'après l'Institut Pasteur, 50 000 personnes meurent chaque jour dans le monde d'une maladie infectieuse. Au banc des « accusés », les microbes : bactéries, virus ou parasites, présents partout dans l'environnement de l'homme. Certains élisent domicile dans les aliments (listeria, salmonelles) ou dans les eaux usées et stagnantes (vibrion cholérique, rotavirus, virus de la poliomyélite), alors que d'autres, plus subtils, trouvent refuge auprès d'espèces animales comme les rongeurs, les tiques ou les moustiques, véritables réservoirs à microbes qui transmettent la maladie à l'homme. La vie des microbes est ainsi très liée aux écosystèmes, dont la moindre perturbation peut faire apparaître un nouveau fléau. Exemple historique : ce sont les rats qui, en suivant les routes de la soie et des croisades, ont répandu la peste noire du Moyen-Orient à l'Europe.

Actuellement, les pathologies infectieuses frappent essentiellement les pays du Sud, là où, trop souvent, des populations entières sont maintenues dans des conditions d'hygiène et de pauvreté propices aux pires épidémies. Les maladies respiratoires sont les plus meurtrières, tuant 4,4 millions de personnes chaque année. Viennent ensuite la tuberculose, avec 3 millions de victimes, et les maladies diarrhéiques, pour la plupart des toxi-infections alimentaires telles que la shigellose, le choléra, la typhoïde ou les salmonelloses, qui provoquent elles aussi la mort de 3 millions d'enfants. Peu médiatisées, mais très dévastatrices, ces maladies affectent les populations les plus vulnérables, principalement celles qui souffrent de malnutrition.

Dans nos pays, les microbes responsables des maladies diarrhéiques n'ont pas disparu, mais l'hygiène est telle qu'ils ne se développent pas. En revanche, dès qu'il y a une brèche dans les systèmes de canalisations, des égouts par exemple, ils refont aussitôt surface.

Une centaine
de maladies émergentes

Une centaine de maladies ont émergé ces 30 dernières années. Il peut s'agir de maladies anciennes, comme la tuberculose, qui resurgit actuellement en Europe et aux États-Unis, ou de maladies plus rares qui n'avaient jamais été diagnostiquées, mais qui existent certainement depuis longtemps, comme la fièvre hémorragique provoquée par le virus Ebola. Sans parler des nouvelles maladies, comme le sida, apparu au début des années 80, qui a déjà fait plus de 13,5 millions de morts.

Pour faire face à ces maladies émergentes, il existe au niveau mondial des structures d'alerte permettant de réagir rapidement. Parmi elles, les centres de référence de l'OMS, qui couvrent l'ensemble de la planète, et le CDC (*Center for Disease Control*), à Atlanta, aux États-Unis, examinent scrupuleusement les microbes en circulation et donnent l'alarme dès qu'un danger se présente. Toutes catégories confondues, on connaît aujourd'hui 1415 « agents pathogènes » : 220 virus, classés alphabétiquement depuis *Andes virus* jusqu'à *Zinga virus* ; 540 bactéries pathogènes ; 310 champignons ; 70 protozoaires ; 290 helminthes (vers).

Dans ce contexte, le problème des porteurs sains complique très sérieusement la situation. Lors des épidémies, telle la grippe, les individus qui hébergent un microbe ne réagissent pas de la même façon. Cela dépend, en grande partie, de leur terrain, de la qualité de leurs défenses immunitaires ou naturelles. Certains développent une maladie avec des symptômes bien visibles, alors que d'autres ne présentent aucun signe : on les appelle des « porteurs sains ». Cette catégorie d'individus est particulièrement redoutable pour les problèmes de contagion. En effet, pour prendre l'exemple de l'hépatite ou de la méningite qui se transmet uniquement d'un être humain à un autre, un porteur sain peut contaminer des centaines de personnes sans le savoir. Il fait partie de la chaîne épidémiologique.

Cette réalité, observée dans la plupart des maladies infectieuses, complique le contrôle d'une épidémie. C'est ainsi qu'il serait logique de traiter tous les porteurs sains pour éviter le redémarrage de l'épidémie, mais leur dépistage est bien souvent illusoire et techniquement irréalisable.

Un combat perdu ?

Après plus d'un demi-siècle de mauvaise utilisation des antibiotiques, les bactéries responsables des infections les plus courantes sont devenues, dans une large proportion, résistantes à ces remèdes. Progressivement, nous allons nous retrouver dans les situations les plus critiques comme l'étaient nos aînés des années 1920. Parallèlement, les chercheurs des laboratoires pharmaceutiques doivent trouver de nouveaux antibiotiques pour lutter contre les souches résistantes, avec espoir de voir le bout de cette quête infinie.

On a cru beaucoup aux vaccins, mais actuellement on recense une litanie d'effets secondaires. La plupart des pays européens ont pris du recul vis-à-vis d'une poly-vaccination systématique.

Le tableau est sombre et serait désespérant si nous ne disposions pas des médecines naturelles avec les plantes et surtout les huiles essentielles.

L'action *eubiotique* des huiles essentielles

Si nous procédons à une comparaison entre les antibiotiques et les huiles essentielles, tout les oppose, à l'avantage de ces dernières. La molécule synthétique (antibiotiques) permet seulement une action bactériostatique ou bactéricide et n'a aucune action sur les virus. L'huile essentielle va au-delà et, en plus de la destructuration de l'enveloppe bactérienne, agit sur l'ensemble de l'organisme humain.

Outre l'apparition de phénomène d'antibiorésistances, et la création de souches bactériennes mutantes redoutables, certaines molécules antibiotiques présentent une toxicité sévère (foie, rein, nerf auditif, etc.), et des réactions anaphylactiques imprévisibles se produisent fréquemment.

Pour traiter rapidement une affection, une antibiothérapie est souvent mise en place avec pour résultat une guérison quasi instantanée. Mais un des effets secondaires est la destruction partielle de la flore saprophyte responsable de notre immunité. La faiblesse de celle-ci favorisera le retour d'une autre maladie virale ou microbienne qui sera, une fois de plus, résolue par un antibiotique. Si l'on n'y prend garde, le patient entre dans une spirale : plus il prend des antibiotiques, plus son immunité diminue et plus le risque de récidive infectieuse est important.

L'action anti-infectieuse des huiles essentielles est *eubiotique*, c'est-à-dire qu'elle favorise le retour à la vie. En effet, différentes publications ont montré un respect des huiles essentielles pour la flore intestinale. Dans ce domaine médical des affections virales, auto-immunes ou antibio-résistantes se trouve le grand intérêt des huiles essentielles. Les recherches au niveau universitaire devraient rapidement aboutir aux publications qui rétabliront les huiles essentielles à la place qu'elles n'auraient jamais dû quitter.

La force des biothérapies

Je connais les huiles essentielles depuis 1965. J'étais médecin au Rwanda et je devais faire face à une pathologie infectieuse spécifique : l'ulcère phagédénique causé par un germe qui attaque les membres inférieurs. Les antibiotiques étaient inopérants, seule l'amputation était la solution. Mutiler une personne pour un germe me paraissait aberrant et déplacé. Je me suis souvenu de l'embaumement des momies il y a 4000 ans ! Le mystère de la conservation des corps donc de la lutte contre les germes résidait en l'application d'huiles essentielles qui imprégnaient les tissus. Pourquoi ne pas essayer ? Les résultats sur l'ulcère torpide furent spectaculaires en moins d'un mois. Depuis cette date, les huiles essentielles ont moins de mystère, et je les applique dans beaucoup de situations sanitaires, notamment aujourd'hui, où le monde se trouve désarmé face aux infections virales, que ce soit les hépatites ou le sida.

J'ai écrit ce livre pour essayer de vulgariser tous les aspects de l'infectiologie, les limites des antibiotiques et des vaccins et surtout apporter de bonnes nouvelles pour résoudre la plupart des infections grâce aux médecines naturelles, les huiles essentielles en tête.

Ces autres médecines de terrain que sont les biothérapies formulent des réponses aux questions soulevées par la médecine et la pharmacie modernes. Conceptions écologiques de l'homme et de sa santé, elles sont, tout à la fois, contestation subversive de la vision technocratique de l'homme et re-découverte d'un passé médical parfois très ancien.

À la pratique médicale parcellaire actuelle, qui débite l'homme malade en tranches d'organes à soigner, elles répondent par un traitement global de l'homme, en tenant compte de son histoire, de son patrimoine génétique, de sa sensibilité biologique individuelle, de sa constitution propre et de ses tendances.

Pour une médecine écologique

L'écologie est à la mode, beaucoup croient la découvrir, l'inventer, spécialement la classe politique. Elle est définie comme l'étude des relations des organismes entre eux et avec leur environnement, c'est-à-dire avec la nature, qui est avant tout un cosmos et non un chaos. La nature exploite harmonieusement les éléments : eau, terre, air, végétal, animal. La nature nous adresse les significations profondes de la communauté des espèces vivantes et des règles qui les gouvernent. Nous avons la connaissance des *feed-backs* (rétroactions) en biologie. Ils donnent un aperçu de ces grands équilibres biologiques qui font l'adaptation : tâtonnement intérieur continu qui mobilise nos mécanismes régulateurs.

Mais la vie moderne, les agents pharmaceutiques, les thérapeutiques au long cours, les tranquillisants (consommés par 2 Français sur 3), les vaccins, l'abus des antibiotiques perturbent ces mécanismes régulateurs et engendrent la plus large part de la *sycose,* une des 4 *diathèses* en homéopathie (avec la psore, le tuberculinine et la luèse). Les 4 grands terrains présentent des modes réactionnels spécifiques. Cette sycose est une véritable maladie moderne « iatrogène », c'est-à-dire introduite par le médicament, qui oblige le métabolisme humain à lutter sur 2 fronts, celui de la maladie et celui des méfaits des thérapeutiques de longue durée.

La *sycose,* intoxication métabolique, est l'empreinte d'une biologie déficitaire encouragée par une civilisation qui accepte sans réactions la décadence lente de son mode de vie et de sa culture. L'élan de la réaction centrifuge et bénéfique du métabolisme normal va s'atténuer, s'éteindre ; les toxines et tous les polluants ne s'éliminent plus. L'infiltration interstitielle va se traduire par une rétention aqueuse, un épaississement du corps, un psychisme déficitaire centré sur l'agitation stérile, anxieuse, et la tendance aux idées fixes.

La *sycose* est une dégradation progressive du milieu intérieur, tolérée parce qu'ignorée. Hygiène alimentaire défectueuse, suralimentation, cultures de sols alourdis par l'adjonction d'engrais, de pesticides, d'herbicides, abus d'antibiotiques, des vaccins, déficit magnésien accentuant la rétention potassique, vie moderne et pollutions atmosphériques de toutes sortes : détergents chimiques polluants, benzopyrène, dérivés du soufre, mazout, tétraéthyle de plomb, produits capillaires et industriels, additifs alimentaires…, la liste des poisons de l'environnement est inépuisable, et tous les contrôles de l'État sont insuffisants. La gravité réside dans l'absence d'effets polluants immédiats, qui en feraient de salutaires signaux de danger.

Pays cartésien, la France s'offre de grands chercheurs et de grands pollueurs qui passent leur temps à s'ignorer, les uns recherchent la santé de leurs contemporains, les autres introduisent des hormones et des antibiotiques dans le bétail, générateurs d'un ensemble de maux. On fabrique des générations de faibles, de souffrants ou de mal-adaptés. On laisse grossir les budgets de santé à la limite du supportable, et on ignore les appels vers la santé. Ceux qui administrent la santé dans le ministère du même nom s'occupent des textes, décrets, applications dans la lutte contre les maladies, sans cultiver ni encourager une notion inconnue : le maintien en santé, cible d'intelligence qu'atteignent rarement les lutteurs de la recherche scientifique.

Partie 1

Les microbes et la lutte anti-infectieuse

Chapitre 1

Les microbes

Le mot *infection* vient d'un verbe latin, *inficere, infectus*, qui veut dire « imprégner », « mélanger ». De fait, il y a infection lorsqu'un microbe, quel qu'il soit et par quelque moyen que ce soit, franchit la barrière cutanée, digestive ou pulmonaire et vient « imprégner » le milieu intérieur. Si on considère le mécanisme exponentiel de reproduction du microbe, on devine que cette invasion peut être explosive dès lors qu'il trouve des conditions très favorables.

Mais l'organisme envahi va se défendre en mettant en œuvre un ensemble de moyens extrêmement performants grâce à ses défenses immunitaires. L'objectif est alors de neutraliser, ou de tuer et d'expulser les microbes envahisseurs, tout en essayant de constituer une mémoire défensive en prévision d'une prochaine attaque du même ennemi. Dans l'immense majorité des cas, un organisme sain a le dernier mot et réussit à terrasser le microbe.

Les maladies infectieuses

Il arrive parfois que le microbe déjoue les défenses de l'organisme. Malgré sa petite taille, il possède une panoplie très fournie de combines et de ruses pour tromper l'hôte qui l'héberge contre son gré. La multiplication de l'agent infectieux peut alors entraîner des dommages plus ou moins graves. On a affaire à des maladies infectieuses : grippe, angine, otites, sinusites, certaines diarrhées, bronchites, cystites, pour ne citer que les plus courantes. Chacun d'entre nous les a contractées ou côtoyées, mais les thérapeutiques modernes ont aidé le corps à lutter pour finalement remporter la bataille.

Il arrive cependant que le microbe soit plus virulent, parce que son agressivité est si forte que, non seulement il déborde les défenses immunitaires, mais il continue de se multiplier malgré les traitements mis en œuvre. Les dommages créés dans l'organisme peuvent alors être très importants et entraîner la mort.

Un ensemble hétéroclite

Les microbes regroupent les bactéries, les virus, les champignons microscopiques et les parasites.

Un microbe mesure entre 1 micron (1/1000e mm) et 1/1000e micron (1/1 000 000e mm) et n'est constitué que d'une seule ou de quelques cellules, très petites. À titre de comparaison, rappelons simplement que l'être humain est constitué de 10 000 milliards de cellules, petites unités de vie qui ont chacune leur rôle et dont l'ensemble assure toutes les fonctions vitales.

Paradoxalement, ces si petits êtres ont des capacités de reproduction étonnantes. Placé dans des conditions optimales, un microbe peut donner naissance à une copie identique en 20 minutes. Un calcul simple permet alors d'évaluer l'énormité des populations ainsi générées. Si une seule bactérie pouvait se diviser pendant 48 heures, elle donnerait naissance à une colonie dont le poids serait supérieur à celui de la Terre. Cette hypothèse farfelue permet cependant de comprendre la rapidité avec laquelle certains germes sont capables de faire mourir une personne infectée lorsque rien ne vient enrayer le processus de multiplication.

Virus et bactéries sont les principaux germes infectieux. Les premiers sont des particules entièrement dépendantes des cellules qu'ils infectent, les secondes sont des cellules à part entière qui vivent aux dépens de leur milieu. Mais tous partagent un même et seul but : se reproduire.

Si virus et bactéries ne se ressemblent pas, ils gardent cependant des points communs : ils possèdent un patrimoine génétique, ils se reproduisent et sont constitués de molécules qui appartiennent au monde du vivant. Et, comme tout ce qui vit, ces microbes évoluent. Au fil des générations, leurs gènes subissent des mutations qui peuvent leur être favorables ou délétères, selon qu'elles leur laissent ou non la possibilité de se reproduire dans le milieu où ils évoluent.

Qu'est-ce qu'un microbe ?

Le mot « microbe » signifie « petite vie ». C'est un chirurgien du nom de Sédillot qui proposa ce terme, dans les années 1880, pour désigner ces êtres vivants étranges, invisibles à l'œil nu mais bien visibles à l'aide de microscopes, et qui envahissent aussi bien notre environnement que notre peau, notre bouche, nos intestins. Nous baignons littéralement dans les microbes mais, heureusement, nous entretenons avec la majorité d'entre eux des relations de bon voisinage. Certains, cependant, peuvent perturber plus ou moins gravement le fonctionnement des êtres vivants : on parle alors d'infection.

15

Comment distinguer les virus des bactéries ?

Les bactéries

Les bactéries sont des cellules constituées d'une membrane qui contient leur patrimoine génétique et les « outils » nécessaires à leur division et à l'extraction d'énergie du milieu ambiant. Certaines ont acquis une affinité particulière pour l'organisme humain, et cette cohabitation peut être une véritable coopération (dans la digestion par exemple) ou un combat acharné pour la survie de chacun. Pour s'introduire dans l'organisme, les bactéries se glissent entre les cellules des parois tissulaires (peau, muqueuses, poumons, etc.), ou les détruisent pour se frayer un passage, ou encore profitent d'une blessure.

Les virus

Formés d'une enveloppe qui protège leur patrimoine génétique et, pour certains, de quelques protéines, les virus n'ont pas d'autre possibilité que d'utiliser les cellules pour se reproduire eux-mêmes, parfois sans dommage, parfois au détriment de l'organisme tout entier. Leur propagation est assurée par le passage d'un organisme à l'autre.

Les virus s'introduisent directement dans les cellules par fusion de leur membrane avec celle de leur hôte ou en se faisant phagocyter.

Les bactéries

Les bactéries sont des êtres monocellulaires présentant des formes différentes. Chaque morphologie spécifique reçoit une dénomination particulière. Ainsi, les bactéries sphériques sont appelées des « coques », celles qui sont en forme de bâtonnets sont appelées des « bacilles », les « vibrions » sont incurvés, celles qui sont en forme de fuseaux sont dites « fusiformes » et celles qui ondulent sont appelées des « spirilles ». Une bactérie a donc l'allure d'une sorte de sac au volume variable et déformable délimité par une paroi épaisse, plus ou moins rigide, qui la protège du milieu environnant. Sous cette paroi, se trouve une membrane plus fine appelée « membrane plasmique » qui assure des fonctions de respiration et d'échange.

Une des caractéristiques très importantes d'une bactérie est le rapport de sa surface externe à son volume. La surface d'une bactérie est de 9 millions de fois son volume. Cela montre à quel point la bactérie est en contact très étroit avec son environnement, ce qui explique qu'on peut l'atteindre plus facilement lorsqu'on l'attaque avec des antibiotiques.

Les bactéries se multiplient par un processus simple, non sexué, de division cellulaire : après avoir reproduit son information génétique (chromosome), la cellule bactérienne se divise en 2 cellules identiques qui, à leur tour, vont générer 2 autres bactéries et ainsi de suite.

Malgré sa petite taille, le microbe possède une incroyable panoplie de combines et de ruses pour tromper l'hôte qui l'héberge contre son gré. De plus, l'incidence de la pression de sélection facilite l'émergence de souches résistantes. En fonction de ces critères, les bactéries pathogènes seront classées ici en « maîtrisables », « redoutables » et « désarmantes ».

Dans les pages suivantes, vous trouverez une présentation rapide des bactéries pathogènes les plus connues ainsi que des maladies qu'elles provoquent et des moyens de traitement à la disposition du corps médical. Elles sont classées du point de vue de l'origine de l'infection et de leur degré de résistance aux antibiotiques.

Classification des bactéries

Bactéries à toxines

Ces bactéries sécrètent dans l'organisme où elles se multiplient une substance appelée « toxine » qui présente un fort pouvoir destructif pour cet organisme, au point, parfois, d'entraîner la mort. C'est le cas du bacille de la typhoïde (*Salmonella typhi*), du bacille du charbon (*Bacillus anthracis*), du vibrion du choléra et du bacille du botulisme (*Clostridium botulinum*) qui sécrète une toxine redoutable. Si les antibiotiques sont actifs contre ces bactéries, en revanche, ils sont inopérants face aux toxines. Le traitement de ces maladies est complexe, dès lors que la destruction des bactéries s'accompagne d'une libération de toxines.

Bactéries à spores

Pour survivre dans des conditions difficiles, certaines bactéries renforcent leur membrane par une coque rigide, très résistante et imperméable, appelée « spore ». Ainsi, elles peuvent vivre au ralenti durant des années et redevenir très actives lorsque les conditions de vie permettent leur développement. Aucun antibiotique n'agit sur ces spores qui, par ailleurs, sont résistantes à la plupart des désinfectants. C'est le cas du bacille du charbon et de *Clostridium botulinum* qui secrète la toxine botulinique.

Bactéries pathogènes

Si l'on recense plusieurs milliers d'espèces de bactéries, heureusement pour l'homme, le nombre de bactéries dites « pathogènes », capables de pénétrer dans l'organisme et d'y déclencher une maladie infectieuse, est faible. Les bactériologistes en recensent seulement 55.

La coloration de Gram

Selon leur réaction à la coloration de Gram, une technique qui porte le nom du savant danois Hans Christian Joachim Gram, les microbiologistes séparent les bactéries en 2 grands groupes : les bactéries à Gram positif (+) et les bactéries à Gram négatif (-).

Des bactéries pouvant servir d'armes de guerre

Bacilles de la brucellose (fièvre de Malte)

Ces petits bacilles, longs de 0,5 à 1 micron, qui se multiplient lentement, contaminent en même temps les animaux domestiques et l'homme.

Bacille de la maladie du charbon

Des souches résistantes à tous les antibiotiques, grâce aux techniques de génie géné-tique, peuvent avoir été mises au point par des terroristes.

Bacille de la morve

Transmissible à l'homme par les équidés, ce bacille a déjà été utilisé comme arme par les Allemands pendant la première guerre mondiale.

Bacille de la tularémie

Ce germe a été largement produit et stocké. On peut donc craindre que des souches résistantes à tous les antibiotiques ne soient mises au point par des équipes terroristes capables d'en réaliser par génie génétique.

Bacille du botulisme

Ce germe fabrique une toxine qui est la plus redoutable connue à ce jour.

Elle a été fabriquée en grandes quantités par plusieurs pays.

Les bactéries maîtrisables

Ces bactéries peuvent être contrôlées et neutralisées par les antibiotiques.

Les maladies d'origine animale

Les bactéries responsables peuvent contaminer à la fois l'homme et les animaux domestiques, ceux-ci pouvant être porteurs sains. Parfois, le diagnostic est difficile à établir devant des symptômes paradoxaux, par exemple, pour la maladie de Lyme devant laquelle, de plus, la médecine officielle semble démunie.

Les maladies d'origine animale ou parasitaire

Maladie	Bactérie	Symptômes	Médication	Réservoirs	Localisation Transmission
Maladie de Lyme (borréliose)	Borrelia burgdoferi (spirochète)	Érythème chronique et migratoire.	Borrelia 30 K 2 doses/semaine	Tiques	Endémique
Fièvre de Malte (brucellose)	Brucella melitensis ; Brucella abortus ovis ; Brucella abortus suis. Bacille	Avortements (chez les animaux), fièvre intermittente ; atteintes viscérales ; douleurs diffuses.	Antibiotiques (cyclines/45 jours + rifampicine/ les 20 premiers jours)	Chèvres, moutons, bovins, porcs, rarement chevaux	Pourtour méditerranéen
Rickettsioses/ Ehrlichioses	Rickettsies (minuscules bacilles)	Syndrome grippal	Cyclines + rifampicine	Tiques, arthropodes	Territoire rural et forestier/Europe
Rickettsioses/ Fièvre boutonneuse méditerranéenne	Rickettsies (minuscules bacilles) (« virus-bactérie »)	Fièvre éléments cutanés rosis atteinte pulmonaire	Cyclines	Tiques du chien	Se contracte en été dans les broussailles
Morve	Burkholderia mallei (bacilles)	Atteinte purulente, cutanée + fosses nasales	AB	Équidés (cheval, âne)	Tous continents
Psittacose ou ornithose	Chlamydia psittaci	Atteinte pulmonaire, fièvre, douleurs musculaires, maux de tête parfois encéphalite	Antibiotiques	Canards, perruches, dindons, perroquets, pigeons (parfois porteurs sains)	Tous continents
Tularémie	Pasteurella tularensis	Douleurs musculaires ganglions	Antibiotiques (au moins 15 j.)	Lièvres	Main qui a manipulé un animal tué à la chasse
Pasteurellose	Pasteurella multocida	Douleurs vives autour de la plaie ; atteinte des ganglions lymphatiques ; adénite ; parfois fois articulaire ou septicémique.	Antibiotiques (pendant 15 j.)	Chats	Griffure/morsure à la main ou à la jambe

Les maladies vénériennes

Les chlamydioses. Bien qu'aucune résistance à ces antibiotiques n'ait, pour l'instant, été démontrée in vivo, certaines souches présentent une baisse importante de leur sensibilité à l'érythromycine lorsqu'elles sont placées in vitro en présence prolongée de cet antibiotique. Les pénicillines, céphalosporines, et aminoblycosides sont d'efficacité nulle dans la lutte contre *Chlamydia*.

La recrudescence des chlamydioses a amené les autorités sanitaires de différents pays industrialisés à prendre des mesures sévères quant au dépistage de *Chlamydia*, qui est devenue, dans de nombreux pays, la première cause des maladies sexuellement transmissibles (MST). Aux États-Unis, on recense, chaque année, plus de 4 millions d'infections à *Chlamydia*.

La persistance dans certaines régions (Asie du Sud-Est, Amérique latine, Amérique du Nord) de l'endémicité du trachome, qui frappe 300 millions d'individus, causant chaque année la cécité totale chez 2 millions d'hommes, a rendu encore plus actuelle la question du développement de nombreux traitements contre *Chlamydia* ne faisant pas forcément appel aux antibiotiques, dont l'utilisation à grande échelle, et à long terme, en raison de la récurrence de *Chlamydia*, peut poser des problèmes liés au développement de souches résistantes.

Les maladies vénériennes

Maladie	Bactérie	Symptômes	Médication	Localisation
Syphilis	Treponema pallidum ; spirochète	3 phases : chancre, roséole (éruption rose pâle), syphilis tertiaire (atteinte S_{NC}).	Antibiotiques Pénicilline G	Afrique, Maghreb (encore très fréquente)
Chlamydioses Maladie de Nicolas et Favre	Chlamidia trachomatis (hommes) C. psittaci (animaux)	Trachome, infections périnéales (chancre), ganglionnaires.	Tétracycline Érythromycine Huile essentielle de thym vulgaire à thujanol	Partout dans le monde
Chancre mou	Haemophilus ducreyi (coccobacille)	Lésions des organes génitaux (fistulisation)	Antibiotiques (15 j.)	Afrique (apparition de souches résistantes)

Les maladies liées à l'alimentation

L'ulcère gastro-duodénal. Au début des années 80, deux médecins australiens, Bary Marshall et Robin Warren, découvrent à la surface de la muqueuse gastrique une nouvelle bactérie, encore jamais identifiée, baptisée *Helicobacter pylori*. On constata très vite que le germe était associé au développement des pathologies gastroduodénales, allant de la gastrite et de l'ulcère duodénal au cancer de l'estomac. Auparavant considéré comme une maladie chronique due au stress, l'ulcère devint une maladie curable par antibiotiques. La montée des souches résistantes est en cours d'évaluation.

Les maladies liées à l'alimentation

Maladie	Bactérie	Mode de transmission	Symptômes	Médication
Botulisme	Clostridium botulinum (bacille) et surtout sa toxine (redoutable)	Charcuteries ou conserves avariées et mal stérilisées	Troubles gastro-intestinaux et du SNC (paralysies)	Antibiotiques inopérants (toxine cause de la maladie) d'où réanimation + sérothérapie (sérums animaux pour neutraliser l'action de la toxine)
Ulcère gastro-duodénal	Helicobacter pylori (bacille de forme spiralée)	Voie orale	Infecte la muqueuse de l'estomac et du duodénum. Gastrite cancérisante	Éradication du germe par une trithérapie (2 antibiotiques et 1 produit antisécrétoire)/7 j. La consommation régulière de brocolis semble neutraliser la bactérie.

Les maladies transmises par l'entourage

La coqueluche. Généralisée en France en 1966, la vaccination contre la coqueluche a donné des résultats si spectaculaires que cette infection cessa d'être une maladie à « déclaration obligatoire » en 1986. Or on découvre aujourd'hui que cette maladie est de retour. Dramatique chez le nourrisson, elle passe relativement inaperçue chez l'adulte qui n'est, aujourd'hui, plus assez immunisé par les vaccins reçus dans l'enfance, d'autant moins qu'il ne bénéficie plus d'aucun « rappel naturel », la probabilité de croiser une personne contagieuse étant très faible.

Une étude a permis de comprendre qu'un tiers environ des adultes présentant une toux persistante durable et non expliquée souffraient en réalité d'une coqueluche, ce qui représente environ 300 000 cas en France...

La recrudescence de cas de coqueluche chez le nouveau-né avant 2 mois, âge de la vaccination, s'explique donc par une transmission par les parents.

La lèpre. Disparue d'Europe, la lèpre est en régression dans le reste du monde. Cette affection, qui se développe très lentement, est en effet facile à traiter. Les premiers traitements antibiotiques remontent à 40 ans, mais l'apparition de souches résistantes à la dapsone impose l'association de 3 antibiotiques, faciles à prendre, qui tuent le germe.

L'éradication de la lèpre est prévue pour 2010.

Les maladies transmises par l'entourage

Maladie	Bactérie	Mode de transmission	Symptômes	Médication
Maladie du charbon	Bacillus anthracis	Inhalation (guerre bactériologique avec spores). Frappe les herbivores ; transmissible à l'homme	Départ cutané le plus souvent (pustule noirâtre) puis atteinte des poumons et septicémie	Antibiotiques (mortel sans AB)
Coqueluche	Bordetella pertussis (bacille de Bordet et Gengou)	Par les parents pour les nouveau-nés, nourrisons et enfants	Infection pulmonaire ; quintes de toux ; expectorations visqueuses	Antibiotiques
Lèpre	Mycobacterium leprae (bacille de Hansen) Seulement sous les tropiques (Asie, Afrique noire).	Strictement humaine	Lésions cutanées et nerveuses pouvant entraîner la lyse complète de certains membres (phalanges, nez).	Antibiotiques (3)

Les bactéries redoutables

Ces bactéries sont redoutables car elles deviennent de plus en plus résistantes.

Les maladies d'origine animale

La listériose. Le *listeria monocytogenes* frappe de façon sporadique avec un taux de mortalité de 30 %. Les sujets à risque sont les immuno-déprimés, les personnes âgées ainsi que le fœtus ou le nouveau-né. Les infections néo-natales représentent 30 à 50 % des cas et peuvent laisser à l'enfant des séquelles neurologiques graves. Chez la femme enceinte, la maladie doit être évoquée en cas de syndrome pseudogrippal et surtout rapidement trai-tée pour éviter la transmission au fœtus.

Les maladies d'origine animale

Maladie	Bactérie	Symptômes	Médication	Animaux responsables	Localisation Mode de transmission
Listériose	Listeria mono-cytogenes (bacille)	Passe parfois inaperçue chez l'adulte ou vague syndrome grippal (angine, conjonctivite ou bronchite) qui n'est dangereux que pour la femme enceinte. Parfois forme neurologique (méningite, encé-phalite) ou septicé-mique grave.	Antibiotiques (ampicilline, gentamycine)	Bétail, volailles, poissons, crustacés contaminés	Bacille vivant dans la terre, l'eau et les plantes (fourrage). Supporte des températures de 3 à 45 °C, résiste donc à la réfrigération courante. Contamination humaine surtout par ingestion de produits contaminés : lait cru, fromages à pâte molle, charcuterie, poissons fumés, graines germées comme le soja.
Leptospirose ictéro-hémor-ragique	Leptospira interrogans (spirochète ou leptospire)	Fièvre, douleurs, méningite ou jaunisse, hémorragies.	Péniciline G	Mammifères	Par l'eau ou les morsures d'animaux
Peste	Yersinia pestis (bacille de Yersin)	2 formes : - bubonique - pulmonaire	Antibiotiques (strepto.)	Maladie des rongeurs (le rat notamment) transmissible à l'homme.	Piqûre des puces

Il faut actuellement de 4 à 7 jours pour mettre en évidence *Listeria* dans les prélèvements. De nouvelle méthodes biochimiques, immunologiques ou d'amplification génique (PCR) permettront de raccourcir ce délai à 24 heures et de mieux préciser la virulence du germe.

Les leptospiroses. Les leptospiroses sont un ensemble de maladies contagieuses qui surviennent par petites épidémies, plus souvent en été et en automne. Elles frappent surtout les mammifères, le passage à l'homme étant accidentel. La leptospirose est une maladie professionnelle reconnue dans divers métiers.

La peste. Cette redoutable affection a causé la mort de la moitié de la population de l'Europe au Moyen Âge.

L'agent responsable, le *Yersinia pestis*, est très sensible à de nombreux antibiotiques et notamment à la streptomycine (le deuxième antibiotique découvert, en 1943). Un traitement précoce permet la guérison.

Une maladie vénérienne

La grande fréquence de la blennorragie est expliquée par des raisons sociales et sanitaires (nomadisme sexuel, absence d'hygiène, limite d'action des antibiotiques). Cette maladie dont la fréquence avait diminué revient en même temps que la syphylis. La contamination est toujours inter-humaine.

Une maladie vénérienne

Maladie	Bactérie	Symptômes	Médication	Localisation
Blennorragie Gonorrhée	Neisseria gonorrhoeae diplocoque (allant par paires)	Inflammation de certaines parties de l'appareil uro-génital	Antibiotiques mais 30 % des souches sont résistantes à 1 antibiotique au moins	Urètre (pus) prostate ; vagin ; utérus ; trompes.

Les maladies dues à la terre

Le tétanos. Le tétanos est une maladie grave contre laquelle seule la vaccination est efficace. L'agent responsable, le bacille de Nicolaeiv, un bâtonnet capable de sporuler, est présent dans le tube digestif de nombreux animaux domestiques et dans le sol. La maladie est due non pas au bacille du tétanos lui-même, mais à la toxine qu'il sécrète. L'homme s'infecte le plus souvent par l'intermédiaire d'une petite plaie. La désinfection de toutes les plaies souillées, à l'aide d'un agent oxydant (eau oxygénée par exemple) ou d'huiles essentielles, doit donc être la règle.

La prévention par la vaccination représente le seul moyen de lutter contre le tétanos : la protection est voisine de 100 %. L'antibiothérapie offre peu d'intérêt.

En France, on compte une dizaine de décès annuels pour 50 cas déclarés. Dans le monde, plus de 1 million de personnes sont touchées chaque année avec une mortalité importante.

Gangrène gazeuse. Le *clostridium p.* provoque de terribles gangrènes gazeuses qui surviennent suite au développement du germe dans des plaies musculairesprofondes ou des plaies opératoires. L'état général est très vite altéré. Le traitement, urgent, consiste en un nettoyage chirurgical de la plaie, des perfusions de pénicilline et d'autres antibiotiques, et une hyperoxygénation.

Les maladies dues à la terre

Maladie	Bactérie	Symptômes	Médication	Localisation Mode de transmission
Gangrène gazeuse	Clostridium perfringens (bacille épais et court)	Fièvre élevée, déshydratation, état de choc.	Traitement antiseptique, pansage soigneux, élimination des tissus atteints, pénicilline.	Microbes anaérobies qui développent des gaz de putréfaction dans les tissus à la suite de blessures souillées de terre.
Tétanos	Clostridium tetani (bacille de Nicolaeiv)	Contractions musculaires (arrêt cardiaque)	Réanimation peu efficace si sujet jamais vacciné. Antibiotiques peu probants. Sédatifs et myorelaxants aident à lutter contre les contractures musculaires et les crises paroxystiques.	Présence mondiale. Infection d'une plaie souvent minime.

Les diarrhées infectieuses

Les germes responsables de ces diarrhées sont nombreux. C'est surtout sous les tropiques que les bactéries du genre *Shigella* provoquent la dysenterie bacillaire qui délabre l'intestin. Les rotavirus, eux, sévissent un peu partout dans le monde mais avec des conséquences différentes : l'hygiène, une bonne alimentation et un système de santé moderne minimisent considérablement les dégâts.

L'infection diarrhéique est l'un des grands fléaux du tiers-monde où une terrible mortalité touche surtout les enfants de moins de 5 ans, le plus souvent par manque de soins adaptés ou par retard de traitement.

On a comptabilisé 2 124 000 décès dans le monde en l'an 2000 à la suite d'infections diarrhéiques de toutes sortes, et cela représente paradoxalement un progrès : dans les années 1980, on comptait de 4 à 5 millions de décès annuels... Ce progrès est dû aux techniques de réhydratation simple.

Le choléra. Cette maladie infectieuse est responsable de grandes épidémies dans les pays tropicaux (mortalité voisine de 10 %) car elle est favorisée par le mauvais état nutritionnel et l'insuffisance des structures sanitaires. L'homme est infecté en consommant de l'eau souillée ou des aliments contaminés par le vibrion cholérique, le plus souvent des crudités. Mais la contagion peut également se produire par le contact avec les mains sales de sujets malades ou convalescents porteurs du microbe.

Le traitement d'urgence repose essentiellement sur la compensation des pertes d'eau et des sels minéraux. Il fait appel à des solutions de réhydratation, administrées par voie orale, si le malade peut boire, ou par perfusions intraveineuses. Les quantités de liquide nécessaires sont souvent très importantes (de 10 à 20 litres par jour).

Le traitement antibiotique permet d'éliminer le vibrion cholérique et d'éviter la contamination.

La typhoïde. Cette salmonellose est une maladie en régression voire très rare dans les pays développés mais toujours bien présente là où l'hygiène est précaire. Chaque année, 17 millions de personnes dans le monde sont atteintes par la maladie avec au moins 600 000 décès. Une antibiothérapie systématique permettrait de diminuer considérablement cette mortalité bien que l'apparition de souches résistantes soit très préoccupante.

La typhoïde atténuée. Plusieurs millions de personnes sont atteintes dans le monde. Le traitement antibiotique permettrait d'en venir assez facilement à bout mais, comme pour le *Salmonella typhi*, l'apparition de souches résistantes est très préoccupante.

Les diarrhées infectieuses

Maladie	Bactérie	Symptômes	Médication	Localisation Mode de transmission
Colibacilloses	Escherichia coli (famille des entérobactéries)	Infections urinaires ; diarrhées bactériennes	Antibiotiques ; réhydratation ; résistance en milieu hospitalier	Entérobactéries hôtes habituels des intestins ; responsables de 80 % des infections urinaires (cystites) surtout chez les femmes.
Septicémie à colibacilles	Mutant 0157 : H17 « bactérie tueuse »	Choc toxique dû aux toxines libérées par la bactérie.	Réanimation.	Hamburgers ; lait non pasteurisé.
Dysenterie à Shigella	Shigella dysenteriae (famille des entérobactéries)	Inflammation ulcéreuse du côlon ; diarrhées sanglantes (20 à 30 selles)	Réhydratation ; antibiotiques (à réadapter souvent car souches résistantes).	Endémique dans les pays subtropicaux (600 000 cas /an) ; petites épidémies dans les pays développés ; transmission par eau + aliments contaminés.
Choléra	Vibrio cholerae (bacille)	Diarrhées	Réhydratation intense (boisson ou perfusion) à raison de 10 à 20 l/jour ; antibiotiques (élimination du vibrion cholérique).	Pays tropicaux. Contamination par voie digestive et par contacts avec sujets malades ou convalescents (transmission manuelle) ; eau souillée, crudités, mains sales.
Typhoïde	Salmonella typhi (bacille d'Eberth, famille des entérobactéries)	Fièvre brutale ; céphalées ++; pouls lent ; diarrhées couleur « jus de melon » ; prostration ; hémorragies.	Antibiotiques efficaces, mais apparition de souches résistantes. Hydrocortisone.	Maladie en régression dans les pays développés mais présente dans ceux où l'hygiène est précaire. Transmise par l'eau ou les aliments contaminés.
Typhoïde atténuée	Salmonella paratyphi A & B (famille des entérobactéries)	Fièvre ; abattement ; troubles digestifs.	Antibiotiques efficaces, mais apparition de souches résistantes.	Les germes lysés libèrent l'endotoxine ; contamination directe : mains sales ; indirecte : eau.

Les autres bactéries pathogènes

La diphtérie. Le bacille responsable provoque une infection avec inflammation de la gorge, des amygdales et du larynx. L'angine peut être banale mais aussi sérieuse avec atteinte du larynx, des voies respiratoires, du muscle cardiaque (myocarde) et des nerfs périphériques car le germe sécrète une neurotoxine. La mortalité peut atteindre 10 %, même sous traitement.

Celui-ci associe un sérum spécifique qui bloque la toxine et une antibiothérapie adaptée. Tous les sujets en contact avec le malade sont traités par antibiothérapie pour éviter la propagation de la maladie.

Il y a peu de problèmes de résistance aux antibiotiques car la diphtérie est devenue relativement rare puisqu'elle a été pratiquement éradiquée par les vaccinations massives depuis 1940. Elle resurgit cependant dans la plupart des pays de l'ex-Union soviétique, du fait de conditions sanitaires déplorables.

La méningite. Le bacille de Pfeiffer (*Haemophilus influenzae*) est un coccobacille qui peut être à l'origine de méningites graves chez l'enfant de 2 mois à 3 ans (risques de séquelles neurologiques dans 20 à 30 % des cas). Celle-ci s'installe brutalement avec fièvre, vomissements, stupeur puis coma progressif. La fontanelle fait saillie chez le bébé et le cou est raide chez l'enfant. Il existe un vaccin recommandé chez les enfants de moins de 18 mois.

Une antibiothérapie de 2 semaines est indiquée. Le choix des antibiotiques doit se faire, dès que possible, en fonction des indications de l'antibiogramme (voir p. 58), une fois la souche isolée. En effet, la pression de sélection vers la résistance est très forte pour ces germes qui habitent habituellement les cavités de la face. Plus de 20 % des souches sont résistantes à au moins un antibiotique.

Le traitement de l'environnement familial permet d'éviter la contagion.

La scarlatine. C'est une maladie qui commence par une angine très vive accompagnée d'une éruption cutanée écarlate qui débute aux aines, aux aisselles et au pli du coude et s'étend rapidement à tout le corps. Habituellement bénigne, la scarlatine peut se compliquer d'une atteinte du rein (néphrite), d'une atteinte des valvules cardiaques et d'arthrites. Les symptômes sont dus à la sécrétion d'une toxine par la bactérie.

Les autres bactéries pathogènes

Maladie	Bactérie	Symptômes	Médication	Mode de transmission
Diphtérie	Coryne-bacterium diphteriae (bacille)	Angine qui peut dégénérer avec atteinte du myocarde et des nerfs périphériques.	Sérum qui bloque la toxine. Antibiotiques.	Transmission uniquement d'homme à homme. Réapparition dans les pays de l'ex-Union soviétique (conditions sanitaires déplorables).
Bacille de Pfeiffer	Haemophilus influenzae (coccobacille)	Otite, sinusite, méningite grave chez le petit enfant (fièvre, vomissements, coma). Fontanelle en saillie (bébé), raideur du cou (enfant).	Antibiotiques (15 jours) ; vaccin recommandé chez les enfants de moins de 18 mois. encéphaliques	Par voie aérienne
Scarlatine	Streptocoque ß hémolytique (du groupe A) Les symptômes sont dus à la sécrétion d'une toxine par la bactérie.	Angine très vive, éruption cutanée écarlate (aines, aisselles, pli du coude, puis tout le corps) ; parfois atteinte des reins puis des valvules cardiaques et arthrites.	Antibiotiques ; pénicilline G pour débuter, puis adaptation selon antibiogramme.	Par voie aérienne
Légionellose	Legionella pneumoniae	Début : fièvre, douleurs musculaires, articulaires et maux de tête ; puis toux sèche, diarrhée, signes neurologiques : confusion, désorientation, obnubilation, hallucina-tions, coma.	Antibiotiques, souches résistantes.	Aérosols porteurs de germes
Tuberculose	Myco-bacterium tuberculosis (bacille de Koch)	Toux prolongée, douleurs thoraciques, crachats sanglants ; état général altéré avec fatigue, amaigrissement, manque d'appétit et fièvre le soir.	Streptomycine (souches résistantes) 3 AB.	Voie aérienne. Menace de grandes pandémies.

Le traitement antibiotique raccourcit la durée de l'affection et évite les complications. La pénicilline G est de mise en première intention et le traitement est corrigé éventuellement en fonction de l'étude de l'antibiogramme.

La légionellose. C'est une maladie pulmonaire qui doit son nom au fait qu'elle fut observée la première fois au cours d'un congrès de la Légion américaine en juillet 1976 à Philadelphie. Il existe des millions de cas par an en France. La transmission se fait par des aérosols porteurs du germe. Le traitement fait intervenir les antibiotiques, mais les souches sont souvent résistantes à plusieurs d'entre eux.

La tuberculose. Cette maladie très contagieuse est le plus souvent pulmonaire. Aux xviiie et xixe siècles, la tuberculose fut responsable de 25 % des décès dans les villes européennes. Au xxe siècle, on a cru pouvoir se débarrasser de cette pathologie, après la mise au point par les Français Albert Calmette et Camille Guérin, en 1908, du BCG (Bacille-Calmette-Guérin) ; et, à nouveau, en 1944 lorsqu'un premier patient fut sauvé par la streptomycine, un antibiotique tout juste découvert.

Pourtant, la tuberculose n'est plus en recul, même dans les pays développés où notamment les SDF sont très touchés. Elle a développé des résistances, et même des multirésistances. Selon l'OMS, 4 % des cas résistent à plus d'un antibiotique. En outre, la tuberculose s'est trouvé un triste allié avec le VIH. Aujourd'hui, elle représente la première cause de décès chez les malades du sida : un tiers de la mortalité lui est imputé.

Un humain sur trois est infecté par *Mycobacterium tuberculosis*. Selon l'OMS, chaque seconde, une personne supplémentaire est touchée. Un organisme en bonne santé sait en général résister à cette bactérie, mais cette opportuniste peut rester tapie durant des années jusqu'à ce qu'une occasion se présente. De 5 à 10 % seulement des personnes infectées développent une tuberculose, mais l'OMS estime qu'entre 2000 et 2020, 200 millions de personnes déclareront la maladie, et que 35 millions en mourront si les données actuelles ne sont pas sérieusement modifiées.

Les bactéries « désarmantes »

Ces bactéries sont très inquiétantes parce qu'elles sont fréquemment anti-biorésistantes. L'incidence de la pression de sélection facilite l'émergence de souches résistantes. Leurs aptitudes à la survie sont exceptionnelles ; elles recourent à 3 systèmes pour mettre en échec les traitements : imperméabilisation, inactivation et modification de la cible.

La méningite. Les méningites sont des infections des tissus enveloppant le cerveau (méninges). Les méningites virales sont généralement bénignes. Parmi les bactéries responsables de méningites, le méningocoque est le plus redouté. Dans le tiers-monde, il est responsable d'épidémies de méningites cérébro-spinales et de septicémies, surtout en Afrique subsaharienne. Il peut survivre sans se faire remarquer dans le rhino-pharynx d'un individu, sa vie durant. C'est à l'occasion d'une autre infection ORL qu'il parvient éventuellement à passer dans le sang, puis à traverser la barrière hémato-méningée. La méningite cérébro-spinale touche principalement le jeune enfant. En France, elle refait son apparition chaque hiver, à la saison des grippes, provoquant de légitimes frayeurs dans les établissements scolaires. Chaque cas découvert peut entraîner, de manière préventive, le traitement par antibiotiques de tout un établissement scolaire et de la famille du malade.

Les infections dues au *Pseudomonas aeruginosa*. Les infections nosocomiales dues au *Pseudomonas aeruginosa* (bacille pyocyanique) — ainsi que celles dues au staphylocoque doré et à la légionellose — sont très graves.

Le *Pseudomonas aeruginosa* est une bactérie très répandue qui vit habituellement en hôte saprophyte (aux dépens de matières organiques sans provoquer de maladies). Elle devient pathogène lorsqu'elle infecte des organismes dont les défenses immunitaires sont diminuées, ce qui est généralement le cas chez les personnes hospitalisées pour lesquelles il est responsable de 9 % des infections contractées à l'hôpital, avec des mortalités de 50 à 70 % en cas de pneumonie et de 50 % en cas de septicémie.

Les souches de *Pseudomonas* sont naturellement peu sensibles aux antibiotiques. La montée de la résistance due à l'énorme pression de sélection

Les bactéries pathogènes désarmantes

Maladie	Bactérie	Symptômes	Médication	Localisation Mode de transmission
Méningite	Nesseria meningitidis ou méningocoque (diplocoque allant par paires)	Fièvre, maux de tête, vomissements, raideur de la nuque, troubles de la conscience, parfois coma.	Antibiotiques ; chloramphenicol (souche résistante dans tiers-monde)	Tiers-monde particulièrement Afrique subsaharienne.
Infections nosocomiales (liées à l'hôpital)	Pseudomonas aeruginosa (bacille pyocyanique) ; hôte saprophyte.	Parfois pneumonie et septicémie 50 à 70 % de mortalité.	Association de 2 antibiotiques. (montée de la résistance) Huile essentielle efficace : lavande Stoechas.	Contamination quand défenses immunitaires affaiblies (hôpital).
Infections à staphylo-coque	Staphylocoque	La plupart des maladies infectieuses.	Antibiotiques mais de nombreuses souches résistantes.	Commensal avec l'homme.
Infections à streptocoque	Streptocoque	La plupart des maladies infectieuses.	Presque toujours sensibles à la pénicilline G.	Commensal avec l'homme.
Infections à pneumocoque	Streptococcus pneumoniae (ou pneumocoque)	Infections respiratoires aiguës	Antibiotiques mais multirésistance	Inhalation d'aérosols (toux, éternuements) de personnes infectées. Commensal de l'homme (dans l'oropharynx).

exercée en milieu hospitalier complique encore la situation et impose d'utiliser toujours une association de 2 antibiotiques.

En revanche, une huile essentielle, la lavande Stoechas est efficace.

Les infections dues au staphylocoque. Le staphylocoque est la plus connue des bactéries, qui vit en régime de commensalité (association de deux êtres vivants profitable pour les deux) permanente avec l'homme. On le trouve dans l'eau, l'air et sur la terre. L'homme en est le principal réservoir, qu'il soit malade ou porteur sain. Cette bactérie est présente sur la peau, dans les narines, dans les conduits auditifs, dans tous les lieux humides (périnée, aisselles, aines, plis de flexion, plis cutanés), dans les selles. En conséquence, c'est l'un des germes nosocomiaux les plus fréquemment isolés lors des surinfections hospitalières. On le retrouve dans une grande partie des maladies infectieuses : furoncles, abcès, anthrax, impétigo, sinusites, angines, rhino-pharyngites, otites, septicémies, entérites, pneumonies, ostéites, ostéomyélites, arthrites, endocardites, méningites, infections urinaires, pyélonéphrites, abcès mammaires, panaris, etc.

Par ailleurs, c'est avec le staphylocoque que la première résistance à un antibiotique a été observée, dans les années 1940. Il s'agissait de la pénicilline G (la première mise au point et utilisée). Depuis, de nombreuses souches résistantes sont apparues vis-à-vis de plusieurs familles d'antibiotiques. En effet, ce germe est soumis à une énorme pression de sélection vers la résistance chaque fois qu'un traitement antibiotique est institué pour une cause quelconque puisqu'il est présent partout.

Il est impératif de ne traiter cette bactérie qu'après avoir fait l'étude de l'antibiogramme (voir p. 58).

L'infection à streptocoque. Le streptocoque est un germe aussi connu que le staphylocoque et, comme lui, vit en commensalité avec l'homme. Il est tout aussi répandu dans l'eau, l'air et le sol. L'homme en est également le réservoir principal.

Toutes les infections citées pour le staphylocoque peuvent être reprises pour le streptocoque.

Mais, contrairement au staphylocoque, le streptocoque est encore fréquemment sensible à la pénicilline G. Cependant, il est soumis à la même pression de sélection vers la résistance. On ne peut donc instituer un traitement qu'après étude de l'antibiogramme (voir p. 58).

L'infection à pneumocoque. Le *Streptococcus pneumoniae*, ou pneumocoque, est le principal germe responsable d'infections respiratoires aiguës[1]. Très facilement transmis par inhalation d'aérosols (toux, éternuement) auprès d'une personne déjà infectée, le pneumocoque est lui aussi un commensal que nous hébergeons couramment dans l'oropharynx, le plus souvent sans

---

1. Avec *Haemophilus influenza*, le virus de la grippe, *Mycoplasma pneumoniæ*, le VRS, virus respiratoire syncitial, à l'origine de la bronchiolite du nourrisson, et quelques autres. Tous ensemble, ces pathogènes constituent la première cause de mortalité par infection (4 millions de décès annuels) dans le monde.

conséquence. Mais la virulence des souches (près de 100 sérotypes connus) est très variable, et un affaiblissement de son hôte (malnutrition, autre pathologie...) peut d'un coup permettre au pneumocoque de partir à l'assaut d'un organisme qui lui résistait jusqu'alors. C'est pourquoi l'issue d'une pneumonie est encore si souvent fatale dans le tiers-monde.

Historiquement, *Streptococcus pneumoniae* a été l'un des premiers germes à opposer des résistances aux traitements antibiotiques et, aujourd'hui, la multirésistance est devenue banale.

> Pour l'ensemble de ces bactéries pathogènes, et pour ces dernières, les plus redoutables, tout particulièrement, les huiles essentielles représentent une excellente alternative.

Les autres germes infectieux

Les virus

Différents des bactéries par la taille, bien inférieure à 0,3 micromètre, les virus ont d'autres particularités qui les mettent tout à fait à part dans le monde de l'infiniment petit. Avec les progrès récents de la microscopie électronique et de la biologie moléculaire, il est devenu possible de les visualiser et de connaître leur structure. On sait maintenant qu'ils présentent une extraordinaire variété de formes et de structures — à la base, d'ailleurs, de leur classification actuelle. Mais tous sont composés de 2 parties :

• une molécule d'acide nucléique (ADN ou ARN, mais jamais les deux) portant l'information génétique ;

• et, entourant et protégeant ce génome, une coque de protéines (la capside), de symétrie cubique ou hélicoïdale. Cette capside peut elle-même être entourée d'une enveloppe lipidique contenant des protéines.

Le virus ne forme donc pas vraiment une cellule comme la bactérie. De plus, du fait qu'il ne contient jamais à la fois de l'ADN et de l'ARN, il ne peut faire exprimer son patrimoine génétique ni se multiplier tout seul : il a besoin de la machinerie d'une cellule. Autrement dit, c'est obligatoirement un parasite intracellulaire, dont l'hôte peut être une cellule végétale ou animale ou encore une bactérie (pour les bactériophages).

Une infinité de stratégies

Pour assurer leur pérennité, les virus déploient une infinité de stratégies qui leur permettent d'envahir les cellules cibles, de s'y multiplier, d'infecter des organismes vivants, parfois en les tuant, et de passer d'un sujet infecté à un autre de manière assez directe. Du virus de la grippe à celui du sida, leurs voies de transmission sont multiples : respiratoire, digestive, cutanée, trau-matique, transplacentaire, sanguine ou par les muqueuses. Du lieu de péné-tration jusqu'aux tissus cibles, le virus devra ensuite parcourir un trajet plus ou moins long, dans le sang ou caché dans une cellule, ou encore le long des nerfs, comme le font les virus responsables de la rage, de l'herpès et du zona.

Une fois la cellule sensible atteinte, le cycle de réplication du virus se fait en plusieurs étapes, depuis l'attache sur un récepteur, à la surface membranaire de la cellule, jusqu'à la libération de centaines de particules virales. Mais, là encore, chaque virus a développé une stratégie qui lui est propre.

Des virus nouvellement apparus

Si petits et simples soient-ils, les virus n'en font pas moins des ravages depuis fort longtemps. Les épidémies virales n'ont en effet rien de nouveau. Parmi les grandes épidémies de grippe du xxe siècle, celle de 1918-1919 par exemple, dite épidémie de grippe espagnole, tua environ 20 millions de per-sonnes.

Pourtant, l'émergence récente de graves infections virales inconnues jus-qu'alors, inquiète. L'exemple le plus flagrant est celui du sida, transmis par le VIH, qui s'est disséminé au début des années 80. Le sida n'est certes pas la seule maladie à menacer l'humanité. Il y en a bien d'autres, dues à des virus inconnus tous plus méchants les uns que les autres, qui ont fait leur apparition, un peu partout dans le monde, au cours de ces dernières décennies.

Parmi les plus célèbres, il faut parler des fièvres hémorragiques tropi-cales, plus ou moins graves, souvent extrêmement contagieuses, qui aujour-d'hui se multiplient et se manifestent à des milliers de kilomètres de leur lieu d'origine.

Les « fièvres hémorragiques » regroupent plus d'une douzaine de patho-logies provoquées par des virus de plusieurs familles (filovirus, arenavirus, flavivirus, bunyavirus...) provenant souvent d'un réservoir animal. Les syn-dromes sont très similaires, évoquant au départ la grippe ou le paludisme. Viennent ensuite les hémorragies, superficielles et internes, ces dernières pouvant entraîner des complications mortelles.

Les trois principaux agents redoutables des fièvres hémorragiques sont le virus Ebola, le virus de Hasse et la dengue.

À l'origine d'une épidémie de l'un de ces virus, on trouve souvent la rupture d'un équilibre écologique, provoquée par l'homme (barrage, déforestation, guerre...). Dans leur grande majorité, ces maladies sont dues à des agents pathogènes présents depuis très longtemps dans l'environnement. Si de tels virus arrivent aujourd'hui à sortir de l'ombre, la faute en incombe souvent — mais pas de façon systématique — à l'homme lui-même. Par son action, il perturbe l'environnement du virus et facilite son transfert de l'animal à l'homme ou son introduction dans une population jusque-là épargnée, puis sa dissémination au sein de cette population.

La grande force des virus

La grande force des virus c'est bien leur capacité à se multiplier rapidement donc à muter : mille fois plus vite que les bactéries, et un million de fois plus rapidement que l'homme. Ainsi, le virus du sida change pratiquement sous nos yeux. Son profil varie non seulement d'un individu à l'autre, mais aussi, au fil du temps, chez un même individu. Les modifications peuvent être des mutations, c'est-à-dire des « fautes de frappe » produites au cours de la réplication virale, comme le remplacement d'une base azotée par une autre. Ce peut être aussi l'échange de matériel génétique de virus à virus ; c'est ainsi que le virus de la grippe humaine emprunte parfois des gènes à des virus de grippe porcine. Lorsque les virus s'incorporent dans l'ADN d'une cellule, ils peuvent aussi se saisir d'une partie de celui-ci.

L'invasion des mutants

Les mégalopoles et le développement des transports aériens facilitent la propagation de virus jusque-là tapis dans les forêts équatoriales. Après de multiples mutations, ces « nouveaux » virus deviennent mortels pour l'homme.

Si la majorité des « nouveaux » virus restent pour l'instant localisés dans les continents où ils sont apparus, rien n'empêche que, demain, ils se répandent dans le reste du monde comme le virus du sida. Personne ne peut prédire quand. Tout ce que l'on sait, c'est que les virus se moquent du temps et qu'ils vont continuer à faire leur trou. Ils surgiront d'autant plus facilement que le terrain est prêt pour faciliter leur explosion : migrations humaines de plus en plus importantes ; concentration toujours plus massive des populations dans les grandes villes ; développement des transports aériens, dans des endroits toujours plus reculés et sans protection sanitaire. La catastrophe sera d'autant plus grave que, pour la plupart de ces « nouveaux » virus, il n'existe ni traitement, ni vaccin, ni aucune structure sanitaire pour s'en protéger.

Sida : le vaccin n'est pas pour demain

Après 15 ans d'actives recherches, aucun vaccin efficace contre le virus du sida n'est en vue. Difficultés techniques ou manque d'imagination ? L'approche classique de la vaccination pourrait vaciller sur ses bases...

Depuis plus de 20 ans, le virus du sida ne cesse de jouer à cache-cache avec ceux qui cherchent à l'anéantir. Nombre de stratégies vaccinales ont donné lieu à des campagnes de tests un peu partout dans le monde. Pourtant, à ce jour, rien n'invite à penser qu'un vaccin digne de ce nom pourrait être obtenu à court terme. Disons-le tout net : rares sont les scientifiques qui nourrissent de véritables espoirs quant à l'efficacité réelle des différents vaccins actuellement en cours de test.

Comment mettre au point un vaccin pour un virus qui mute 4 fois par an, alors que le vaccin contre le virus de la grippe n'est pas toujours au rendez-vous, bien que ce dernier soit bien connu et d'une parade facile dès lors qu'il est aérien ?

Dans ces conditions, ne serait-il pas plus courageux, et davantage prometteur, de reconnaître que l'approche classique de la vaccination a montré ses limites face au sida ? Quitte à devoir réviser en profondeur notre vision du système immunitaire et à s'aventurer sur des pistes radicalement nouvelles. Quitte à faire l'aveu que la bataille contre le sida ne fait que commencer.

Les champignons microscopiques

L'embranchement des champignons regroupe des formes microscopiques telles les moisissures (certains parasites déterminent les maladies cryptogamiques comme le muguet, le mildiou, le charbon, la rouille), les levures (*Candida albicans*). Les mycoses atteignent la peau, les plis cutanés, les orteils, les ongles (onychomycoses), le cuir chevelu (teigne) ainsi que les viscères (candidoses).

Les mycoses représentent plus de 40 % des infections génitales et touchent chaque année 10 à 15 % de la population féminine. Numéro 1 au hit-parade des mycoses, le *Candida albicans* se transmet aussi en dehors des rapports sexuels. Les régions affectées peuvent être la bouche, la tête (nourrisson), les ongles, les organes génitaux, l'anus. La prolifération des mycoses est favorisée par une alimentation alcaline (hydrates de carbone).

Êtres unicellulaires, complètement autonomes, doués de capacité de reproduction par divisions, les champignons microscopiques vivent en bonne entente avec les bactéries et assurent des fonctions voisines.

Chacun d'eux possède un chromosome d'ADN qui constitue son patrimoine génétique (ou génome), intégralement transmis après duplication à chaque cellule-fille de sa descendance.

De nombreux produits dits antifongiques sont capables de les détruire mais les champignons sont beaucoup plus difficiles à éliminer durablement que les bactéries. Les antifongiques sont proches des antibiotiques, mais souvent plus toxiques, et certains antibiotiques ont des propriétés antifongiques.

Comme dans le cas des bactéries, des souches résistantes sont apparues. Il s'agit, le plus souvent, d'une mutation (transformation de l'ADN du champignon).

Il n'y a pas de vaccins contre les champignons microscopiques. En revanche nous connaissons plus d'une dizaine d'huiles essentielles antifongiques.

Les parasites

Ils représentent un ensemble un peu différent d'êtres constitués d'une seule ou de plusieurs cellules. Leur organisation est plus complexe que celle des bactéries et des champignons microscopiques. Ils sont tributaires, concernant leur développement et leur multiplication, d'organismes supérieurs qui les hébergent pendant certaines phases de leur vie, d'où leur nom de parasites. Chaque parasite possède un ou plusieurs chromosomes d'ADN qui constituent son patrimoine génétique (ou génome), intégralement transmis à chaque parasite fils de sa descendance.

Il existe une large gamme de produits antiparasitaires mais, comme pour les champignons, des souches résistantes sont apparues. Le plus souvent, il s'agit d'une mutation de l'ADN du parasite. Cette situation est particulièrement inquiétante dans le cas du paludisme dont certaines espèces devenues résistantes à tout sont redoutables.

Chapitre 2

La médecine chimique : succès et limites

Pasteur : la source d'une grave erreur

« Dans les années 1850, en matière de recherches sur les micro-organismes, deux hommes ont un parcours parallèle, étudient les mêmes phénomènes et vont s'opposer finalement dans un schisme violent, dont les conséquences (peu connues et volontiers occultées encore de nos jours) seront de crisper sur des positions intransigeantes, et souvent erronées, tout le système médico-politique français. Ces deux hommes sont : d'un coté, Louis Pasteur, chimiste très en vue, qui s'est fait connaître grâce à ses travaux sur la fermentation. Pour lui, tout organisme est stérile, et toute maladie est due à un germe transmis par "l'air ambiant". L'organisme, préalablement sain, est donc sensible à la contagion. On le protégera en pratiquant l'asepsie de tout ce qui l'entoure, en utilisant des anti-infectieux en cas de maladie. Contre des germes spécifiques, Pasteur préconise des vaccins spécifiques, avec les microbes eux-mêmes ou leurs toxines. Cette préconisation, développée avec un vocabulaire très guerrier ("sus aux microbes") sera écoutée et suivie par le corps médical. Ce sera le début d'une épopée scientifique et industrielle exaltante pour ses participants mais très discutable quant à ses résultats.

En face, Antoine Béchamp, lui aussi grand chercheur, fut sollicité également pour trouver des solutions rationnelles à des problèmes agricoles (sériciculture, fermentation des sucres...). Ses capacités d'observation sont-elles différentes ? Toujours est-il qu'il professe des idées radicalement opposées à celles de Pasteur : dans les végétaux comme dans les tissus animaux, il observe régulièrement la présence de minuscules organites qui, selon les circonstances, selon les effets du milieu, peuvent croître et évoluer pour apparaître sous forme de bactéries, qui elles-mêmes vont accompagner un processus morbide.

Pour Béchamp, la maladie active le microbe, qui est déjà dans l'organisme à l'état latent sous forme de particules minuscules, qu'il nomme microzymas. C'est précisément le contre-pied des théories pastoriennes de panspermie et d'asepsie des êtres vivants "sains".

Avec Béchamp, l'apparition du microbe et la mise en route de la maladie ne sont plus la cause mais la conséquence d'un état morbide ; il importe plus de réorganiser l'organisme, en luttant contre les conditions de son affaiblissement (stress, malnutrition, intoxications...).

Béchamp prétend que les microzymas, selon leur environnement, peuvent évoluer en champignons, en levures ou en bactéries, lesquelles ont encore un potentiel de transformation : ce polymorphisme bactérien s'oppose totalement au monomorphisme prôné par Pasteur, et il remet en cause les fondements mêmes de la vaccination.

Pasteur a imposé ses vues, il a reçu les honneurs et la fortune. Les idées de Béchamp n'ont jamais porté chance à ceux qui les ont reprises.

Mais l'arrivée des "nanobes" dans l'arène scientifique peut faire rebondir ce débat qui décidément est loin d'être clos : ces nanobes, qu'on retrouve aussi bien dans des

Antoine Béchamp

Antoine Béchamp (1816-1908) fut l'un des plus grands savants du XIXe siècle. Médecin, chimiste, naturaliste, biologiste, il fut professeur de chimie médicale et pharmaceutique à la faculté de Montpellier, professeur de chimie biologique et de physique à l'université de Paris, puis doyen de la faculté libre de Lille. Il démontra la véracité des vues de Claude Bernard sur la valeur du terrain propre à chaque individu et fut le premier à comprendre la cause microbienne des pathologies infectieuses. Cependant, son œuvre est à peu près inconnue de nos jours, parce qu'elle a été systématiquement discréditée et falsifiée au profit des intérêts personnels de Pasteur.

minerais archiséculaires que dans des athéromes ou dans la vésicule biliaire, et voire même sur des astéroïdes, ces nanobes ne représentent-ils pas la graine de vie totipotente, dont seul l'environnement décide du devenir, et qu'il faudrait intégrer dans les nouveaux manuels de biologie ? [1] »

1. Robert Velay, *Efferviscience* in la revue *Des clefs pour vivre*, n° 40, décembre 2001

Trois faux postulats sur lesquels
la médecine moderne s'est construite

Ce texte de Robert Villey nous rappelle comment Pasteur a entraîné les scientifiques dans une fausse direction en énonçant 3 postulats erronés qui servent encore aujourd'hui de fondement à la vaccination. Ces postulats, développés par Pasteur et recueillis dans les comptes rendus de l'académie de médecine entre 1869 et 1872, sont les suivants :

1. L'asepsie règne dans nos cellules. La cellule est propre, tous les microbes sont exogènes (ils viennent de l'extérieur) et l'attaquent. Ces germes ont une existence indépendante des organismes vivants.

2. À un germe (agent spécifique) correspond une maladie, contre laquelle on peut se prémunir grâce à un vaccin. La maladie n'a qu'une seule cause, donc un seul remède.

3. L'immunité s'obtient par la production d'anticorps en réaction à l'introduction d'antigène (substances entre autres microbiennes contenues dans le vaccin). Le duo antigène-anticorps est suffisant pour conférer une protection.

Nous savons depuis longtemps que ces postulats sont faux ; les dernières avancées en immunologie les invalident même totalement, mais, curieusement, les vaccinalistes semblent ignorer ces travaux. Qu'en est-il au juste ?

La maladie génère le microbe,
et non l'inverse

Il convient tout d'abord de rappeler que la maladie n'est jamais le fait d'une seule cause, d'un seul « coupable ». Elle est toujours multifactorielle. De nombreux mécanismes, parfois très subtils, se « grippent » et conduisent à un dysfonctionnement qui se traduit par des symptômes cliniques. Si le germe était le seul responsable, tous les individus en contact avec ce germe devraient tomber malades. Or, il n'en est rien. « Un germe, une maladie, un vaccin » : voilà un principe simpliste et réductionniste.

Quant aux microbes, virus ou bactéries, présentés comme des agresseurs venus de l'extérieur pour mettre à mal notre corps, sont-ils vraiment nos ennemis ? Les récentes recherches en biologie moléculaire laissent entrevoir une réalité bien différente. Notons qu'Antoine Béchamp et, plus tard, le Pr J. Tissot avaient déjà réalisé des études pertinentes sur l'origine endogène (interne) des micro-organismes.

En résumé, pour Pasteur, le microbe cause la maladie. Pour Béchamp, c'est la maladie qui génère le microbe. Béchamp pensait en effet que les microbes étaient un « processus » : « *provenant d'une souche unique (des particules "prébactériennes" présentes dans toutes les structures organiques, appelées "microzymes"), ils peuvent changer de dimension et de forme selon l'état de santé de l'organisme dans lequel ils vivent. [...]* ». Ses thèses ont, depuis, été confirmées par bien d'autres chercheurs et, en 1980, certains bactériologistes (Sorin, Sonea, Panisset, Naessens) ont ainsi affirmé que le polymorphisme bactérien était un fait scientifique irréfutable : « *Si on dérègle le monde bactérien par notre intervention, cela peut aller jusqu'à compromettre la vie sur Terre* », disent-ils. Des travaux ont également montré que des bactéries peuvent se transformer en virus, en fonction de ce qui leur est donné comme substrat nutritif[1].

Les bacilles ne sont pas responsables mais témoins des maladies

Aujourd'hui, il est donc temps de mettre un terme au mensonge de Pasteur, nous dit Jacqueline Bousquet, docteur ès sciences en biologie-biophysique. « *La nouvelle médecine, celle de l'information, nous permet une approche de la maladie totalement différente et nous fait considérer les vaccinations comme l'une des plus grandes erreurs de notre temps, le vestige médiéval d'une approche antiscientifique, qui refuse de prendre en compte le "terrain". Et pourtant, que n'a-t-on rabâché : "Le microbe n'est rien, le terrain est tout !"*

Un terrain affaibli laisse émerger des constituants qui, normalement, ne se manifestent pas. Les prétendus "agresseurs" — microbes, virus et autres prions — ne sont rien d'autre que des constituants cellulaires. Ce sont donc des produits endogènes et non des "agresseurs venus d'ailleurs". Il est alors aber-

---

1. Cf. S. Sonea et M. Panisset dans *Introduction à la nouvelle bactériologie*, Presses de l'université de Montréal, 1980.

rant de vouloir immuniser un organisme contre ses propres constituants ! En procédant ainsi, on change la nature du terrain, donc la vibration, et le virus ou microbe ne se manifeste plus. Divine science !

La conséquence en est qu'une autre pathologie aura des risques de faire son apparition : personne, ou presque, ne songera à l'associer à cet acte contre nature que constitue la vaccination.

On prétend éradiquer des maladies alors que l'on en fait émerger de nouvelles, plus dangereuses encore, en refusant — par méconnaissance des mécanismes du vivant — de reconnaître les conséquences néfastes du déplacement du terrain.

Dès lors, comment s'étonner de la montée en flèche des maladies noso-comiales (contractées dans les hôpitaux) ? À l'ère de l'asepsie, recherchée à grands frais dans ces établissements, le combat est perdu d'avance, comme tous ceux de la médecine issue de l'expérimentation animale, car c'est seule-ment le taux vibratoire cellulaire qui permet — ou non — l'émergence des fameux "agresseurs".

L'état de délabrement de certains malades, ajouté à l'agression des trai-tements médicaux, permet de comprendre le surgissement de ces patholo-gies. Et ce ne sont pas les techniques de stérilisation de plus en plus sophisti-quées, coûteuses et agressives, qui permettront d'enrayer ce fléau.

Où trouve-t-on des bacilles chez les individus sains ? Partout où des cellules meurent, libérant leurs constituants, sur la peau, dans les cavités naturelles, et principalement dans l'intestin, lieu d'aboutissement d'un processus de des-truction du bol alimentaire. Évidemment, ces bacilles ne sont pas pathogènes. Ils ne sont que les témoins d'un processus vital nommé catabolisme. Partout où des cellules meurent — lors d'une injection par exemple —, elles libèrent ces fameux "agresseurs" que certains s'obstinent à rendre responsables des maladies, alors qu'ils n'en sont que les témoins[1].»

Nous reviendrons sur ces points dans le chapitre consacré au terrain.

---

1. Jacqueline Bousquet, chercheuse honoraire au CNRS. Préface de *Vaccination, l'overdose*, Sylvie Simon, éd. Déjà, 1999.

Les vaccinations

Un dogme sécurisant

Notre société accueille favorablement les vaccins. Nous sommes devenus des consommateurs dépendants, toujours désireux d'en « avoir plus ». Les fabricants l'ont bien compris qui n'ont qu'à entretenir cette dépendance. Le vaccin, en effet, reflète bien à lui seul notre conception de la maladie, du rôle du médecin et de la prise en charge de la santé au niveau individuel et collectif. « *Le vaccin évite de se responsabiliser, de s'investir* », écrit Sylvie Simon dans son livre *Vaccination, l'overdose*[1].

Au départ, on a procédé aux vaccinations sans connaître les mécanismes des microbes, des bactéries, des virus et encore moins du système immunitaire. Malgré cette absence de connaissances, la vaccination s'est très vite généralisée dans la pratique médicale. Convaincus que la vaccination était une panacée, les tenants de cette pratique l'ont imposée dans le monde entier sous forme de campagnes vaccinales, de calendriers vaccinaux, de programmes élargis de vaccinations, de lois d'obligation vaccinale, etc.

La vaccination est devenue culturelle telle une idéologie pour laquelle on doit être prêt à immoler un petit nombre afin de sauvegarder le groupe. Cette façon de voir et de faire rappelle le temps des superstitions et des cultes sacrificiels. Aujourd'hui, il n'est donc pas question de remettre la vaccination en cause car elle s'apparente plus à une croyance qu'à une science. On n'est pas loin du dogme.

Solution de facilité, approche sécurisante, la vaccination offre une alternative commode que nulle autre pratique médicale ne possède. Certes, sa

---

1. Éditions Déjà, 1999.

mise au point a nécessité un investissement chiffrable, mais qui a vite été amorti par des bénéfices alléchants qui poussent à une surenchère commerciale incessante.

Les apprentis sorciers

Officiellement, la vaccination scientifique officielle a commencé à la fin du XVIIIe siècle, avec le médecin anglais Edward Jennet, qui, afin de protéger les hommes de la variole entreprit d'inoculer la *vaccine*, maladie spécifique des bovins proche de la variole, maladie tout aussi spécifique des êtres humains. L'idée n'était pas sans intérêt, car elle favorisait la prévention ; encore eût-il fallu s'assurer de la justesse des mécanismes mis en jeu et de l'innocuité des procédés.

Les anciens avaient déjà observé que le fait de contracter une maladie infectieuse et contagieuse, tels les oreillons, protégeait ensuite de cette maladie. C'est le principe de la « mithridatisation ».

Le ralliement enthousiaste que connut cette méthode novatrice, notamment dans les classes aisées, a masqué la réalité des faits et neutralisé provisoirement la vive opposition que cette pratique avait générée dès ces débuts.

Jenner a simplement remplacé le pus variolique, transmis par la variolisation, sous forme de pus d'abord prélevé sur des vaches, puis purifié. C'est

La mithridatisation

Le fait d'accoutumer un organisme à un poison pour le sensibiliser et lui faire ainsi acquérir une résistance à ce poison est un principe connu depuis l'Antiquité et immortalisé par le roi Mithridate qui, selon la légende, avait acquis l'immunité à l'égard de substances toxiques en ingérant des doses de plus en plus fortes de poison. Pour éviter de subir la piqûre criminelle et mortelle d'un serpent, la reine Cléopâtre prenait des doses progressives de venins.

La « mithridatisation » est un mécanisme apparemment semblable à la vaccination. Le fait d'inoculer des éléments microbiens ou viraux, dont on a atténué la toxicité, afin de provoquer la manifestation bénigne de la maladie, est censé provoquer une réaction de l'organisme et, ainsi, de le protéger contre une atteinte ultérieure plus grave de cette maladie. On parle alors d'immunisation.

ainsi que ce premier vaccin artisanal et empirique a été administré tel quel à des milliers de personnes à travers le monde[1].

Si la variolisation avait, il est vrai, contribué à répandre la variole, à amplifier les foyers infectieux et à rendre la maladie permanente, le vaccin de Jenner mit un terme à l'inoculation, mais n'a pas pour autant fait avancer les choses, sinon ouvert la voie à une contamination plus complexe et ingérable, dès lors qu'on introduisait sciemment et directement dans le corps un élément étranger, autrement dit de l'ADN d'une autre espèce, provenant de surcroît d'un animal malade. Ce risque non calculé génère des effets délétères aujourd'hui et pour plusieurs siècles.

Le génie de l'homme a donc réussi, à la fin du XVIIIe siècle, à bouleverser l'écosystème en facilitant le passage de micro-organismes d'une espèce à une autre. La barrière d'espèce était franchie, c'était les prémisses de l'« animalisation » de l'homme ou « minotaurisation de l'espèce humaine », selon les termes de Pierre Darmon[2]. Évidemment, cette façon de procéder était contre-nature. Jenner se comportait en apprenti sorcier.

Les constituants d'un vaccin

Le vaccin est constitué d'un antigène viral ou bactérien, c'est-à-dire d'un germe (virus ou bactérie), soit tué, généralement par le formol ou par une très forte chaleur, soit vivant mais atténué. L'atténuation peut s'obtenir par la chaleur ou par le passage répété sur un milieu de culture. C'est ainsi que le BCG subit 230 passages sur des pommes de terre mélangées à de la bile de bœuf ; le vaccin contre la rougeole, 85 passages sur des fibroblastes de poulets.

Les vaccins bactériens peuvent être entiers, c'est-à-dire qu'ils contiennent la bactérie entière (ex. : le vaccin contre la coqueluche classique) ou ne contenir que des fragments antigéniques extraits de la bactérie. Les vaccins contre la diphtérie et le tétanos sont des « anatoxines », c'est-à-dire qu'ils ne contiennent que la toxine (atténuée) responsable de la maladie et fabriquée par la bactérie.

---

1. Rappelons que les Chinois utilisaient déjà cette méthode, avant l'ère chrétienne. Ils vaccinaient par le nez, dans la narine droite pour les femmes, la narine gauche pour les hommes.
2. Dans son ouvrage *La longue traque de la variole*, éditions Perrin, 1986.

Pour mettre au point les vaccins viraux, il faut faire appel aux cultures de cellules (un virus n'a pas d'autonomie, il ne peut vivre qu'aux dépens d'une cellule). Pour ces cultures, on utilise très souvent des éléments prélevés sur des animaux (ex. : rein de singe pour le vaccin contre la polio, ovaire de hamster pour le vaccin contre l'hépatite B, cerveau de lapin pour le vaccin contre la rage, embryons de poulet pour le vaccin contre les oreillons) ou des fœtus (ex. : vaccin contre la rubéole).

Pour assurer une production industrielle des vaccins, il est nécessaire de disposer de cellules permanentes à partir d'une souche vaccinale (ex. : souche Vero pour le vaccin antipolio) que les pharmacologues cancérisent pour obtenir une continuité et une disponibilité du produit, même si l'usage de ces lignées cellulaires continues pose des problèmes de pureté.

Pour nourrir ces cultures cellulaires, on recourt généralement au sérum de veau qui contient des facteurs de croissance. C'est ainsi qu'on peut se demander s'il n'existe pas de risque de propagation de prions.

Afin d'éliminer toute contamination bactérienne des cultures cellulaires, fréquente dans les laboratoires, on ajoute des antibiotiques, par exemple de la néomycine, redoutable pour ceux qui y sont allergiques.

Pour rendre les vaccins plus actifs, on ajoute à la préparation vaccinale un adjuvant de l'immunité, susceptible d'augmenter les réponses immunitaires qui, sans lui, risquent d'être inexistantes. Aujourd'hui, c'est essentiellement de l'*hydroxyde d'aluminium* qui est utilisé. Cette molécule chimique provoque souvent de graves allergies. Et, depuis plusieurs années, on a fait la preuve que l'aluminium est incriminé dans la maladie d'Alzheimer et dans d'autres pathologies.

De plus, les vaccins qu'on inocule ne représentent pas des doses infimes. Chaque vaccin contient une dose concentrée du produit vaccinant à laquelle s'ajoutent divers excipients à doses quantifiables (dont l'aluminium dont on recense aujourd'hui les effets désastreux).

Enfin, la plupart des vaccins contiennent également des conservateurs à base de mercure, des stabilisateurs et des excipients, voire d'autres « ingrédients ».

Actuellement, on produit des vaccins par génie génétique ; autrement dit, au lieu d'utiliser le virus ou la bactérie, on isole certains segments de leurs chromosomes et on les greffe sur d'autres pour obtenir des éléments hybrides. Ce ne sont pas des vaccins « synthétiques » mais recombinés. Les fragments antigéniques obtenus sont ensuite cultivés sur des substrats auxquels on ajoute les mêmes adjuvants, conservateurs (antibiotiques, etc.) que pour les vaccins classiques. Ces vaccins sont-ils plus purs, donc moins dangereux ? Ne risquent-ils pas d'activer des oncogènes, de réprimer des anti-oncogènes, d'altérer ou de déplacer des gènes ? Décidément, on est dans un cercle vicieux infernal.

De la pénicilline
aux antibiotiques

Dans notre monde inondé d'antibiotiques, on oublie souvent que les maladies infectieuses étaient autrefois mortelles. Il n'y a pas si longtemps, la pneumonie, encore largement répandue, tuait un tiers des personnes qui la contractaient.

Au début du XXe siècle, les maladies infectieuses étaient responsables de la moitié des décès d'enfants de moins de 6 ans aux États-Unis ; une simple coupure de rasoir pouvait entraîner la mort par septicémie ; la proximité d'une personne infectée prise d'éternuements pouvait se révéler fatale ; les interventions chirurgicales et les accouchements présentaient un risque d'infection mortelle. Durant la première guerre mondiale, les soldats succombaient d'ailleurs plus souvent aux infections qu'à leurs blessures.

Homo Hibernatus, un précurseur...

L'utilisation thérapeutique des champignons ne date pourtant pas de Fleming en 1928. La rencontre fortuite d'un couple de randonneurs allemands, en 1991, avec le cadavre d'un homme emprisonné dans le glacier de Similaun, à la frontière de l'Autriche et de l'Italie, a montré qu'elle était bien antérieure.

Après un séjour de plus de 5000 ans dans la glace, le corps de cet homme des glaciers, appelé Hibernatus, tel un coléoptère pris dans l'ambre, était remarquablement conservé. Ce cadeau providentiel devint un laboratoire pour les scientifiques qui furent intrigués par la bande de fourrure qu'Hibernatus portait au poignet et sur laquelle étaient cousus des champignons de bouleau. Ceux-ci ne pouvaient pas être des allumettes car ils brûlent difficilement. En revanche, ils sont riches en *acide polyporique*, substance réputée antibactérienne. On peut donc penser que 50 siècles avant Alexander

Fleming, Hibernatus et ses contemporains utilisaient déjà les champignons en guise d'anti-infectieux.

La découverte de Fleming

À l'époque de Pasteur déjà, le Dr Joseph Lister chercha non seulement à prévenir mais aussi à soigner les infections avec des moisissures dont il avait remarqué qu'elles stoppaient la croissance de certaines bactéries. À partir de 1877, le Dr John Tyndall constata lui aussi que les moisissures de Penicillium tuent certaines bactéries in vitro. Toutefois, il faut attendre les travaux de Sir Alexander Fleming à la fin des années 1920 pour que la pénicilline fasse son entrée dans la pharmacopée occidentale. Le développement de ce bactéricide, devenu l'un des plus grands remèdes issus de substances naturelles, est le fruit d'heureuses découvertes dues à l'ironie du sort et au hasard.

Durant la première guerre mondiale, Fleming servit dans le corps médical de l'armée britannique. Traumatisé par l'agonie des soldats souffrant de blessures infectées, il se mit en quête de traitements contre les infections dès la fin du conflit. En septembre 1928, alors qu'il cultivait une souche de staphylocoques, des bactéries dont les individus sont groupés en grappes et responsables de furoncles, d'anthrax, d'ostéomyélite et autres septicémies, Fleming y remarqua la présence de moisissures. De ce fait banal, que tous les bactériologistes ont observé dans leur carrière, est né un événement majeur.

Au lieu de jeter ces cultures contaminées, Fleming les examina méticuleusement et remarqua que la moisissure semblait avancer vers les bactéries et transformer les staphylocoques en bouillie liquide. Il réalisa que les colonies de staphylocoques étaient lysées, autrement dit détruites, et présentaient un aspect de « colonies fantômes ». En 1922, Fleming avait déjà réussi à mettre en évidence le *lysozyme* produit par le *Bacillus lysodeikticus*, capable d'attaquer les bactéries. Depuis 6 années, il était à la recherche d'autres micro-organismes présentant le même pouvoir. Or les moisissures qu'il avait sous les yeux manifestaient exactement ce même pouvoir bactéricide.

Fleming appela « pénicilline » le filtrat de ce bouillon de culture de *penicillium*, champignon qui pousse facilement en surface de divers milieux de culture liquide. Par la suite, ce nom allait être conféré à la substance chimique pure que nous connaissons maintenant.

Fleming montra ensuite que la pénicilline exerce son activité à l'encontre de nombreux autres germes que le staphylocoque, à l'exception de bactéries telles que le colibacille. Tout ce travail fut publié en 1929, et Fleming reçut en 1945 un prix Nobel bien mérité partagé avec Florey et Chain.

Les penicilliums

Les penicilliums sont des champignons microscopiques banaux poussant sur les matières organiques les plus diverses : pain humide, fruits gâtés… Ils sont caractérisés par une production surabondante de mycélium, l'appareil végétatif des champignons, formé de filaments ramifiés, se colorant souvent en jaune verdâtre. Le nom a été donné pour rappeler l'aspect en pinceau des organes qui produisent les spores de multiplication végétative.

La pénicilline semblait donc un médicament idéal, mais Fleming n'osa pas franchir l'étape suivante qui semble aujourd'hui pourtant évidente : jamais il n'injecta la nouvelle drogue à des malades afin d'en vérifier les effets sur le plan interne. Du reste, il ne pensa pas à collaborer avec des chimistes pour isoler la substance active, convaincu que le simple bouillon de culture, non toxique, était suffisant pour traiter avec succès les animaux d'expérience inoculés. De plus, ses résultats suscitèrent peu de réactions dans le milieu médical. Ce n'est qu'au cours de la deuxième guerre mondiale que le traitement à la pénicilline se généralisa.

L'après-Fleming

Dans les années 1940, aux États-Unis, Waksman émet l'hypothèse que les bactéries pathogènes devaient trouver dans la nature un dispositif de lutte contrariant leur hégémonie et cela probablement dans le sol. Celui-ci recèle en effet une flore très riche de bactéries, de champignons et surtout d'actinomycètes, organismes intermédiaires entre ces deux groupes.

Dès 1940, Waksman isole l'actinomycine élaborée par *Actinomyces antibioticus*. En 1942 sont obtenues la *clavacine* et la *fumigacine* et, en 1944, la streptomycine du *Streptomyces griseus*. Aussitôt la production de cet antibiotique actif sur de nombreuses bactéries, en particulier sur le bacille de Koch, est réalisée à grande échelle. La tuberculose va être enfin jugulée ! En

1952, un prix Nobel viendra récompenser Waksman pour ses magnifiques travaux qui se poursuivront encore avec l'isolement d'un autre antibiotique de la même série, la *néomycine*. Il s'agit toujours de bases azotées reliées à des sucres particuliers. On parle maintenant d'*aminosides* pour décrire ces substances dont le nombre s'est accru depuis en particulier par des travaux réalisés au Japon.

La *vancomycine*, l'un des plus puissants antibiotiques jamais découverts, provient quant à elle d'un champignon trouvé dans une motte de terre indonésienne.

Depuis le début de la révolution antimicrobienne, divers antibiotiques ont montré différents degrés d'efficacité contre différents types de bactéries (la pénicilline, par exemple, convient très bien au traitement des infections de la gorge provoquées par un type particulier de bactéries mais on lui préfère l'érythromycine

Un seul gramme de terre...

Pour l'isolement des souches, on part généralement du sol dans lequel vivent ces végétaux primitifs. Un seul gramme de terre peut contenir des millions de germes. Ensuite, on recherche si ces micro-organismes produisent des antibiotiques et on établit un spectre d'activité préliminaire.

Si les premiers résultats sont encourageants, un ensemble de recherches est entrepris, nécessitant un investissement coûteux pas toujours amortissable. Au cours des années, les chances de découvrir des produits nouveaux diminuent.

pour certaines infections cutanées). Lorsqu'on a découvert que d'autres champignons produisaient des composés capables de tuer certaines bactéries résistantes à la pénicilline, le monde entier s'est mis à la recherche de nouveaux champignons. Le chloramphénicol, par exemple, initialement isolé d'un champignon vénézuélien, qui combat à la fois des bactéries à Gram+ et des bactéries à Gram-, est particulièrement efficace contre le typhus et la fièvre typhoïde. Contrairement à la pénicilline, le chloramphénicol tue les bactéries directement au lieu d'empêcher leur reproduction.

Ainsi, depuis la deuxième guerre mondiale, la quête de nouveaux antibiotiques a été extraordinairement active. Ainsi, le nombre des actinomycétales, des champignons et des bactéries isolées et étudiées à ce jour se situe entre 5000 et 10 000 avec plus de 3000 substances actives retenues.

Les antibiotiques
et leurs modes d'action

Un antibiotique est une substance naturelle produite par un micro-organisme et capable de détruire ou d'empêcher la croissance d'autres micro-organismes. Il peut également être produit par synthèse chimique.

Les familles d'antibiotiques

Les différentes familles de molécules se distinguent par leur structure chimique mais aussi par leur mode d'action sur la bactérie. Les antibiotiques peuvent en effet entraver son développement en agissant à différents niveaux du processus de formation de la cellule bactérienne. Il y a 6 façons de « tuer » une bactérie :

• **Entraver la fabrication de la paroi ou membrane.** Le principe est d'inhiber la synthèse de la paroi. La bactérie se déforme et finit par éclater. On dit que ces produits sont bactéricides. La paroi est en effet un élément très protecteur, et sa disparition fragilise la cellule microbienne, qui ne peut y survivre.

• **Dissoudre la membrane.** Il s'agit aussi bien de la membrane externe que de la membrane plasmique qui assure aussi la respiration de la cellule. Ces organites contrôlent les échanges avec le milieu extérieur. La dégradation de cette membrane externe désorganise complètement la vie de la cellule bactérienne, qui meurt rapidement. De même, si la membrane cytoplasmique se rompt, le contenu bactérien se répand et la bactérie meurt.

• **Bloquer la synthèse des protéines.** Le décodage des instructions génétiques est perturbé, ce qui entraîne la fabrication de protéines inadaptées.

En attaquant le ribosome (organite cellulaire assurant la synthèse protéique), ces antibiotiques empêchent la synthèse des protéines dans la cellule bactérienne et perturbent tout le métabolisme cellulaire.

• **Agir sur l'ARN (arrêt de la fabrication des protéines).** Ces antibiotiques bloquent une molécule qui transcrit les informations de l'ADN : la fabrication des protéines s'arrête. La bactérie meurt.

• **S'attaquer à l'ADN (perturber la structure génétique de la bactérie).** La structure génétique de la bactérie est profondément perturbée, ce qui entraîne sa mort.

• **Bloquer la synthèse de l'acide folique.** La bactérie a besoin d'acide folique pour se multiplier. Les produits capables d'inhiber la fabrication de cette molécule seront donc bactériostatiques : ils bloquent la bactérie, sans la tuer.

Le spectre

On parle de « spectre antibiotique » pour désigner l'activité vis-à-vis de tous les germes d'expérience soumis à l'effet de la molécule active : tel germe est sensible, donc sa croissance est inhibée, tel autre est résistant.

On parle de « spectre large » ou « étroit » selon les groupes de bactéries qui sont atteintes et détruites d'une façon spécifique.

Une action non ciblée

Ainsi, les antibiotiques agissent sur 6 cibles, en particulier sur les méca-nismes de division cellulaire des cellules vivantes. C'est ce qui explique qu'ils soient totalement inefficaces sur les virus donc totalement inutiles dans les maladies virales.

Mais les antibiotiques agissent de la même façon sur les cellules qui composent les tissus du corps humain, et sur les germes qui participent à son bon fonctionnement. C'est ainsi que les antibiotiques détruisent :
• la flore intestinale qui permet l'assimilation des aliments, la fabrication de certaines vitamines ou acides aminés essentiels, provoquant des diarrhées ou des entérocolites ;
• des bactéries dont le rôle consiste à occuper une niche écologique dans le corps humain et empêcher ainsi, par leur simple présence, le développe-ment de germes plus nuisibles (comme les *Candida*).

C'est ce manque de sélectivité qui explique les effets secondaires des antibiotiques et les réactions allergiques qu'ils peuvent provoquer chez cer-tains sujets « plus sensibles ». Parmi ces réactions allergiques, certaines peuvent être mortelles. Même si elles sont rarissimes, il ne faut jamais les exclure.

Le médecin qui utilise les antibiotiques ignore les capacités de défense immunitaire du malade lui-même. Le danger, à terme, surtout si ces traite-ments sont répétés, est que l'immunité naturelle (le potentiel de défense du malade) diminue au fur et à mesure, jusqu'à disparaître totalement dans certains cas.

Chez le chimpanzé et chez l'homme, Zimmermann a montré que l'ad-ministration de pénicilline dans le traitement des infections à streptocoques (pharyngites en particulier) déprimait la synthèse des anticorps antibacté-riens spécifiques. Autrement dit, le traitement par les antibiotiques est immuno-suppresseur : il contribue à faire chuter les défenses naturelles.

Comment est déterminé un traitement antibiotique

Il n'y a rien qui ressemble plus à une maladie infectieuse qu'une autre maladie infectieuse ! Le diagnostic clinique, qui repose sur les seuls symptômes, est souvent impossible. Lorsqu'un patient arrive à l'hôpital avec ce qu'on appelle un « syndrome infectieux », à de rares exceptions près, on sait que la recherche du diagnostic étiologique (de la cause réelle) — autrement dit, l'isolement du microbe en cause — risque d'être longue et tortueuse.

Ce malade a de la fièvre, il se sent mal, il frissonne, il a mal partout, il est inappétent, il transpire, il se plaint de maux de tête, il vomit. Après un interrogatoire en quête d'une cause que le sujet ou son entourage pourrait soupçonner (ingestion de produits avariés, contact avec un autre malade, avec des animaux ou du gibier, etc.), le médecin, orienté par les symptômes, va demander une série de prélèvements pour y rechercher les microbes éventuellement présents (prise de sang, prélèvement d'urines, de selles, de liquide céphalorachidien, écouvillonnage de gorge, prélèvement de pus, de sécrétions diverses...) et établir un antibiogramme (p. suiv.). Ces analyses demandent de longues heures voire quelques jours.

À la réception des résultats d'une analyse positive, le praticien possède donc à la fois l'identification d'une bactérie et son antibiogramme. Toutefois la désignation, par l'antibiogramme, de la liste des antibiotiques actifs sur un microbe n'est pas suffisante pour affirmer que le produit sera réellement actif dans l'organisme. Trois autres conditions sont nécessaires :
• l'antibiotique doit pouvoir diffuser jusqu'aux foyers infectieux ;
• attaquer la bactérie ;
• se fixer sur une des cibles de la bactérie.

Le plus difficile est de franchir la barrière méningée, ce qui explique les résultats aléatoires dans les méningites ou les abcès du cerveau. En effet, le taux retrouvé dans le liquide céphalorachidien (liquide qui baigne les ventricules du cerveau et le canal rachidien) est le 10e du taux sanguin !

Qu'est-ce qu'un antibiogramme ?

Pour mesurer in vitro l'activité antibactérienne d'un antibiotique, on utilise un examen de laboratoire appelé antibiogramme.

Les étapes précédant l'antibiogramme sont le prélèvement d'une sécrétion (écoulement nasal, crachats bronchiques, prélèvement amygdalien, écoulement urétral, pertes vaginales, matières fécales, urines, tout écoulement purulent…) et la recherche et l'isolement du (des) germe(s) présent(s).

Pour effectuer l'antibiogramme, on utilise une boîte (ronde et plate comme une petite boîte de bonbons) appelée boîte de Pétri, dans le fond de laquelle se trouve une couche de gélose nutritive. Les germes isolés sont ensemencés sur la gélose. Des petits disques imprégnés d'antibiotiques, différents les uns des autres, sont disposés sur la gélose. Les germes prolifèrent dans ce milieu nutritif ; autour de certains disques, les germes ne se développent pas. Les antibiotiques peuvent inhiber leur prolifération soit en bloquant leur développement (action bactériostatique), soit en les détruisant (action bactéricide). L'activité antibactérienne efficace d'un antibiotique se traduit par l'existence d'une zone vierge de germes autour du disque imprégné de cet antibiotique. On mesure le diamètre des zones d'inhibition autour des disques : plus le diamètre est grand, plus l'antibiotique est efficace.

L'action bactéricide des antibiotiques est indiquée sur le résultat de l'antibiogramme par des croix :
- 1 croix = activité assez faible ;
- 2 croix = bonne activité ;
- 3 croix = très bonne activité ;
- pas de croix = absence d'activité de l'antibiotique (germe insensible, résistant).

Le médecin choisit l'antibiotique qu'il prescrit au malade en fonction des différents paramètres obtenus.

En dehors d'un but thérapeutique, l'antibiogramme possède deux autres « lectures » à la fois épidémiologique et biologique, tout aussi importantes à connaître pour son interprétation complète :
- La lecture biologique représente la résistance bactérienne naturelle. L'antibiogramme peut permettre de contrôler l'identification bactérienne par le jeu des résistances naturelles.
- La lecture épidémiologique représente la résistance bactérienne acquise. L'épidémiologie peut être différente selon les pays, les régions ou les hôpitaux ainsi que selon l'origine du prélèvement.

La résistance
aux antibiotiques

L'absorption massive d'antibiotiques perturbe fortement l'écosystème des bactéries qui vivent au contact de l'organisme. La plupart du temps, les bactéries utiles sont exterminées les premières. Il en résulte des maladies digestives (diarrhées). Mais, surtout, ces bactéries ne peuvent plus jouer leur rôle protecteur vis-à-vis des germes pathogènes qui, eux, résistent beaucoup mieux à la plupart des antibiotiques.

Quant aux souches pathogènes, elles sont pour la plupart exterminées sauf quelques-unes qui, à la suite de mutations, ont acquis une résistance à ces antibiotiques. Elles se multiplient alors d'autant plus facilement que le terrain est libre, débarrassé des autres germes, et déclenchent des maladies difficiles à soigner, car ces bactéries particulièrement virulentes sont souvent résistantes à plusieurs familles d'antibiotiques, voire à toutes dans des cas encore rares, mais dont le nombre va croissant.

Une bactérie peut devenir résistante à un antibiotique du jour au lendemain. Elle a, à sa disposition, toute une gamme de mécanismes pour devenir résistante :
• bloquer l'antibiotique et l'empêcher de pénétrer dans sa structure ;
• excréter l'antibiotique qui a réussi à pénétrer mais sans pouvoir agir ;
• modifier la cible que cherchait à joindre l'antibiotique ;
• diriger la synthèse d'enzymes inactivant son action.
Les gènes de la bactérie peuvent se modifier, ce qui permet à la bactérie de survivre à la présence de l'antibiotique. La bactérie peut se multiplier et donner une lignée entière de bactéries résistantes qui pourront contaminer d'autres individus.

La bactérie résistante peut aussi transmettre cette résistance à d'autres bactéries par transfert d'informations.

Conséquences de la résistance d'une bactérie

La bactérie qui a acquis cette résistance survit à l'antibiotique alors que les autres bactéries sensibles sont éliminées. Cette résistance peut être transmise à d'autres bactéries ce qui augmente finalement le risque de dissémination. De ce fait, la maladie due à cette bactérie continue à se développer et ne pourra plus être soignée efficacement avec les traitements habituels.

Surveiller la résistance particulière à un antibiotique

L'évolution des résistances, si elle est plus importante parmi les entérobactéries et les staphylocoques, touche aussi des espèces comme le pneumocoque (*Haemophilus influenza*) et le *Pseudomonas aeruginosas*. Les pourcentages de résistances sont à peu près constants dans notre pays pour certains couples bactérie-antibiotique. La connaissance de ces résistances actualisées et spécifiques à notre environnement devrait permettre de mieux contrôler les résultats. Inversement, l'apparition de souches de streptocoque A résistant à la pénicilline G doit faire douter ou de l'identification du streptocoque ou de la qualité de l'antibiogramme.

Les Français, premiers consommateurs d'antibiotiques

Par rapport aux autres pays européens, la France a une consommation anormalement élevée d'antibiotiques oraux. En particulier, cette surconsommation porte :
- chez l'adulte, sur la pharyngite et sur les infections respiratoires présumées virales ;
- chez l'enfant, en plus, dans l'otite et les rhino-pharyngites.
De nombreuses études montrent la concordance très significative qui existe entre le niveau de consommation d'un antibiotique et son niveau de résistance : plus la consommation augmente, plus la résistance a de grandes chances d'apparaître.
Tous ces antibiotiques ont rendu des services incomparables dans la lutte contre l'ensemble des infections. Aujourd'hui, ils marquent le pas pour beaucoup d'entre eux. C'est le moment d'apporter des critiques à l'encontre de la médecine officielle et dominante. Trop réductrice, elle ne tient aucun compte du « génie évolutif de la vie » et elle ne mesure pas à quel point les connaissances parcellaires sont loin de permettre la maîtrise d'un système de vie aussi « élémentaire » que celui d'une bactérie.

3 La prévention des infections

Mieux vaut prévenir les infections que devoir tenter de les supprimer à coup d'antibiotiques. Cette prévention s'appuie sur l'hygiène, les antiseptiques et les vaccinations pour la médecine officielle ou dominante.

L'hygiène

L'hygiène pourrait prévenir beaucoup d'infections. Il est certain que les progrès de la salubrité et de la propreté, la connaissance des aliments nécessaires à un bon équilibre biologique, la compréhension des interactions entre l'homme et son environnement ont beaucoup contribué à faire régresser les pathologies infectieuses en Occident et doivent être étendus au Tiers-Monde. Les procédés modernes d'assainissement et les grandes précautions diététiques doivent y être appliqués. Ces mesures suffiront notamment à diminuer sensiblement la mortalité infantile.

Les ablutions quotidiennes

Il existe différents types d'ablutions qui ont pour objectif de rendre la vie plus confortable sur le plan énergétique.

En pratique, si l'on veut que la respiration s'exerce correctement, il importe que le nez soit propre ; si l'on veut que la peau puisse expirer la sueur et inspirer l'oxygène de l'air, elle doit être propre ; enfin, si l'on veut éviter les infections et les inconvénients de suppuration, il faut que les organes d'élimination soient propres. Tout ce qui a tendance à suppurer, macérer, pulluler, favorise la multiplication des germes, microbes et levures qui sont en quelque sorte les « éboueurs » chargés de recycler les déchets de l'organisme.

En fait, le nettoyage correspond à une oxygénation (contact avec l'oxygène), c'est-à-dire une oxydation (processus qui capte des électrons des atomes de la matière). Celle-ci dissout les impuretés qui, lorsqu'elles ont disparu, ne peuvent plus être envahies par les germes. En outre, le mouvement d'évacuation, créé par l'écoulement de l'eau, génère de l'énergie. Les

Savons, déodorants, eaux de Cologne, parfums

Savons, déodorants, eaux de Cologne, parfums, ordinaires ou haut de gamme, le choix est vaste. De tout temps, l'homme — et plus encore la femme — ont cherché à utiliser des produits valorisant leur personnalité ou leur comportement. Dès lors qu'il s'agit de produits de qualité, fabriqués avec des matières premières naturelles, il n'y a pas de restriction à formuler, hormis le respect du territoire olfactif d'autrui. En revanche, éviter les produits de synthèse (fabriqués à partir de molécules chimiques de synthèse), cosmétiques ou autres. Le savon de Marseille a toujours fait ses preuves.

Quant aux parfums, il est bon d'en essayer plusieurs et d'exercer son choix en fonction de sa personnalité et de son tempérament du moment. Les parfums naturels, à rémanence faible car plus volatils, sont préférables aux parfums artificiels, à rémanence ou persistance très forte ; les eaux aromatisées dites de Cologne, plus diluées seront préférées aux parfums purs.

S'ils sont de qualité et là encore d'extraction naturelle, les déodorants sont utiles dès lors qu'ils participent à l'adoucissement des émanations corporelles un peu fortes. Dans ce cas, choisir un produit qui permet de « tricher » élégamment. En effet, il s'agit de repérer un produit qui, simultanément, masque nos propres odeurs et soit acceptable par nos papilles olfactives.

ablutions sont donc indispensables si l'on veut que tous les tissus du corps soient oxygénés. De plus, elles contribuent également à nettoyer le mental.

Au réveil, prendre l'eau la plus fraîche possible, même en hiver :
• sur le visage de façon à réactiver la circulation du sang ;
• dans la bouche, en gargarisme, afin de mobiliser les glaires qui ont stagné dans le système digestif, afin également d'attirer la chaleur de l'intérieur vers l'extérieur et d'éliminer les mucosités, les résidus (le tartre dentaire n'étant qu'un aspect densifié des mucosités de la digestion) ;
• pour le lavage des dents, afin d'activer les reins (il existe, en médecine énergétique, une correspondance entre les dents et les reins).

Ensuite, il faut se laver le corps, éventuellement avec des savons acides doux — sans colorants artificiels ni additifs de synthèse — en utilisant pour le rinçage une eau toujours plus fraîche que celle qui a servi au lavage, afin de favoriser l'extraction de la chaleur qui stagne, empêchant de faire circuler les humeurs toxiques situées entre la peau et les muscles.

La même procédure s'applique aux cheveux qui se lavent avec des shampoings doux, très peu décapants, et peuvent éventuellement être huilés avec de l'huile de jojoba (ou l'équivalent en huiles naturelles non raffinées). Ses acides gras poly-insaturés constituent, comme pour la peau, leur nutriment principal et un facteur important de lutte contre le vieillissement.

L'hygiène des mains

L'existence de souches bactériennes de plus en plus résistantes rappelle qu'à la maison comme à l'hôpital, il est urgent de remettre en vigueur les règles d'hygiène élémentaires qui ont été oubliées du fait de l'utilisation des antibiotiques. Ces mesures sont essentielles pour lutter contre la transmission des germes. Pourtant très efficace, le lavage des mains est trop souvent négligé, dans la population générale comme chez les médecins et le personnel infirmier hospitalier.

Les mains portent 2 types de populations bactériennes :
• l'une est appelée « résidente » et comporte des bactéries très peu pathogènes qui vivent depuis toujours avec nous, sur notre peau, et sont en quelque sorte nos bactéries « domestiques » ;
• l'autre est appelée « transitoire » et compte des bactéries de passage qui proviennent de l'extérieur et de personnes que nous avons touchées, mais aussi de notre tube digestif (salive, selles). C'est par cette flore transitoire

que les contaminations se font et que les épidémies se propagent. Elle représente un grand danger et elle est responsable en grande partie des épidémies de gastro-entérites et des infections respiratoires bactériennes, en particulier chez l'enfant.

À la maison, le lavage des mains et surtout des ongles avant chaque repas, à l'eau et au savon, durant au moins 30 secondes puis l'essuyage avec une serviette propre, constituent une pratique qui doit redevenir systématique.

À l'hôpital, le lavage des mains systématique avant et après chaque soin doit redevenir une règle impérative car c'est la mauvaise hygiène des mains qui est une source majeure de dissémination des germes donc de transmission des redoutables infections nosocomiales notamment par le *Pseudomonas* et le staphylocoque.

Combattre les odeurs corporelles

Certaines personnes émettent des odeurs fortes, parfois difficilement supportables pour leur entourage. Que peut-on leur donner ?

La consommation de certains produits forts (ail, oignon) ou à odeur particulière (asperge) se traduit par une haleine marquée. La mauvaise haleine permanente est le témoin de troubles digestifs ou dentaires.

Les odeurs de sudation reflètent le métabolisme de l'individu et, en particulier, les troubles de type hépatique éventuellement rénaux. Les odeurs des pieds sont en relation directe avec l'hypo ou l'hyper-fonctionnement de la glande thyroïde.

Il est conseillé d'opter pour une nourriture à base de produits plus neutres, plus fades, plus insipides au niveau des odeurs, et aussi en quantité moins importante.

La plupart du temps, les odeurs sont la conséquence d'une accumulation des toxines dans le corps provenant des aliments, des liquides, de la respiration et du métabolisme. Notre métabolisme, surchargé, n'a plus la vitalité suffisante pour les éliminer par les voies naturelles (les émonctoires) : peau, intestins, muqueuses. Les odeurs sont alors évacuées, telles quelles, par les voies de dérivation. Souvent, il s'agit d'un signe de surmenage, parfois d'un problème de digestion, qui font que certains produits, dégradés par les bactéries, génèrent des acides gras rances.

Les vêtements, bien entendu, doivent être changés chaque jour car ils s'imprègnent de toutes les toxines et des odeurs de notre environnement.

Évitez de laisser vêtements et chaussures, portés dans la journée, dans la chambre à coucher : elle doit être la plus vierge possible des émotions et des pollutions ramenées de l'extérieur.

L'hygiène dentaire

L'hygiène dentaire semble désormais bien comprise, et chacun s'accorde à en souligner l'importance.

La première des hygiènes est de manger correctement, modérément, d'une façon diversifiée, en privilégiant des aliments naturels voire biologiques et en les mastiquant le mieux possible.

La seconde consiste à éviter ce qui est hautement calorifère ou raffiné (sucres, sodas, alcools blancs, etc.). Rappelons en effet que tout ce qui est raffiné est plus calorifique et attaque plus facilement le système osseux. La dent aime le frais, pas le chaud. À preuve, toutes les peuplades qui mangent cru et/ou froid ont des dents plus saines et plus robustes.

La troisième implique de se rincer la bouche, tous les matins, à l'eau la plus froide possible, d'abord pour apporter du froid bienfaisant dans les reins, base énergétique des dents selon la médecine chinoise. (La chaleur disperse, donc détruit et creuse — l'infection en est un exemple — ; le froid condense, construit et structure.) L'eau permet également l'évacuation des glaires et autres résidus de la digestion, à l'origine du tartre.

Le brossage des dents et gencives est indispensable et doit être pratiqué à l'eau froide, avec des brosses très douces, en utilisant des dentifrices très peu corrosifs ou des élixirs dentaires. Les dents doivent être nettoyées le matin au lever, après les repas et le soir au coucher.

Les systèmes à eau pulsée sont à recommander parce qu'ils permettent l'expulsion de résidus alimentaires qui stagnent dans les replis gingivaux et que le rinçage ne parvient pas toujours à éliminer. Ceux qui brossent et envoient simultanément de l'eau pulsée sont évidemment les plus intéressants. L'idéal est d'ajouter à l'eau quelques gouttes d'huiles essentielles de clou de girofle, tout en limitant la puissance du jet pour éviter de blesser les gencives.

Comment combattre le tartre ? Le tartre est l'accumulation de glaires et de mucosités, le plus souvent d'origine digestive. Il peut être noir à cause du tabac chez les fumeurs. La quantité et la qualité du tartre témoignent de notre capacité à fabriquer des glaires, ces mêmes glaires pouvant se condenser et donner par ailleurs des plaques d'athérome (dégénérescence de la paroi interne des artères).

Hygiène de la langue et des gencives. La langue peut être éventuellement brossée, lorsqu'elle est chargée, à l'aide d'une brosse douce et d'eau froide. Le brossage permet le massage des organes internes qui se projettent sur la face dorsale et ventrale de cet appendice. Il existe des appareils qui râclent la langue (médecine ayurvédique).

On peut également se masser les gencives avec un peu de gel à la sauge. Pour minéraliser les dents, on peut prendre de la silice organique (G5).

La brosse à dents. La brosse à dents est munie de brins en nylon souples à bout arrondi. Les poils en soies naturelles sont à éviter : qualité mécanique variable, colonisation bactérienne possible, extrémité agressive pour la gencive du fait de la difficulté de leur fabrication.

Les brins usés et ébouriffés ne permettent qu'un frottement des surfaces planes et n'éliminent donc plus la plaque au collet, dans les espaces interdentaires et les sillons : là où elle est le plus redoutable.

La tête de brosse doit être arrondie et adaptée à l'anatomie buccale, l'objectif étant de faciliter le nettoyage. La durée de vie varie selon l'énergie du brossage, mais on l'estime à une brosse par trimestre.

Les autres systèmes.
• La brosse électrique possède 2 qualités : le mouvement rotatif, reconnu comme le plus efficace, et la petite tête, qui peut aller dans des zones peu accessibles avec la brosse manuelle.
• Le dentifrice minéral contribue à la lutte contre la carie, et ses substances « antiplaque dentaire » à celle contre les affections gingivales.
• Le bain de bouche apporte des substances « antiplaque » dans les zones où la brosse et le dentifrice sont peu efficaces.
• Le fil, ou soie, dentaire permet d'éliminer, par frottement vertical, la plaque bactérienne interdentaire laissée par la brosse.
• La brossette interdentaire permet d'éliminer, par un mouvement de va-et-vient horizontal, la plaque dentaire laissée par la brosse dans les espaces interdentaires trop larges, ou encore sous un bridge.
• Les hydropulseurs dégagent la plaque bactérienne et les débris alimentaires, préalablement décollés par la brosse ou le fil, et massent la gencive. Néanmoins, ils ne remplacent pas le brossage car ils ne peuvent à eux seuls décoller la plaque bactérienne.

• Enfin, il ne faut jamais brosser une prothèse amovible en bouche, mais la retirer préalablement avant de se brosser les dents. Pour les prothèses fixées, on peut utiliser les hydropulseurs.

L'hygiène des oreilles

La propreté des orifices est indispensable afin d'éviter toutes sortes de macérations, d'infections ou de contaminations. Une concentration normale de cérumen s'élimine avec des coton-tiges qu'on tourne dans et à l'extérieur du conduit de l'oreille. Éviter de toucher le fond, trop fragile. Quand les quantités de cire sont importantes, on peut recourir à une petite poire à lavement, à des produits pour les dissoudre (Cerulyse) mais aussi aux bougies Hopi.

Thérapeutique de médecine douce, tout à fait naturelle, pour nettoyer les conduits auditifs et libérer la circulation des fluides dans la région auriculaire, les chandelles auriculaires ont été transmises par les peuples d'Asie et d'Amérique du Nord. Elles sont parvenues jusqu'à nous grâce aux Indiens Hopi, d'où leur nom de bougies Hopi. Elles sont généralement fabriquées

Mode d'emploi des bougies Hopi

- Poser un torchon sur l'épaule sous l'oreille à traiter.
- Assis sur une table, incliner légèrement la tête (pas trop pour éviter que la cire chaude ne retombe dans l'oreille).
- Faire allumer une extrémité de la bougie et appliquer l'autre sur le conduit auditif, tout en surveillant la combustion ; arrêter le processus lorsque la chaleur est difficile à supporter.
- Lorsque l'opération est terminée, placer la bougie dans un verre d'eau puis l'ouvrir éventuellement pour examiner le cérumen extrait.
- Nettoyer l'extrémité du conduit auditif avec un coton-tige et répéter l'opération pour l'autre oreille. (On peut éventuellement utiliser 2 bougies pour chaque oreille.)
- Une phase de repos de 5 à 10 minutes est conseillée pour renforcer la circulation lymphatique et augmenter l'énergie cellulaire.
- Renouveler la séance quelques jours plus tard pour arriver à extraire le cérumen ancien, voire très ancien, de couleur blanche et de texture poudreuse.
- Fréquence d'utilisation : tous les 3 ou 4 mois.

avec des produits naturels : cire d'abeille, millepertuis, camomille et herbes médicinales pulvérisées.

Leur principe est basé sur la dépression provoquée par un « effet cheminée », lors de la combustion de la bougie qui est creuse. Cette dépression, conjuguée avec la chaleur, de plus en plus sensible au fur et à mesure que la hauteur de la bougie diminue, favorise le décollement et l'évacuation des déchets, impuretés et autres mucosités. En outre, elle active la circulation du sang à la périphérie de l'oreille et celle de la lymphe. La plupart des utilisateurs disent éprouver une impression de calme et d'harmonie.

Le sauna et le hammam

Avec le sauna et le hammam, il est important de s'habituer progressivement et de ne pas y séjourner plus de 20 minutes. Les séances doivent toujours se terminer par une douche froide.

Ces deux systèmes font partie des *techniques de sudorification* permettant de libérer, par les couches superficielles du corps, les toxines emprisonnées qui engendrent des rhumatismes ou des maladies de peau.

Quand sauna ou hammam sont impossibles, on peut les remplacer par des bains à domicile avec des plantes dites sudorifiques (camomille romaine, sassafras, benoîte, buis...).

Le sauna,
un bain de sudation

Originaire des pays scandinaves, le sauna n'est ni plus ni moins qu'un bain de sudation, une étuve thérapeutique à la manière finlandaise (en finnois sauna signifie « étuve »). Longtemps, il fut familial et joua un rôle majeur au sein de la ferme : les femmes y accouchaient ; on y allait, les veilles de fête, purifier son corps (et son âme), de même que la veille de son mariage ; on y faisait aussi la dernière toilette du défunt. C'était également l'endroit où l'on soignait ses maux : on y soulageait ses rhumatismes, on y retrouvait le sommeil, on s'y faisait saigner ou poser des ventouses.

C'est, en général, un milieu sombre, calme, chaud qui permet de prendre conscience de son corps par sa nudité et de démasquer les interdits. Mais, bien sûr, l'objectif essentiel est de se débarrasser, par la sueur, des toxines issues des différents organes aboutissant à la peau. À haute température en milieu sec (entre 80 et 120 °C, 15 à 30 % d'humidité), on transpire. Il se produit alors une augmentation du débit et du rythme cardiaques, une vaso-dilatation et une broncho-dilatation.

Rappelons que le sauna doit satisfaire à des conditions de température, d'hygrométrie, de ventilation (afin de permettre l'évacuation de l'humidité en excès et de renouveler l'air de la pièce), la chaleur étant fournie par un poêle surmonté de pierres volcaniques et l'humidité par l'eau dont on asperge régulièrement ces pierres (les Indiens Mayas appliquent la même méthode).

La nécessité de maintenir l'homéothermie du corps entraîne une thermorégulation quasi immédiate avec la sudation. De plus, la chaleur du sauna entraîne des modifications cardio-vasculaires (augmentation du débit et du rythme cardiaques, vaso-dilatation), rénales (diminution de la diurèse) et respiratoire (broncho-dilatation).

Intérêt du sauna en médecine

Il est nécessaire de subir un examen médical avant la première séance, avec prise de tension artérielle, auscultation cardiaque et examen de sang, exploration des fonctions rénales et cardio-vasculaires.

Le sauna améliore un ensemble de pathologies :
• les affections rhumatismales, les problèmes musculaires (élongation, torticolis…), certaines affections dermatologiques (dermite atopique allergique, urticaire, acné…), parfois les migraines et certaines affections circulatoires (artérite, syndrome de Raynaud…) ;
• les dystonies neurovégétatives, l'insomnie, le surmenage intellectuel et physique et les maladies psychosomatiques d'une façon générale.

Le sauna aurait un intérêt dans la prévention primaire des affections saisonnières virales ou bactériennes et des affections coronariennes.

Il existe des contre-indications absolues :
• cardiaques : toute insuffisance cardiaque non équilibrée ; HTA non traitée ; maladies coronariennes telles que angor instable, infarctus du myocarde datant de moins de 6 mois, troubles du rythme et de la conduction ;
• psychiatriques : claustrophobie ;
• rénales : insuffisance rénale ;
• toute maladie fébrile ou intolérance à la chaleur.

Le hammam,
une thérapie de groupe

Le hammam signifie « bain chaud » en arabe. C'est donc un lieu humide par excellence, qui diffère du sauna par l'importance de ses vapeurs et de son humidité. Tout comme le sauna, cependant, il fonctionne sur la base d'une étuve de bains chauds, suivis de bains froids pour terminer.

L'intérêt de la vapeur est de diminuer l'effort de l'organisme pour transpirer et de réduire les pertes liquides ainsi produites. Il s'agit essentiellement de laisser la transpiration véhiculer les toxines à fleur de peau, puis de les éliminer énergiquement avec un gant. C'est ainsi que les diabétiques, les cardiaques, les maigres et nerveux, les déshydratés auront plus à gagner au hammam qu'au sauna.

Selon la croyance populaire, la chaleur et la sudation sont capables de guérir tous les malaises et plus particulièrement les rhumatismes. À l'origine du hammam (comme du sauna, d'ailleurs), on trouve les 3 actes des bains gréco-romains : étuve, bain chaud, bain froid.

Le hammam est la « caisse de résonance de la société, mais dans une atmosphère calfeutrée, sombre, chaude... ». Son avantage par rapport au sauna est d'être plus doux pour le cœur car le feu est tempéré par l'eau. Il coûte moins d'énergie à l'organisme pour se purger par la sudation du fait de l'humidité ambiante. Toutefois, une bonne séance doit être suivie d'une friction énergique de décapage afin que les toxines ne stagnent pas sur la peau. Sous nos climats, il est préférable au sauna sec.

Les antiseptiques

Les antiseptiques sont depuis quelques années l'objet d'un regain d'intérêt en raison de l'intensification de la lutte contre les infections nosocomiales (attrapées à l'hôpital) et iatrogéniques (dues aux médicaments). Ce sont des médicaments à usage cutané dont l'emploi se fait selon des règles précises tenant compte de leurs propriétés antimicrobiennes sur la peau et les muqueuses, de leur concentration active, de leur vitesse et de leur durée d'action.

L'asepsie est un ensemble de méthodes utilisées dans la prévention des maladies infectieuses (septiques) dont le but est d'empêcher l'introduction de microbes dans l'organisme. Parmi les méthodes couramment employées, on cite la stérilisation, la désinfection, les procédures médico-chirurgicales aseptiques et l'antisepsie.

Si la désinfection vise à éradiquer les micro-organismes présents sur les matériels médico-chirurgicaux et risquant d'être introduits dans l'organisme lors de leur utilisation, l'antisepsie vise à éradiquer les micro-organismes constituant la flore normale des tissus vivants (la peau et les muqueuses) et à éviter leur pénétration dans l'organisme ou leur transmission à d'autres personnes ou à l'environnement. Cet objectif doit concilier efficacité antimicrobienne et respect de l'intégrité des tissus vivants. Un antiseptique est un médicament antimicrobien d'usage externe sur la peau et les muqueuses.

Mécanismes d'action in vitro sur les micro-organismes

Les antiseptiques ont une ou plusieurs cibles sur les cellules microbiennes mais l'accès à ces cibles nécessite le franchissement de la paroi cellulaire, bactérienne ou fongique (mycose). Le cytoplasme, les acides nucléiques, les

Les flores microbiennes des muqueuses

La flore buccale

Le nombre d'espèces microbiennes (bactéries, champignons, virus) pouvant être rencontrées dans la bouche approcherait la centaine : toutefois la flore dominante est constituée par des bactéries anaérobies strictes (Bactéroides spp) ou facultatives (streptocoques) ; mais celles-ci sont rarement isolées et l'on trouve en général une flore plurimicrobienne comportant des bactéries anaérobies et aérobies ; les lésions pathologiques locales, loco-régionales, parfois générales sont également caractérisées par leur polymicrobisme.

La flore oculaire

Les micro-organismes présents sur la conjonctive de sujets sains proviennent de la peau limitant le bord palpébral et des fosses nasales. Les staphylocoques et les corynébactéries sont prédominants. Les endophtalmies postopératoires sont causées en général par des staphylocoques.

La flore génitale

La flore microbienne vaginale, très riche quantitativement et qualitativement, est constituée de nombreux genres : *Lactobacillus*, *Staphylococcus*, *Ureaplasma*, *Corynebacterium*, *Streptococcus*, *Gardnerella*, *Bacteroides*, *Mycoplasma*…

La peau de l'enfant né par les voies naturelles perd rapidement sa stérilité et devient colonisée par des staphylocoques et des bacilles à Gram-. Le nouveau-né prématuré, placé en incubateur, est rapidement colonisé par des micro-organismes originaires des personnels et des matériels ; il s'agit en général de *S. epidermidis* qui peut causer des infections parfois sévères (septicémies).

---

enzymes, la membrane et la paroi elle-même peuvent constituer des cibles. Sur le plan pratique, on peut classer les antiseptiques en 2 catégories : les antiseptiques létaux (bactéricides, fongicides) et les antiseptiques non létaux (létal signifie « qui entraîne la mort »).

Dans la première catégorie, on distingue :

• des antiseptiques d'action brutale, non spécifique, tels que les oxydants, les composés iodés, le phénol… ;

• des composés chimiquement stables à action plus spécifique tels que les ammoniums quaternaires, la chlorhexidine, les dérivés phénoliques autres que le phénol.

Parmi les produits non létaux, qui sont des inhibiteurs de croissance (bactériostatiques, fongistatiques), on trouve les métaux lourds, les colorants, l'hexamidine, l'hexétidine, les carbanilides.

L'action des antiseptiques sur les virus diffère beaucoup selon qu'il s'agit de virus nus ou enveloppés ; sur ces derniers, beaucoup de composés sont actifs tels que les alcools, les ammoniums quaternaires, les oxydants, les composés iodés, les phénols, la chlorhexidine... ; en revanche, peu de produits, mis à part les composés iodés, sont actifs sur les virus nus. Quant aux prions, ils ne sont sensibles à aucun antiseptique disponible.

Les phénomènes de résistance

Il existe une résistance microbienne à l'action des antiseptiques qui est de 2 types : la résistance intrinsèque et la résistance acquise.

La *résistance intrinsèque ou naturelle* est une caractéristique stable de certaines espèces ou groupes d'espèces vis-à-vis d'un antiseptique ; elle permet de définir le spectre d'activité de celui-ci. Elle dépend de la structure externe de la cellule microbienne et notamment de l'existence d'une membrane externe (bactéries à Gram-), de la présence de cires dans la paroi (mycobactéries) ou d'enveloppes épaisses (spores bactériennes) ; chez les virus, la capside nue est résistante alors que la présence d'une enveloppe externe rend le virus sensible.

La *résistance acquise*, très bien connue pour les antibiotiques, est également observée depuis quelques années vis-à-vis des antiseptiques et désinfectants. Elle est définie par l'apparition, au sein d'une espèce sensible, d'une ou plusieurs souches de sensibilité plus ou moins réduite (concentrations minimales bactériostatiques ou bactéricides élevées). Elle résulte d'un mécanisme génétique localisé sur le noyau de la bactérie (résistance acquise chromosomique) ou sur une structure non chromosomique (résistance acquise plasmidique) ; ces modifications génétiques entraînent des réactions biochimiques qui rendent la cellule moins sensible à l'antiseptique.

Le mécanisme biochimique de la *résistance chromosomique* repose essentiellement sur une modification de la membrane externe empêchant la fixation ou la pénétration de l'antiseptique dans la cellule ; un tel mécanisme est observé chez les bacilles à Gram- opportunistes (*Serratia margescens, Providencia stuar-*

tii, *Klebsiella pneumoniae, Pseudomonas aeruginosa*...). Il peut concerner les ammoniums quaternaires, la chlorhexidine et des désinfectants.

La *résistance plasmidique* a été décrite pour plusieurs antiseptiques : les ammoniums quaternaires, les métaux lourds, certains phénols, la chlorhexidine, les acridines, les amidines et des désinfectants. Dans la plupart des cas, le mécanisme de la résistance résulte d'un rejet de l'antiseptique à l'extérieur de la cellule (efflux). Elle concerne certaines espèces telles que les staphylocoques, les entérobactéries et les *Pseudomonas*.

Conséquences écologiques, épidémiologiques et pratiques de la résistance aux antiseptiques. Quel que soit le mécanisme de résistance, les bactéries résistantes sont sélectionnées lors de l'utilisation de l'antiseptique à des concentrations trop faibles. Pour éviter cette situation, 2 stratégies complémentaires sont à mettre en œuvre. Des études bactériologiques et épidémiologiques doivent permettre de connaître précisément le niveau des concentrations minimales, bactéricides sur un nombre suffisant de souches de plusieurs espèces microbiennes et ainsi de déterminer les concentrations d'emploi avec une marge de sécurité satisfaisante. Une attention particulière sera apportée aux bactéries responsables d'infections nosocomiales (staphylocoques, entérobactéries, *Pseudomonas* de la famille des pyocyaniques).

En dépit de ces indispensables précautions, des échecs peuvent survenir: il faut rappeler que l'état physiologique des populations bactériennes sur la peau et les muqueuses, l'existence de biofilms dans lesquels elles se trouvent incluses peuvent conduire à la sélection de souches résistantes.

Modalités de lavage antiseptiques

Le lavage hygiénique recherche une activité bactéricide dirigée contre la flore transitaire, l'effet sur la flore résidente n'étant pas le but principal ; l'effet est attendu rapidement, en 15 à 30 secondes.

Le lavage chirurgical est efficace sur la flore résidente aussi bien que sur la flore transitaire ; l'activité antimicrobienne est rapide (moins de 10 minutes) et se prolonge le plus longtemps possible (quelques heures).

Le lavage de base maintient la flore résidente au niveau le plus bas possible ; il consiste en des lavages répétés avec des produits pouvant être seulement bactériostatiques ; c'est un effet cumulatif ou une réduction progressive de la flore qui sont recherchés.

4

Le terrain organique et les défenses immunitaires

L'être vivant résulte de la coexistence de nombreuses fonctions organiques, composées elles-mêmes d'une multitude de phénomènes physico-chimiques très complexes, souvent antagonistes. La vie et son maintien résultent d'un équilibre entre fonctions et réactions de l'organisme, équilibre appelé *homéostasie*.

Des mécanismes de régulation concourent à cet équilibre :

• Le système nerveux central élabore et assure une double transmission consciente et inconsciente d'ordres par l'intermédiaire de l'hypophyse et de l'hypothalamus, lesquels, à partir des informations reçues, transmettent les messages de régulations nerveuse et hormonale.

• Le système nerveux périphérique, exécutant du système nerveux central, est constitué lui-même de 2 systèmes qui s'équilibrent : le système sympathique stimule l'activité des organes ; le système parasympathique, antagoniste du précédent, freine l'activité des organes.

• La régulation thermique, par l'intermédiaire de certaines glandes endocrines, maintient le corps à une température voisine de 37 °C.

• Le système glandulaire endocrinien, sous la direction de l'hypophyse, sécrète diverses hormones et assure la régulation des organes et des fonctions par voie hormonale. C'est ainsi que la somathormone, une des sept hormones hypophysaires, stimule les facteurs de croissance.

Le terrain organique

L'importance du terrain

Claude Bernard a démontré que, dans un processus infectieux, le terrain a une plus grande responsabilité que le germe.

La santé est un état d'équilibre permanent entre les agressions que subit l'organisme et les défenses qu'il leur oppose. Ces agressions peuvent être externes, de nature traumatique, climatique, bactérienne, morale ou psychosomatique. Les possibilités de réaction de l'organisme sont aussi diverses que les possibilités d'agressions. Elles sont en partie innées, formées de notre capital héréditaire avec ses dualités et ses tares, mais aussi modifiées par des acquis.

Notre corps réagit aux agressions (stress)

Exception faite des problèmes congénitaux, les troubles de santé sont essentiellement créés par des agressions externes et internes :

• les agressions de l'environnement : pollutions atmosphérique, chimique, radioactive et électromagnétique, rayonnements solaires excessifs ;

• les agressions du mode de vie : pollution médicamenteuse, alimentation dégradée, altération de la qualité de l'eau, bruit, vaccinations non indispensables... qui épuisent notre système nerveux et hormonal, vident nos réserves d'énergie et nous fragilisent ;

• les erreurs dans le mode de vie : excès de travail ou absence de repos, repas irréguliers et mal équilibrés, absence ou excès d'exercice physique... qui dérèglent les mécanismes de l'homéostasie ;

• les perturbations psychosomatiques : émotions excessives ou prolongées qui déséquilibrent le système nerveux et hormonal, et dépriment les commandes cérébrales ; d'où la création d'un nouveau concept : la neuro-psycho-immunologie.

On peut constater que les thérapeutiques naturelles ou énergétiques, qui peuvent paraître désuètes à certains, peuvent amener des améliorations et des guérisons là où d'autres méthodes ont échoué. Mais il ne faut pas oublier que le seul « guérisseur » de l'organisme est l'organisme lui-même. C'est lui qui, grâce à son système de défense immunitaire et à ses facultés d'élimination et de régénération, rétablit, en fin de compte, l'état initial de santé perturbé par la maladie. Et le traitement n'intervient que pour l'aider dans cette tâche quelle que soit la thérapeutique choisie. On est au cœur de la théorie d'Hippocrate.

Pollutions et agressions diverses n'expliquent pas pourquoi deux personnes vivant dans le même environnement contraignant auront des réactions différentes. L'homéopathie intègre cette notion de terrain spécifique à chacun et les divers comportements, dans un cadre beaucoup plus globalisant, en se référant aux diathèses. Chaque terrain développe ses maladies. Dans les médecines naturelles ou alternatives, la notion de terrain est essentielle tant au niveau des causes, des facteurs prédisposants que du traitement individualisé. L'élément génétique a été mis en évidence par le Pr Dausset avec le système HLA qui présente des analogies avec les médecines de terrain.

Le traitement doit exercer une double action : il s'attaque à l'agresseur tout en renforçant les défenses de l'organisme. L'équilibre est par définition précaire et son rétablissement délicat. Il doit faire appel à des traitements peu agressifs de médecines holistiques comme : la phytothérapie et l'aromathérapie, l'homéopathie et l'oligothérapie, toutes indiquées pour jouer ce rôle.

L'état normal d'un être humain est l'état de santé

Chacun possède des mécanismes de régulation qui permettent de résister aux infections (système immunitaire), de réparer les tissus après un traumatisme (cicatrisation), de rééquilibrer le système nerveux et hormonal après un stress ou une émotion forte, de digérer, assimiler et éliminer les aliments et nutriments, de régler sa température en fonction du climat extérieur... Ces mécanismes régulateurs portent le nom d'homéostasie.

Le pouvoir d'autoguérison

Lorsque la cause du mal a disparu et si l'atteinte n'a pas laissé de séquelles métaboliques, l'organisme est normalement capable de retrouver son équilibre antérieur (autoguérison). Le véritable pouvoir de guérison est donc en grande partie notre affaire ; les mesures d'hygiène devraient contribuer à aider, à conserver et à renforcer nos défenses immunitaires.

Il est toujours préjudiciable de faire disparaître artificiellement un symptôme sans en trouver les causes, ce qui est souvent le cas de la médecine allopathique. Le fait de ne pas traiter les racines profondes du mal permet à celui-ci d'évoluer inexorablement, du trouble fonctionnel réversible vers la maladie et la destruction irréversible des organes. Hippocrate avait déjà entrevu cet aspect 4 siècles av. J.-C.

Le dogme de la vaccination : destruction du terrain

Dans les facteurs pathogènes qui perturbent le métabolisme et bouleversent le terrain, il faut mettre en avant les vaccinations.

Tout a été dit sur la vaccination sauf ce qui aurait pu la discréditer et remettre en cause son principe, qui n'est appuyé par aucune donnée scientifique.

Les phénomènes d'immunité ont une importance capitale, déterminante, pour l'intégrité des êtres vivants. Afin de maintenir la vie individuelle des espèces, il est indispensable, en effet, de développer une réaction spécifique contre l'introduction d'une substance ou d'un agent pathogène étranger aux propres constituants du sujet. Les infections locales ou générales sont le signe du dérèglement des mécanismes de l'immunité. Elle se construit et se consolide dès la naissance, pendant tout la croissance et l'âge adulte. Pour stimuler les systèmes de défense de l'organisme, la médecine officielle a fondé son dogme sur la vaccination.

Les différents travaux de Pasteur sont officiellement contestés par une grande partie du monde scientifique et, en particulier, par ceux qui ont des connaissances approfondies en virologie et en biologie moléculaire. Depuis Pasteur, la science immunologique a réalisé des progrès considérables et il est formellement démontré que se produisent, au sein des organismes, ce que l'on nomme des recombinaisons génétiques.

Les vaccins dérivés de cultures animales sont susceptibles de contenir des virus spécifiques à ces animaux et, par ce fait même, de générer des affectations imprévisibles chez les individus vaccinés. Les recombinaisons génétiques éventuelles entre virus vivants ou atténués et rétrovirus humains, en principe « muets », défectifs, donnent naissance à des entités hybrides ou permettent à ces virus et rétrovirus défectifs de retrouver une virulence qui avait été atténuée par l'évolution.

Les virus et rétrovirus défectifs retrouvent leur virulence lorsqu'ils passent d'une espèce animale à une autre. Les vaccinations multiples entraînent un épuisement du système immunitaire, ouvrant ainsi la porte à de nombreuses affections : la sclérose en plaques, les allergies, les cancers, les maladies auto-immunes et, peut-être, le sida.

Les vaccins produits par manipulation génétique contre l'hépatite B introduisent dans l'organisme de l'ADN et des enzymes étrangers susceptibles d'altérer ou de déplacer des gènes et d'activer des oncogènes (qui provoquent l'apparition d'une tumeur).

Les vaccinations sont pratiquées sans tenir compte des caractéristiques physiologiques et biologiques de chaque patient, en particulier durant les périodes de convalescence ou de croissance qui le fragilisent (la première année de la vie pour un enfant, puis son adolescence). Les actes vaccinaux sont accomplis sans aucun contrôle médical et il n'existe aucun suivi médical permettant d'établir des statistiques.

Nombreux sont ceux qui estiment que la plupart des épidémies ont disparu grâce aux vaccinations. Pourtant, d'une manière générale, le recul des maladies a toujours commencé bien avant l'introduction des vaccins et, si la disparition des épidémies était essentiellement due aux vaccinations, ces maladies devraient continuer à sévir dans les pays qui ne les ont pas pratiquées ou qui les ont abandonnées, alors que l'épidémiologie démontre tout à fait le contraire.

Les pays qui vaccinent le moins sont ceux qui ont une population dans le meilleur état de santé possible. Depuis 1949, date à laquelle aucune obligation vaccinale ne fut plus imposée aux citoyens britanniques, le Royaume-Uni a brillamment démontré que la suppression des obligations vaccinales n'a pas entraîné un quelconque retour des épidémies. C'est aussi le cas de la Suède et de la majorité des pays européens. L'Italie vient de supprimer l'obligation vaccinale pour l'entrée en collectivité. La France, qui se prétend être le pays des Droits de l'Homme, reste le seul État qui pratique le terrorisme sur ce sujet dogmatique.

Les pays les plus vaccinalistes, ceux qui ont vacciné de façon autoritaire tout le monde, sont ceux qui connaissent le taux de maladies le plus élevé, tels les pays de l'Est qui ont pratiqué pendant près de cinquante ans la vaccination systématique, couvrant ainsi la quasi-totalité de leur population.

Or, curieusement, c'est dans ces pays que resurgissent la diphtérie et la poliomyélite. Il est donc légitime de penser que, d'une part, ce vaccin n'a pas été aussi efficace qu'on le prétendait et que, d'autre part, il a engendré des modifications bactériennes directement liées aux souches vaccinales. On assiste ainsi à un regain de pathologies que l'on croyait avoir jugulées et qui refont surface avec plus d'agressivité.

Avec tous les vaccins que nos enfants ont reçus, comment s'exprimeront les maladies au xxie siècle ? Personne n'est en mesure de le dire mais le chemin tracé par les vaccinations risque de nous conduire vers de très graves pathologies qui s'accentueront de génération en génération. Mais les médecins, conditionnés par l'idée que les vaccinations sont efficaces et inoffensives, sont tentés d'attribuer à d'autres facteurs l'apparition de la maladie.

On se prend alors à rêver d'une prochaine inutilité des vaccins, dès lors que la prévention pourrait être individualisée. Des traitements préventifs seraient institués et, bien entendu, les médecines de terrain, par exemple l'homéopathie, la phytothérapie, l'oligothérapie, occuperaient la première place dans cette prévention avancée.

Le système immunitaire

Puisque les vaccinations seraient censées conférer une immunité, il serait bon d'apporter ici quelques précisions sur ce terme. L'immunité est notre capacité à résister aux maladies, résultat de l'activité de notre système immunitaire, lequel régule nos défenses pour préserver ce qui nous appartient et qui nous définit.

Un mécanisme puissant, précis et très efficace

La fonction du système immunitaire est donc de préserver notre identité biologique, notre Moi ; de même que la fonction spécifique du système sanguin, par exemple, est d'irriguer notre corps pour apporter nourriture et oxygène à nos cellules. Mais notre corps est un tout, et les différents systèmes qui régissent notre vie fonctionnent en étroite collaboration : on ne peut pas endommager l'un d'eux sans qu'il y ait de répercussions sur les autres. Ainsi, lorsque des agents pathogènes ou des chocs physiques ou psychiques menacent notre équilibre, le système immunitaire s'organise et met en marche tout un engrenage d'éléments qui ont tous un rôle important, chacun à son niveau. La mobilisation de tous ces éléments sera d'autant plus grande que l'attaque sera violente. Parfois, nos défenses sont submergées, et notre vie est en danger. Mais notre système immunitaire est un mécanisme puissant, d'une grande précision et d'une surprenante efficacité : il peut faire face à tout, si tant est qu'on lui donne les moyens de fonctionner de façon optimale.

À la naissance, ce système n'est pas encore complètement élaboré. Il lui faudra au moins 2 ans pour se perfectionner et devenir autosuffisant. Pendant

Les soldats et le génie

Lorsqu'il est attaqué, l'organisme fait appel à une série de moyens de défense. Ainsi, en cas d'infection, les globules blancs (leucocytes) constituent la première défense. La « lignée blanche » comporte diverses cellules destinées à combattre les germes : les macrophages et les lymphocytes B, T, K qui sont des facteurs de défense contre les agents étrangers de toutes sortes. Formés initialement dans la moelle, les lymphocytes ont chacun un rôle bien défini.

Les lymphocytes T

Ces lymphocytes sont appelés ainsi pour indiquer qu'ils ont été « éduqués » au niveau du thymus, cette glande située dans le thorax derrière le sternum et dont le rôle est longtemps resté mystérieux.

Les cellules sont spécialisées dans la reconnaissance et la destruction des cellules étrangères. Les lymphocytes T sont capables de reconnaître toutes les modifications d'histocompatibilité que peut provoquer l'infection d'une cellule par un virus, des parasites, des bactéries et la transformation maligne de certaines cellules.

Les lymphocytes B

Ces lymphocytes tirent leur nom d'un organe que possèdent les oiseaux (près du cloaque, la bourse de Fabricius). Cette bourse contient des lymphocytes capables de fabriquer des immunoglobines, nom donné aux protéines qui constituent les anticorps. Car, dès qu'un antigène étranger est mis en circulation, il déclenche la formation d'anticorps spécifiques capables de reconnaître et éventuellement de bloquer telle ou telle partie de sa molécule.

Les Natural Killer

Il existe d'autres cellules tueuses naturelles, les Natural Killer ou « NK », chargées de l'immuno-surveillance de l'organisme. Elles reconnaissent les cellules malignes et les cellules normales. L'interféron est l'hormone naturelle de ces NK qu'il stimule énergiquement.

Les macrophages

En plus des lymphocytes, il existe un autre groupe qui intervient également dans les défenses de l'organisme. Il s'agit d'une autre variété de globules blancs appelés macrophages. Ce sont des cellules bourrées d'enzymes destructrices. Contrairement aux lymphocytes qui sont les « soldats » proprement dits, les macrophages appartiennent au « génie ». Ils sont chargés de digérer les cadavres laissés sur le terrain.

les premiers mois, le nourrisson est protégé par les anticorps transmis par sa mère (les immunoglobulines). Il n'a pas encore son identité propre. Peu à peu, cette immunité « passive » va être remplacée par une immunité qui lui est propre et qui se forgera au contact des germes qu'il rencontrera. Par la suite, cette immunité sera une cuirasse prodigieuse qui permettra à l'enfant d'affronter les agressions de la vie qui ne manqueront pas de mettre à l'épreuve sa solidité, telles les maladies infantiles, les antigènes (pollen), les crises psychologiques, les transformations physiques qui marquent des passages et l'aideront à construire sa personnalité.

Dans ce magnifique programme adapté à chaque individu, les vaccinations apparaissent, en réalité, comme des éléments perturbateurs incontrôlables. Elles bloquent un ensemble de systèmes organiques qui contribuent à mettre l'organisme dans une diathèse appelée *sycose* par les homéopathes.

Le rôle du système immunitaire est de défendre l'organisme contre les agressions d'agents extérieurs (virus, bactéries, parasites...) et les cellules modifiées de l'organisme (infectées par un virus ou des tumeurs).

L'introduction dans l'organisme d'un virus, d'une bactérie, de parasites ou encore de cellules étrangères déclenche une série de réactions visant à éliminer cet agent extérieur et qui fait jouer des phénomènes d'interaction cellulaire, de sécrétion de médiateurs et de production d'anticorps. Toute une série d'acteurs interviennent dans ces réactions.

Les 2 grandes armes du système immunitaire sont d'une part les anticorps qui circulent dans le sérum, les fluides biologiques, les muqueuses intestinales, nasales, vaginales, enfin, dans toutes les zones d'entrée des infections ; puis les lymphocytes et les globules blancs qui circulent dans le sang ont la capacité de détruire des cellules infectées.

Les lymphocytes se différencient dans la moelle, le thymus et les organes lymphoïdes périphériques sous le contrôle de cytokines et de facteurs de croissance. Chez l'homme adulte, on dénombre près de 10^{12} lymphocytes qui dérivent de cellules souches de la moelle osseuse et vont constituer, selon leur différenciation, deux types de population. Les uns acquièrent leurs caractéristiques dans la moelle osseuse et vont constituer, selon leur différenciation, deux types de population. Les autres acquièrent leurs caractéristiques dans la moelle osseuse même, devenant des lymphocytes B (de l'anglais *bone marrow*, « moelle osseuse »). Ils sont responsables de l'immunité humorale et ce sont eux qui produisent les anticorps. Les autres résultent d'une migration de précurseurs à travers le thymus dans lequel ils subissent une maturation qui leur confère le statut de lymphocyte T (pour Thymus). Ils assurent l'immunité à médiation cellulaire par cytotoxicité et production de lymphokines.

Les anticorps, produits par les lymphocytes B, sont des protéines solubles appelées aussi immunoglobulines.

Ces deux grandes composantes du système immunitaire ont des cibles différentes : les anticorps, constituent la défense contre les bactéries alors que les lymphocytes assurent la protection contre les cellules modifiées. Mais, anticorps et lymphocytes inter-agissent également les uns avec les autres. Les anticorps ne sont pas simplement des armes qui circulent dans le sérum et se fixent sur les bactéries et les virus à détruire, ils ont également une action de modulation et de régulation du système immunitaire. Ils se fixent aussi sur les cellules productrices d'anticorps pour inhiber leur production lorsqu'ils sont en excès ; ils sont donc, inutiles, voire dangereux. Les lymphocytes T détruisent des cellules infectées par des virus mais influencent eux aussi la production d'anticorps.

Avec les années, l'efficacité du système immunitaire diminue

Les premiers signes du déclin apparaissent lorsque le thymus commence à s'atrophier, c'est-à-dire juste après la puberté. Le déclin du système immunitaire commence donc très tôt, mais les premiers signes sont rarement perceptibles avant la cinquantaine.

Le vieillissement réduit notre résistance aux tumeurs comme aux attaques parasitaires et s'accompagne fréquemment d'une plus grande incidence des infections et de la mortalité qui leur est associée. Chez les personnes âgées qui ont une réponse immunitaire affaiblie, la mortalité, toutes causes confondues, est 2 fois plus grande que chez des sujets jeunes avec une réponse immunitaire saine pour leur âge. La mortalité par cancer est 3 fois plus importante, et l'incidence de la pneumonie 3 fois plus forte. La réponse aux vaccins est, elle aussi, plus faible.

Le vieillissement du système immunitaire se caractérise notamment par une diminution du nombre de lymphocytes circulant, par une réponse affaiblie des anticorps face aux antigènes extérieurs comme les vaccins, par une réduction de l'activité des cellules tueuses de notre organisme (NK) ainsi que par des changements dans les macrophages.

Le système immunitaire reconnaît les organismes étrangers avant même de les rencontrer. Les lymphocytes sont en effet équipés de récepteurs pour des centaines de millions de substances différentes. Un récepteur est une molécule de la membrane cellulaire qui se lie spécifiquement à une protéine que l'on appelle antigène. Parmi ces antigènes se trouvent tous les agents extérieurs à l'organisme, c'est-à-dire des produits de presque tous les organismes vivants de la planète incluant les bactéries, les virus et les parasites.

À côté de ces piliers du système immunitaire que sont les lymphocytes et les anticorps, d'autres types cellulaires et moléculaires interviennent dans les

Notre 6e sens

Le système immunitaire est le système de défense de l'organisme. C'est notre 6e sens. Ce système hautement perfectionné fait intervenir des lymphocytes, des anticorps et des phagocytes chargés de détruire les substances étrangères à l'organisme (virus, bactéries, cellules indésirables…).

Le système immunitaire comprend :
- la moelle osseuse qui est à l'origine des globules blancs (lymphocytes et macrophages) ;
- le thymus indispensable à la différenciation des lymphocytes T ;
- la rate et les ganglions lymphatiques ;
- le sang et la lymphe sont des « tissus immunologiques circulants » transportant les antigènes et les anticorps.

Un travail de surveillance policière
Tous les êtres vivants disposent de moyens de protection contre leur environnement hostile. Les bactéries elles-mêmes sont capables de s'adapter à l'agression des antibiotiques. Les insectes, fabriquent des molécules actives très originales et spécifiques vis-à-vis des bactéries et des champignons. La flore se protège aussi en émettant des cocktails aromatiques qui mettent en fuite les prédateurs (acacias).

Les êtres supérieurs multicellulaires, et notamment les mammifères dont nous faisons partie, possèdent un système très diversifié et très performant qui permet de refouler l'attaque en identifiant et en éliminant, selon ses propres armes, tout corps étranger qui tente de l'envahir. Pour assurer ce travail de surveillance policière, de nombreux moyens, en état de veille permanente, interviennent en cascade. Une grande partie du métabolisme est sollicité pour refouler l'agresseur ce qui génère un état inflammatoire latent.

réactions immunologiques et jouent un rôle important à différentes étapes de son fonctionnement : les macrophages sont responsables de la phagocytose ; les cellules NK (tueuses naturelles) sont capable de lyser ou, en d'autres termes, de dissoudre des cellules infectées par des virus ; ils interviennent également dans la lutte anti-tumorale. Ces cellules communiquent entre elles en libérant des molécules comme les radicaux libres et les molécules d'eicosanoïdes (les prostaglandines et les leucotriènes).

Anticorps - Antigène

Quand un organisme est agressé par une substance ou un corps étranger (antigène), il fabrique des anticorps pour les neutraliser.

Le problème pour l'anticorps est de pouvoir identifier spécifiquement l'antigène, que celui-ci soit d'origine tumorale ou non.

Identifier un antigène peut être facile lorsqu'on dispose de l'anticorps capable de le reconnaître. Il suffit de les mettre en contact, en les mélangeant dans un milieu liquide pour qu'ils forment un complexe. « *Mais comment produire un anticorps unique, s'interroge le professeur Claude Jasmin, alors que l'inoculation d'une molécule purifiée comme une protéine peut stimuler la production de centaines d'anticorps différents, correspondant à des sites antigéniques particuliers de cette molécule ? Car nous possédons dans notre corps quelques centaines de millions de lymphocytes capables de reconnaître chacun spécifiquement un antigène. Étrange vision du monde antigénique qui nous environne, dont l'image est déjà présente en nous, fragmentée, pulvérisée et répartie dans les clones de lymphocytes B qui attendent de rencontrer l'antigène qui leur est prédestiné pour se multiplier et produire en grande quantité un anticorps spécifique de cet antigène[1]. »*

Stimuler les défenses non spécifiques

Toutes les muqueuses, à l'instar de la peau, sont équipées de cellules immunitaires capables de neutraliser la majorité des microbes. Ainsi, les revêtements muqueux de l'arbre broncho-pulmonaire, de l'appareil gastro-intestinal, des voies uro-génitales et des conjonctives recèlent 80 % de toutes les

---

1. *Cancer : aide-toi, la science t'aidera.*

cellules immunitaires de l'organisme. C'est dire leur extraordinaire importance dans le jeu des défenses naturelles. Leur surface est considérable : la muqueuse digestive, composée de villosités, représente à elle seule un tapis de 400 m² ! Les cellules immunitaires spécialisées qu'on y trouve s'appellent les cellules M ; elles fonctionnent selon les mêmes mécanismes que la peau mais en plus fort. Sécrétés par les muqueuses, des anticorps appelés « immunoglobulines A sécrétoires » empêchent la pénétration des microbes en les piégeant par la sécrétion externe des muqueuses et en favorisant leur élimination vers l'extérieur. De même, la majorité des virus et bactéries présents dans l'air que nous respirons sont immobilisés dans le mucus fabriqué par le revêtement des bronchioles, des bronches et de la trachée, et éliminés vers la gorge.

Ainsi, les défenses immunitaires non spécifiques des muqueuses sont capables de neutraliser la plupart des infections de façon immédiate.

Les défenses spécifiques

Elles interviennent en deuxième ligne lorsque les « fantassins du front cutané ou muqueux » sont débordés. Elles travaillent en étroite collaboration, notamment avec les cellules qui assurent la phagocytose (la digestion des microbes).

Il existe 2 types de défenses spécifiques qui sont intriqués : les défenses dites humorales qui englobent les différents anticorps (ou immunoglobulines) fabriqués contre chaque espèce de microbe, et les défenses dites cellulaires qui rassemblent des cellules très spécialisées notamment les lymphocytes.

Infections chroniques et immunité

Un nombre très important d'enfants souffrent d'infections chroniques ou à répétitions : infections de l'appareil respiratoire avec son cortège de maladies infectieuses, mais aussi infections urinaires ou génitales. Il est rare que la médecine mette en relation ces infections avec les problèmes alimentaires. Pourtant ces infections font généralement suite à une congestion de la muqueuse digestive qui peut être soulagée par le réglage alimentaire que nous propose Robert Masson, naturopathe et diététicien.

Certes, le froid, l'humidité, la fatigue, les variations thermiques associés à la fatigue et la baisse de la vitalité, sont responsables des infections diverses, mais ces infections ont un caractère très épisodique ou occasionnel. Par contre, les infections chroniques ou à répétitions ont une tout autre origine qui peut être un mauvais ajustement alimentaire.

Les infections de l'arbre respiratoire

Les bactéries, les virus et les mycéliums (champignons, notamment *Candida albicans*) peuvent générer otites, sinusites, conjonctivite, laryngite, amygdalite, angine, trachéite, trachéo-bronchite, bronchite, etc. dès lors que la muqueuse de l'arbre respiratoire est congestionnée.

Cette congestion de la muqueuse respiratoire fait toujours suite à la congestion-inflammation de la muqueuse digestive qui, soit par voie réflexe, soit par extension de proche en proche jusqu'au pharynx, monte, gagnant gorge, nez, sinus, yeux, oreilles, ou descend vers larynx, bouche, poumons.

Cette congestion-inflammation de la muqueuse digestive est provoquée par le ralentissement de la digestion. Celui-ci est lui-même causé par plusieurs habitudes :
• utilisation d'inhibiteurs de digestion : chewing-gum, sirops, bonbons, sodas, limonades, boissons à base de cola, boissons alcoolisées en général et vin en particulier, fruits et tomates aux repas comprenant des glucides ;
• utilisation d'aliments surindigestes : lait UHT ou stérilisé, café au lait, muesli, miel, charcuteries, certaines pâtisseries, confiture, pizzas, raviolis, pain d'épice (la suralimentation en général et glucido-lipidique en particulier dérègle le métabolisme) ;
• utilisation importante de légumineuses (soja, haricots secs, pois secs, etc.) ;
• excès de pain, de riz, de millet, sarrasin ou autres céréales ;
• excès de pommes de terre ou autres tubercules ;
• abus d'huile dans les crudités ;
• abus de matières grasses en cuisine ;
• abus d'oléagineux.

L'alimentation continue, ou grignotage, est également une cause de ralentissement de la digestion. En effet, un certain temps après la fin d'un repas, l'organisme programme la digestion en fonction de la nature biochimique des aliments présents dans l'estomac. Prendre des aliments, quels qu'ils soient (chocolat, biscuit, fruit, bonbon, etc.), 1 à 3 heures après la fin d'un repas

change la nature biochimique du bol alimentaire, déprogramme la digestion qui était au stade F ou Y et oblige à repartir au stade A ou B, créant une
fatigue considérable pour l'organisme et le ralentissement digestif généra-
teur d'indigestion-intoxication, et cause fondamentale des pathologies.

Lorsqu'on suit une alimentation correcte excluant ces facteurs d'indi-
gestion, les infections chroniques ou à répétitions disparaissent.

Relancer les défenses immunitaires

Rôle de l'intestin

L'intestin est le siège de la digestion et de l'assimilation des aliments. Ses muqueuses, dont la surface développée est colossale, sont le siège d'une intense activité immunitaire au point qu'on peut dire qu'il est le premier organe immunitaire de l'organisme. Il contient une population énorme de micro-organismes organisés en niches où s'installent des états d'équilibre. Cette flore microbienne est normalement complexe et stable. On compte, dans le gros intestin, 10^{12} bactéries par gramme de contenu avec 50 genres et plusieurs centaines d'espèces différentes. Les genres les mieux représentés sont ceux de la flore dominante avec les bactéroïdes, le *Lactobacillus* et le *Bifidobacterium*. Ce dernier constitue jusqu'à 25 % de la population normale de l'intestin humain. Certaines de ces bactéries sont utilisées dans l'industrie des produits fermentés du lait. De nombreuses observations ont confirmé leur intérêt dans le bon fonctionnement de l'intestin et leur implication positive dans l'état de santé.

Cette flore microbienne est riche de plusieurs centaines de germes différents ; son équilibre est essentiel pour comprendre l'origine de certaines maladies et expliquer les infections récidivantes et l'augmentation alarmante des maladies à virus (herpès, zona, hépatite virale, sida).

Les bactéries saprophytes (« bons microbes »), hôtes de notre corps, sont les garants du maintien de notre santé : elles participent au processus de la digestion des glucides, protides, lipides et à la synthèse de certaines vitamines ; elles jouent un rôle actif dans la lutte contre les « mauvais microbes » (pathogènes), réalisant un véritable système de défense antimicrobien.

Les erreurs alimentaires, les agressions diverses, les médicaments (notamment l'abus d'antibiotiques qui détruisent sans discernement les bons et les mauvais microbes), bouleversent gravement l'équilibre naturel de notre flore intestinale. Les micro-organismes pathogènes (capables de créer des maladies, comme le staphylocoque, le streptocoque, le *Candida albicans*...), plus résistants que les microbes saprophytes, profitent de l'affaiblissement des défenses organiques pour se multiplier. Passant à travers la barrière intestinale, ils partent à l'assaut des tissus du voisinage les plus vulnérables où ils créent des inflammations et des infections, puis migrent pour coloniser des tissus plus lointains (nez, gorge, oreilles, poumons, peau).

De nombreux germes sécrètent des toxines (ex. : streptolysines) qui vont se disséminer pour se fixer sur des *tissus cibles* : articulations (arthrites inflammatoires), cerveau (certaines pathologies psychiatriques), muqueuse génitale, vessie, cœur (endocardite), rein (glomérulonéphrite)...

Vous comprenez maintenant pourquoi le bon fonctionnement de l'intestin est capital pour notre santé.

Un des meilleurs moyens d'améliorer le fonctionnement de cet organe est donc d'utiliser ce qu'on appelle aujourd'hui les probiotiques et les prébiotiques.

Les probiotiques sont des compléments alimentaires microbiens vivants qui exercent une action bénéfique sur la santé en stimulant sélectivement la croissance et l'activité métabolique d'une ou d'un nombre limité de bactéries de l'intestin.

La plupart des probiotiques vendus dans le commerce sont constitués de souches de lactobacilles et de bifidobactéries dont les effets positifs observés sont les suivants : inhibition de la croissance des bactéries pathogènes, diminution du taux du cholestérol sanguin, stimulation de la réponse immunitaire, restauration d'une flore normale après altération, notamment à la suite de traitement antibiotique. Cependant, ces souches ne s'implantent pas dans l'intestin où leur survie varie de 2 à 20 jours. Il est donc nécessaire d'en réingérer régulièrement.

L'effet des prébiotiques tels que les fructo-oligosaccharides (FOS) de végétaux consiste à soutenir l'activité et le développement de certaines bactéries bénéfiques, naturellement présentes dans l'intestin, qui les utilisent comme aliments et se trouvent donc favorisées dans l'écosystème.

L'association de probiotiques et de prébiotiques dans le même flacon constitue un mélange appelé « symbiotique » qui favorise la survie et l'implantation des souches probiotiques tout en stimulant la multiplication des souches naturelles.

Tous ces produits vendus par les plus grandes chaînes alimentaires contribuent à stimuler les défenses immunitaires intestinales, à les équilibrer donc à nous munir de moyens vigilants et efficaces pour lutter contre les maladies infectieuses.

C'est ainsi que notre organisme devient plus sensible aux attaques des innombrables micro-organismes invisibles, capables de provoquer fièvre, infections bactériennes et virales, fatigue. De solides preuves scientifiques indiquent que les plantes, les huiles essentielles, l'homéopathie et autres médecines naturelles, sans oublier les nombreux suppléments nutritionnels, peuvent nous aider, en renforçant notre système immunitaire, à lutter efficacement contre l'attaque des bactéries et des virus qui nous envahissent ou nous menacent. C'est d'autant plus important, qu'au fil des années, notre système immunitaire s'affaiblit, laissant l'organisme plus vulnérable face aux infections.

Importance des vitamines et des éléments traces

Les effets d'une supplémentation par des vitamines et des éléments traces (oligo-éléments) sur la réponse immunitaire ont fait l'objet de nombreuses études d'intervention depuis une vingtaine d'années. Ces études ont utilisé soit un seul nutriment comme le zinc, le sélénium, le bêta-carotène, la vitamine B6 ou les vitamines C et E... ou des mélanges associant plusieurs vitamines à des minéraux.

Les vitamines

La vitamine A. C'est la première vitamine pour laquelle un rôle immunitaire ait été évoqué. Elle fut même baptisée, quelques années après sa découverte, « la vitamine anti-infectieuse ».

Sans vitamine A, les cellules ne peuvent ni croître ni se différencier, ce qui freine le renouvellement des tissus et diminue non seulement la capacité à s'opposer à l'invasion de virus et de bactéries mais réduit l'efficacité du système immunitaire qui dépend en partie de la prolifération des globules blancs.

La vitamine A est nécessaire à la synthèse de certaines glycoprotéines qui favorisent la sécrétion de mucus. Lorsqu'elle n'est pas apportée en quantités suffisantes, les cellules des muqueuses respiratoires, gastro-intestinales, de l'appareil génito-urinaire, mais aussi les cellules de la peau s'atrophient. Elles ne sécrètent alors que le mucus qui protège la surface des bronches et des autres voies de communication avec l'extérieur et facilite l'élimination des germes infectieux.

Le bêta-carotène. L'augmentation de la consommation de bêta-carotène a une incidence sur le nombre de lymphocytes T auxiliaires circulants et sur celui des cellules tueuses naturelles (NK), notamment chez les personnes âgées. Le bêta-carotène a également un puissant effet stimulant sur l'activité des cellules naturelles tueuses.

La vitamine E. Lorsque l'on donne pendant 30 jours 800 mg par jour de vitamine E à des personnes âgées, on constate que leurs lymphocytes sont plus actifs et que l'ensemble de la réponse immunitaire est améliorée. Ces résultats ont été reproduits en allongeant la durée du traitement (4 mois) et en diminuant la dose (400 mg par jour).

Après une supplémentation pendant une année avec un mélange d'antioxydants (50 mg de vitamine E, une dose légèrement plus forte de vitamine C et d'autres micronutriments antioxydants), on observe une diminution de 50 % du nombre de jours de maladies infectieuses accompagnée d'une réduction d'environ 50 % des antibiotiques utilisés.

La vitamine C. Des doses élevées de vitamine C peuvent protéger les niveaux de vitamine E dans les tissus et contribuer à l'effet de renforcement du système immunitaire provoqué par la vitamine E.

La protection antioxydante de la vitamine C est particulièrement importante pour la santé de nos poumons. De nombreuses études ont montré que la vitamine C protège nos voies respiratoires contre les oxydants inhalés et internes. Des individus souffrant d'asthme, d'allergie et de sensibilité du système respiratoire recevront une protection significative de doses adaptées de vitamine C.

Les oligo-éléments

Les éléments traces sont essentiels, non seulement pour leur activité anti-oxydante mais aussi pour leur rôle de cofacteur d'un certain nombre d'enzymes antioxydantes. La cicatrisation des plaies et la fonction immunitaire dépendent fortement de niveaux adaptés d'oligo-éléments et d'éléments traces aussi bien que des niveaux de vitamines.

Le zinc. Le zinc joue différents rôles dans le fonctionnement cellulaire incluant la réplication de l'ADN, la transcription de l'ARN, la division cellulaire et l'activation des cellules. Il agit également comme antioxydant et stabilise les membranes.

Le zinc est important pour de nombreux aspects du système immunitaire, allant du maintien de l'intégrité de la barrière cutanée à la régulation des gènes des lymphocytes. Il est également nécessaire au développement et au fonctionnement normal des cellules de l'immunité à médiation cellulaire comme les neutrophiles et les cellules naturelles tueuses.

Des dysfonctionnements immunitaires et une plus grande sensibilité aux infections ont été observés chez des patients déficients en zinc. La production d'interleukine-2 et de gamma-interféron était diminuée même lorsque la déficience en zinc était légère. L'activité des cellules naturelles tueuses et des cellules T était également affaiblie chez les sujets déficients en zinc. Cette étude démontre le rôle crucial du zinc dans la promotion de la réponse immunitaire spécifique.

Le sélénium. En plus du zinc, le cuivre, le manganèse et le sélénium agissent comme cofacteurs d'enzymes antioxydantes pour protéger contre les radicaux libres oxygénés produits durant le stress oxydatif. Au cours de ces dernières années, les bénéfices du sélénium ont été reconnus par les chercheurs dans la protection contre certains cancers comme le cancer du sein, du poumon, du foie, urogénital, colorectal, de la prostate et des ovaires.

De nombreuses études suggèrent que des déficiences en sélénium s'accompagnent d'une perte d'immunocompétence. L'immunité à médiation cellulaire et les fonctions des cellules B peuvent être perturbées.

Par contraste, la supplémentation en sélénium, même chez des individus avec des niveaux suffisants de sélénium, a des effets immunostimulants marqués incluant un renforcement de la prolifération des cellules T activées (expansion clonale). Les lymphocytes de volontaires supplémentés avec 200 mcg quotidiens de sélénium ont montré une réponse renforcée à la stimulation d'antigènes, une augmentation de la capacité à développer des lymphocytes cytotoxiques et à détruire les cellules tumorales. L'activité des cellules naturelles tueuses était également augmentée.

Même à des niveaux plasmatiques de sélénium appelés de satiété, apportés par un apport alimentaire normal aux États-Unis (120-134 mcg), une supplémentation avec 200 mcg quotidiens de sélénium renforce de façon importante l'activité du système immunitaire.

Les extraits de plantes

L'échinacée. Également connue sous le nom de bleuet pourpre, cette plante appartient à la famille des marguerites. Elle est utilisée depuis longtemps par les Indiens d'Amérique du Nord pour stimuler l'action du système immunitaire. Sa capacité à combattre les virus du froid et les infections respiratoires est connue depuis longtemps. Des études ont montré que l'échinacée augmente la production d'anticorps, réduit l'inflammation et favorise la migration des globules blancs vers les sites de l'infection.

Le ginseng. Un certain nombre d'études ont montré que le ginseng exerce un effet modulateur sur le système immunitaire. Il renforce le système immunitaire notamment face à l'agression des virus de la grippe. En effet, le ginseng recèle des triterpénoïdes, l'homologue végétal de la cortisone (c'est ainsi qu'on désigne le ginseng comme une plante adaptogène).

Le cat's claw ou « griffe-de-chat » (Uncaria tomentosa). C'est une plante de la forêt tropicale amazonienne. Son écorce contient des principes actifs, des alcaloïdes, qui renforcent le système immunitaire. Des études sur les animaux ont montré que la prise d'extrait de cat's claw stimule la prolifération des lymphocytes et augmente le nombre de globules blancs. Ces résultats ont été confirmés par une étude portant sur des volontaires en bonne santé.

Les feuilles d'olivier. Des rapports médicaux du XIXe siècle stipulent que la tisane de feuilles d'olivier pouvait guérir les pires cas de malaria (paludisme).

Cette tisane était extrêmement populaire en Angleterre pour soigner les marins malades et les voyageurs revenant des colonies tropicales.

Au début du xxᵉ siècle, les composants amers furent isolés de la feuille d'olivier ; il a été démontré que les agents phyto-chimiques amers contenus dans l'arbre et dans ses feuilles offrent à l'olivier une vaste panoplie de propriétés résistantes aux maladies.

Les extraits de plantes

Échinacée

On en trouve sous plusieurs formes :
- Extrait fluide : 50 gouttes 3 fois par jour :
- en prévention (en automne) par cures de 10 jours ;
- en périodes hivernales : 6 à 8 semaines.
- Gélules : 4 à 6 gélules par jour (au Labo. Fenioux, par correspondance).
- Extrait de plante fraîche.
- Teinture mère (acheter un flacon de 60 ml) : en prendre 2 fois 40 gouttes.

Possibilité de prendre Echinacea complexe Lehning n° 40 (flacon de 30 ml de gouttes buvables, 20 gouttes 3 fois par jour).

Le ginseng

Conditionnée en poudre ou en gélules, la racine est âgée de 4 ans minimum, garantie non ionisée et bactériologiquement conforme à la réglementation.

Prendre 4 à 6 gélules de poudre par jour ou 1 ampoule le matin.

Il existe des complexes de Ginseng-Gelée royale (Gerinax, boîte de 30 cps, 1 cp par jour pendant 15 jours ; dans les magasins de diététique ou au Laboratoire Fenioux).

Le plus simple est d'acheter un flacon de 60 ml de teinture mère et d'en prendre 2 fois 40 gouttes.

Le *cat's claw* ou griffe-de-chat

Il existe des gélules à 350 mg : 4 à 6 par jour après les repas.

En tisane : 4 tasses d'infusion après les repas.

Les feuilles d'olivier

En gélules à 210 mg. Prendre 4 à 6 par jour (Labo. Fenioux) ou 2 capsules de 500 mg 3 fois par jour pendant 1 semaine puis diminuer à 2 fois par jour.

On peut y associer des nutriments (vitamines, magnésium) pour l'activer.

En traitement d'entretien : 1 ou 2 capsules par jour.

En 1969, des chercheurs médicaux ont isolé un composant actif de la feuille d'olivier – l'élénolate de calcium – capable de détruire les microbes pathogènes.

L'extrait de feuilles d'olivier contient également des flavonoïdes, des esters et de nombreux iridoïdes, formant ainsi une structure moléculaire complexe. Il apparaît que des micro-organismes nuisibles ne peuvent pas développer facilement une résistance face à la structure complexe de l'extrait.

L'extrait de feuilles d'olivier ne guérit pas de maladie. Il faut souligner que ni les agents pathogènes, ni les symptômes ne sont la maladie. La maladie apparaît lorsque des agents pathogènes ou d'autres substances nuisibles endommagent les glandes, les organes ou les tissus du corps.

En interférant dans le processus des acides aminés des agents pathogènes, l'extrait de feuilles d'olivier l'empêche de se reproduire et de générer des microbes supplémentaires dans l'organisme. De plus, des études suggèrent que l'élénolate de calcium peut pénétrer les cellules malades du corps et freiner la reproduction des cellules porteuses d'un virus.

En effet, la diffusion est le mode de reproduction des virus. L'élénolate de calcium dextrogyre se fixe sur la membrane des cellules arrêtant ainsi la multiplication des transcriptases et de protéases inverses. Ces enzymes sont essentielles aux rétrovirus pour endommager une cellule d'ARN saine. Sans ces enzymes, le rétrovirus est rendu impuissant.

La prédominance des mycoses peut être directement reliée à la prescription très répandue des antibiotiques ainsi qu'aux aliments contenant des antibiotiques tels que les viandes, les volailles, les produits laitiers et les œufs.

L'extrait de feuilles d'olivier offre une méthode naturelle et peu onéreuse aux problèmes fongiques et une action anti-parasitaire puissante contre ces envahisseurs.

Parmi les parasites les plus communs détruits par l'extrait de feuilles d'olivier, nous trouvons les amibes, le cryptosporidia, les giardia, les toxocariens, l'enterobacter, le ténia, la teigne et le protozoaire responsable de la malaria.

L'extrait de feuilles d'olivier est un puissant antioxydant similaire aux flavonoïdes et aux proanthocyanadines. Ce sont ces éléments eux-mêmes qui protègent l'ensemble des tissus et plus particulièrement le cœur et le système cardio-vasculaire des ravages des radicaux libres.

Il est aussi efficace dans les cas suivants : fatigue chronique, virus d'Epstein Barr dont on estime 1/5e de la population occidentale atteinte, fibromyalgie, inflammations articulaires, affections hivernales et affections tropicales (paludisme).

L'éleuthérocoque. Appelé aussi « ginseng de Sibérie », l'éleuthérocoque est une plante classée adaptogène majeur par les auteurs russes. Il renforce la résistance à la fatigue, au froid, aux phénomènes inflammatoires, aux stress chimiques et psychologiques. Cet « harmonisant » (autre appellation de l'adaptogène) semble aussi un bon préventif de la grippe, des névroses, des psychoses asthéniques et des troubles de la sénescence.

Le pamplemousse. Les propriétés du pamplemousse sur les différents germes en font un produit de choix pour traiter rapidement tous les symptômes des pathologies hivernales : rhume, grippe, toux, bronchite, infections ORL chroniques ou à répétitions.

L'huile de pépins de pamplemousse est utilisée depuis plusieurs années aux États-Unis et dans les pays scandinaves. En France, on en trouve désormais dans toutes les boutiques diététiques. C'est un remède idéal pour les maladies gastro-intestinales, les refroidissements en tous genres, les mycoses de la peau et des ongles, les infections urinaires, les déficiences immunitaires même graves, la fatigue chronique, les candidoses, les diarrhées, les grippes, la désinfection des blessures et de l'eau de consommation.

Le rôle des aliments dans les défenses naturelles

Aujourd'hui, un nombre croissant de scientifiques affirment qu'une nourriture appropriée rend notre système immunitaire capable de mieux nous protéger contre toute attaque : virus, pollution, stress, dégénérescence...

Le corps humain est capable de générer plus d'un milliard d'anticorps spécifiques différents, alors que notre science n'a pu produire, jusqu'ici et à grands frais, qu'une centaine d'antibiotiques à effets secondaires indésirables.

Il faut cesser de s'occuper des maladies et concentrer notre action sur la restauration de l'immunité naturelle des populations, et cela passe obligatoirement par l'alimentation naturelle.

Quelques conseils alimentaires

Céréales

Le blé peut être dangereux ainsi que l'ensemble des céréales à gluten. Seul l'épeautre, ancêtre du blé, fait exception.

La suppression de ces céréales est à conseiller dans les cas de polyarthrite rhumatoïde, sclérose en plaques, maladie cœliaque, schizophrénie, maladie de Crohn et certaines migraines.

Le maïs est un « mangeur » de défenses immunitaires. Tous les fermiers qui l'utilisent exclusivement sont décimés par les maladies.

Par contre, le riz et les céréales africaines sont excellents (mil, millet, sorgho).

Légumes et légumineuses

Les légumes verts : de qualité bio, de préférence cuits à la vapeur douce ou à l'étouffée.

Les légumineuses (pois, haricots, lentilles, soja, fèves, pois chiche…) sont à mélanger toujours avec les céréales pour compléter la série des acides aminés indispensables à l'entretien de l'organisme. (Le soja cru est toxique alors qu'il devient bénéfique après en avoir ôté la pellicule et l'avoir cuit doucement).

Les crudités sont à éviter absolument quand l'intestin est atteint ou fragile.

Les huiles doivent être vierges, de première pression à froid et biologiques. L'huile d'olive de préférence ou en mélange tournesol, onagre, etc.

Les condiments sont conseillés pour les métabolismes paresseux. Cependant éviter le poivre qui est mauvais pour les reins, et préférer le gingembre, le curry, le cumin, etc.

Protéines végétales et animales

Le lait et tous les produits dérivés sont nuisibles et génèrent les maladies immunitaires.

Les viandes sont à sélectionner sévèrement en bio. Préférer les viandes de mouton et de poulet. Le végétarisme est préférable, même s'il n'est pas strict.

Nota : les viandes rouges déclenchent la production d'une hormone particulièrement nocive pour les défenses immunitaires.

Les œufs seront uniquement bio. Le jaune doit être cru. Le blanc écarté ou cuit.

Les poissons : bien meilleurs que la viande si toutefois ils sont de pêche et non d'élevage, non reconstitués en carré (avec un œil dans le coin) non irradiés, non élevés en pisciculture avec des farines de poisson (ce qui est le cas dans 80 %).

Les mollusques et coquillages sont très conseillés.

Il est clair que les hépatites sont préparées par un écroulement préalable du système immunitaire. Alors que la médecine officielle ne connaît aucun remède contre l'hépatite, des médecins de Taiwan déclarent obtenir des guérisons complètes simplement avec un régime de végétaux entiers naturels.

D'une manière générale, il est indispensable de manger le plus biologique et naturel possible. La plupart des plantes et des viandes poussées chimiquement sont carencées, malades et déstructurées. Chacun doit trouver sa propre filière sans intermédiaires si possible pour limiter les falsifications.

Le jeûne pour désintoxiquer l'organisme

Tout le monde peut et devrait faire des jeûnes de 24 à 36 heures. Ils sont à la portée de tous, profitables et sans danger. En outre, du fait que la période de diète est très courte, la réalimentation ne pose aucun problème.

L'habitude à vaincre est la faim psychologique (qui n'a rien à voir avec la faim réelle), le petit creux à l'estomac que nous ressentons à nos heures habituelles de repas. Il ne dure pas, on s'en aperçoit facilement, lorsqu'on est pris par une obligation, un travail qui nous fait oublier ce moment.

Pour les personnes qui n'ont jamais jeûné, il est préférable de commencer par une cure de fruits.

La veille au soir, n'absorbez qu'un repas léger.

Le lendemain matin : consommez des fruits frais, pamplemousses, oranges, pommes.

Le midi, variez les fruits si vous le pouvez : poires, melon, fruits de saison, etc.

Vers 16 h, vous pouvez reprendre 1 fruit ou 2.

Cette diète est accompagnée d'eau fraîche à volonté ou d'infusions.

Le soir, mangez très légèrement.

Ce genre de diète peut se faire 1 jour par semaine et même davantage, en l'aménageant éventuellement. Elle est excellente, et permet de se désintoxiquer. Elle est particulièrement recommandée lorsque l'on a fait un abus alimentaire (repas copieux, abus de boissons alcoolisées, etc.).

Puis jeûnez pendant 24 à 36 heures.

Les bienfaits que l'on tire du jeûne sont innombrables, ils sont indiqués dans toutes les affections. Les seules contre-indications, pour certains spécialistes, sont le diabète et la tuberculose.

Des obèses peuvent jeûner, mais également les maigres, les jeunes comme les personnes âgées.

5

Chapitre

Les médecines naturelles

Il ne saurait, bien entendu, être question de nier les résultats, parfois incomparables, obtenus par les médicaments modernes, par exemple contre la méningite tuberculeuse qui, sans la streptomycine, serait toujours mortelle. Mais, alors même que les techniques médicales les plus révolutionnaires continuent de faire la une des journaux, une autre révolution, beaucoup plus discrète, se produit aujourd'hui dans le domaine de la santé. À mesure que la médecine allopathique, ou chimique, devient de plus en plus compliquée et coûteuse, nombreux sont ceux qui se tournent vers les thérapies naturelles, vers des méthodes simples, connues de longue date, résolument rudimentaires, qui permettent d'éviter la maladie et les infections, et de résoudre les petits problèmes de santé quotidiens.

Quand de telles thérapeutiques, ignorées de la nomenklatura scientifique, sont capables de « rattraper » des situations très compromises par l'abus de la chimiothérapie, ne devraient-elles pas être employées avant toute autre chose, quitte à revenir, en cas d'échecs, aux molécules synthétiques ? Ne s'agit-il pas aussi, avec la connaissance des traitements efficaces et non toxiques, d'une pure question de bon sens ?

Une réflexion chinoise me revient en mémoire : « *On n'a pas à croire ou ne pas croire à une thérapeutique, on en constate ou non les heureux effets.* » Mais l'esprit plus ou moins cartésien d'un médecin occidental ne peut souscrire à une telle réflexion, qu'il ne peut accepter que comme une aimable boutade. Et pourtant... « *Pour atteindre à la vérité, il faut une fois dans sa vie se défaire de toutes les opinions que l'on a reçues, et reconstruire de nouveau, et dès le fondement, les systèmes de ses connaissances.* » Cette parole de Descartes, ancien militaire, mathématicien et philosophe, concerne toutes les disciplines. La médecine également, et peut-être encore plus.

Une arme trop agressive

Qui dit maladies infectieuses dit souvent antibiothérapie. Un geste un peu trop classique dont on connaît les répercussions. En effet, si l'antibiotique représente une thérapeutique efficace pour détruire les bactéries colonisatrices, ses « retombées » sur l'organisme ne sont pas innocentes. Nombre d'inconvénients fleurissent sur son passage : allergies, atteintes des parenchymes rénal, nerveux (neurotoxicité en particulier sur le nerf auditif) et hépatique. Plus grave encore : les antibiotiques peuvent aussi avoir une action inhibitrice du matériel chromosomique de la cellule hôte et entraîner des perturbations très profondes dans l'organisme dans sa propre structure ou dans le système immunitaire, par une diminution des capacités naturelles de défenses. Ainsi, le malade justiciable d'antibiothérapie en ressentira les effets néfastes : déstabilisation de la flore intestinale saprophyte, troubles digestifs, apparition de germes pathogènes ou de mycoses (comme le *Candida albicans* en recrudescence), une immunodépression soit cellulaire soit humorale au niveau des anticorps de défense.

Face à cette arme souvent agressive, d'autres thérapeutiques, plus douces ou plus naturelles, savent réduire l'infection « proprement », évitent l'accoutumance et les effets secondaires, aident l'organisme à consolider son terrain.

La démarche des médecines naturelles

Les médecines naturelles reposent sur une méthode lente et organique. Elles commencent par reconnaître que le corps humain est merveilleusement équipé pour résister aux maladies et guérir les blessures. Aussi, lorsque la maladie s'installe ou que se produit un accident, leur première démarche consiste à chercher comment renforcer cette résistance naturelle et multiplier les agents de guérison afin qu'ils puissent agir plus efficacement contre le processus pathologique.

Pour traiter rapidement une affection, une antibiothérapie est souvent mise en place avec pour résultat une guérison quasi instantanée. Un des effets secondaires est la destruction partielle de la flore saprophyte responsable de notre immunité. La faiblesse de celle-ci favorisera le retour d'une autre maladie virale ou microbienne qui sera, une fois de plus, soignée avec un antibiotique. Si l'on n'y prend garde, le patient entre dans une spirale : plus il prend des antibiotiques, plus son immunité diminue, et plus le risque de récidive infectieuse est important.

L'immunité des individus est fabriquée pour plus de 50 % par la flore commensale, par les germes saprophytes au niveau des intestins, des muqueuses buccales et vaginales, et de la peau. Les multiples réactions métaboliques et enzymatiques qui s'y produisent assurent notre défense vis-à-vis d'agresseurs externes tels que les virus, les parasites et les bactéries pathogènes.

Un mode de vie artificiel, une hygiène alimentaire déséquilibrée, une information subjective, une surconsommation de médicaments ont apporté un lot de nouveaux problèmes pour la santé humaine. Un nombre important de pathologies virales, un accroissement des mycoses et des allergies, l'apparition de germes pathogènes résistants aux antibiotiques, l'augmentation des pathologies auto-immunes poussent les scientifiques à la réflexion et à la recherche de solutions nouvelles car la chimie de synthèse semble limitée, en tout cas momentanément, pour aborder ces pathologies qui touchent très souvent le système immunitaire, cette capacité de défense naturelle que possède tout être vivant.

Les drainages

La médecine naturiste affirme que la cause principale des maladies est la présence de substances indésirables dans l'organisme. Cette conception découle de l'observation et peut être vérifiée par chacun :

• Les personnes souffrant de maladies respiratoires se mouchent, toussent ou expectorent pour se débarrasser de substances qui encombrent leurs alvéoles, leurs bronches (bronchites), leur gorge (laryngite, trachéite), leurs sinus (sinusite) ou leur nez (rhume).

• Les articulations des rhumatisants sont enflammées, bloquées et déformées par la présence de « cristaux ».

• Tous les problèmes de peau sont dus au rejet soit de substances acides par les glandes sudoripares (eczéma sec, crevasses), soit de déchets colloïdaux par les glandes sébacées (acné, furoncles, peau grasse, eczéma suintant).

• C'est la présence de substances alimentaires en excès dans l'estomac et les intestins qui provoque les régurgitations, les indigestions, les nausées, les vomissements ou les diarrhées ; ou, lorsque ces substances sont irritantes ou fermentent et putréfient : l'inflammation des muqueuses digestives (gastrite, entérite, colite), la production de gaz (aérophagie, ballonnements).

• Tout l'éventail des maladies cardio-vasculaires, dont 3 personnes sur 5 décèdent de nos jours, est dû à la présence de substances excédentaires (cholestérol, acide gras) qui épaississent le sang, se déposent sur les vaisseaux (artériosclérose), enflamment les parois (phlébite, artérite), les déforment (varices) et les bouchent (infarctus, attaque cérébrale, embolie).

• Dans les maladies rénales, les substances incriminées sont des déchets protéiniques ; dans l'obésité : la graisse ; dans le diabète : le sucre ; dans le cancer : les substances cancérigènes ; dans les allergies : les allergènes ; dans les ulcères d'estomac : les acides ; dans la goutte : l'acide urique, etc.

L'action nocive sur notre corps de toutes ces substances doit nous pousser à nous préoccuper de leur provenance !

Intoxination et intoxication

L'encrassement de notre organisme par des substances indésirables résulte soit d'une accumulation de toxines (intoxination), soit de la pénétration de substances toxiques, de poisons (intoxication).

L'intoxination

Les toxines sont des déchets et des résidus issus des métabolismes. La présence de petites quantités de toxines dans nos tissus est parfaitement normale, car, par son fonctionnement même, l'organisme produit des déchets. Il est d'ailleurs équipé pour se débarrasser de ceux-ci. Le corps possède 4 organes, qui filtrent le sang, en extraient les toxines et les rejettent à l'extérieur. Il s'agit du foie, des reins, des poumons et de la peau.

Une partie des toxines présentes dans le corps provient de l'usure des tissus eux-mêmes. Journellement, le corps doit éliminer des débris de cellules usées, des cadavres de globules rouges, des minéraux usés, etc. Mais la plus grande partie des toxines provient de la dégradation des substances alimentaires. Les protéines, par exemple, une fois dégradées donnent de l'urée, de l'acide urique ; la combustion du glucose produit de l'acide lactique et du gaz carbonique, les graisses mal transformées, des acides cétoniques...

Ces différentes toxines sont parfaitement bien supportées par l'organisme tant que leur présence ne dépasse pas un certain seuil. Mais, une fois ce seuil de tolérance dépassé, ces substances représentent un véritable danger. Elles agissent comme du poison sur les tissus et les organes et, par leur présence en excès, gênent le fonctionnement normal du corps : elles « grippent » ou « encrassent » les rouages du « moteur organique ».

La source principale des toxines étant les aliments, on voit combien il est important d'adapter sa consommation à ses besoins organiques. Et même les aliments naturels et sains consommés en excès peuvent être une source d'intoxination. Tant que les aliments sont adaptés à nos *capacités digestives, combustives et éliminatrices* — les 3 facteurs à prendre en considération —, il n'y a pas d'accumulation indésirable de toxines, accumulation génératrice de maladies. Par contre, sitôt que nous mangeons plus que nous brûlons, c'est-à-dire plus que ce dont notre organisme a besoin pour fonctionner, celui-ci se trouve en présence de substances dont il ne sait que faire.

La suralimentation ne conduit pas seulement à l'obésité comme on le croit généralement. L'accumulation de graisses n'est qu'un aspect de la suralimentation. Il y a aussi possibilité d'accumulation de toxines, sans prise de poids notable. L'intoxination est, d'ailleurs, de loin, plus dangereuse que l'obésité : dans l'obésité, les substances excédentaires sont stockées sous forme de graisses ; dans l'intoxination, sous forme de toxines, qui comme leur nom l'indique ont une certaine toxicité.

Et l'état d'intoxination est vite atteint de nos jours, car nous mangeons beaucoup trop. D'autant que les aliments mal transformés par un tube digestif débordé ont tendance à fermenter ou putréfier. Les substances qui naissent de ces fermentations et putréfactions, comme l'acide pyruvique, les scatols, indols, phénols, ptomaïnes..., sont des poisons violents.

Lorsque la production de déchets excède les possibilités éliminatrices du corps, les toxines s'accumuleront dans les tissus et prépareront le lit des maladies futures.

Si des quantités excessives d'aliments sont consommées de nos jours, cela s'explique entre autres par le fait que ces aliments sont privés de leurs éléments vitaux par les multiples procédés de raffinage qu'ils subissent. Il faut donc en consommer plus que dans le passé pour couvrir les besoins quotidiens en vitamines, minéraux et oligo-éléments. Et c'est une autre source d'intoxination car, en mangeant plus, nous consommons toutes sortes de

Le stress et l'intoxination

Le stress, en perturbant toutes les fonctions organiques, contribue aussi beaucoup à créer un état d'intoxination. L'hyperfonctionnement des facultés motrices, nerveuses et cérébrales ravit, la plupart du temps pour une agitation stérile, une grande partie de l'énergie nécessaire aux organes digestifs et éliminateurs. Le taux de toxines augmente donc rapidement, d'autant plus vite qu'une personne stressée ne fait généralement pas l'effort de manger correctement, mais utilise au contraire pour se stimuler de nombreux produits intoxicants (sucreries, viande, tabac, café, alcool).

« faux aliments » produits par l'industrie alimentaire, mais qui en réalité ne figurent pas dans les aliments prévus par la nature pour notre corps. Ils seront donc moins bien métabolisés, et il en résultera une production accrue de déchets. Il s'agit, par exemple, de toutes les boissons industrielles et de toutes les sucreries offertes sous de multiples aspects.

L'intoxication

Contrairement à l'intoxination, dans le cas de l'intoxication, les substances qui ont pénétré dans le corps ne devraient absolument pas s'y trouver : totalement étrangères au fonctionnement normal de celui-ci, elles sont nocives et qualifiées pour cette raison de toxiques ou poisons.

Une intoxication ne devrait être qu'un événement accidentel et rare. Malheureusement, de nos jours, nous nous intoxiquons quotidiennement avec des substances toxiques avec lesquelles nous polluons notre environnement et nos aliments.

L'empoisonnement que subissent les cultures et les élevages par la pollution de l'air, de l'eau et des sols fait perdre aux aliments cette pureté qu'ils possédaient jadis. Les poisons qu'ils contiennent pénètrent en nous lorsque nous les consommons. Ils contribuent ainsi à élever le taux de déchets dans nos tissus et à nous rendre malades. Et cela, d'autant plus que ces substances, par nature, sont... toxiques.

À cette pollution ambiante s'ajoute la pollution volontaire que nous faisons subir aux milieux de cultures, par les traitements répétés aux insecticides, herbicides, fongicides, etc.

Dans les élevages, le même processus a lieu. Les animaux sont souvent surmédicamentés (antibiotiques, par ex.) pour survivre aux conditions d'élevage dans lesquelles ils sont placés ou pour accélérer leur prise de poids (hormones). Ces médicaments se retrouvent évidemment dans les chairs que nous consommons, et même en partie jusque dans les sous-produits animaux comme les œufs, le lait, les produits laitiers.

Les médicaments chimiques, de synthèse et les vaccins que nous absorbons nous-mêmes sont aussi une des causes de l'intoxication de notre organisme. Pris dans des situations exceptionnelles et rares, ces médicaments n'auraient pas un effet aussi néfaste sur notre corps qu'ils ne l'ont aujourd'hui où, malheureusement, on fait de la surconsommation médicamenteuse qui ainsi intoxique dangereusement et rapidement la population.

De plus, nous absorbons régulièrement des colorants, des émulsifiants, des exhausteurs de saveur, des stabilisateurs, des antioxydants, des anti-rances, des agents conservateurs, etc. Tous ces additifs sont ajoutés aux aliments, non pas pour améliorer leur valeur nutritive, mais pour qu'ils présentent mieux et se conservent plus longtemps. Ces substances ne sont certes présentes qu'en très petites quantités mais il a été calculé que, chaque année, on en consomme environ 2 à 3 kg !

Si certains additifs sont parfaitement anodins, d'autres ont une toxicité certaine et connue. Ils sont cependant tolérés, non pas par notre organisme, mais par les réglementations. À leur décharge, les autorités argumentent que les doses utilisées sont minimes, bien au-dessous de celles qui pourraient provoquer des empoisonnements. Chaque substance a bien entendu été testée. On ignore cependant l'effet final de l'interaction de toutes ces substances peu ou pas nocives à petites doses. Et on commence à prendre conscience des dangers de ces cocktails.

En effet, on a découvert que la combinaison de différents additifs considérés comme inoffensifs pouvait avoir un effet cancérigène certain !

Les voies digestives ne sont pas les seules voies d'entrée de substances toxiques. L'organe semi-perméable qu'est la peau en est une autre. Certains cosmétiques, talcs, crèmes, teintures pour cheveux, poudres, désodorisants, etc. contiennent des substances nocives ou à la limite du physiologique.

De nombreuses substances toxiques pénètrent également en nous par les voies respiratoires. À la fumée de tabac s'ajoutent les poisons rejetés dans les fumées d'usines ou de chauffages et dans les gaz d'échappement des voitures.

Cette liste n'a pas été dressée pour effrayer, mais elle vise à faire prendre conscience des multiples sources de déchets. En y prêtant un peu d'attention, la plupart de ces sources d'intoxication pourraient être évitées. Notre organisme n'est pas une poubelle où l'on peut jeter n'importe quoi.

Comment les déchets rendent-ils malade ?

Pour comprendre comment la présence de déchets dans le corps peut le rendre malade, il faut se rappeler que le corps est un ensemble de cellules et que c'est parce que toutes ces cellules sont actives que le corps fonctionne.

Les cellules, en se groupant, forment nos organes, mais elles-mêmes possèdent aussi leurs propres organes qui leur permettent de respirer, de produire de l'énergie, d'éliminer des déchets, de se reproduire et d'envoyer et de recevoir des messages. Les cellules sont les plus petites « unités de vie » en nous mais, malgré cela, elles dépendent entièrement du milieu dans lequel elles se trouvent. Ne pouvant se déplacer, l'oxygène et les substances nutritives doivent leur être apportés, et les déchets qu'elles excrètent, emportés par ces « transporteurs » que sont les liquides organiques : le sang, la lymphe et les sérums cellulaires. Ces liquides étaient appelés autrefois les *humeurs*, et on parlait de l'*état des humeurs* ou de l'*état humoral*. De nos jours, les termes ont changé, et on parle de *terrain*.

Pour maintenir la pureté de son milieu intérieur, le corps dispose de différents émonctoires. Chacun à sa manière, le foie, les intestins, les reins, les glandes sudoripares et sébacées, ainsi que les voies respiratoires filtrent les déchets et les éliminent vers l'extérieur.

Un océan intérieur

Le corps est composé à 70 % de liquide. Nos cellules baignent donc littéralement dans un océan intérieur constitué de sérums cellulaires dans lesquels circulent des courants nourriciers et épurateurs : les courants sanguin et lymphatique. La composition de ces liquides est primordiale pour la cellule, car ils représentent son milieu vital, et, comme tout être vivant, les cellules ne peuvent pas survivre dans un environnement qui ne leur est pas favorable.

Les tissus cellulaires, une fois étalés, représenteraient une surface de 200 ha. 100 000 km de capillaires sanguins servent de canalisations pour irriguer cette énorme surface. Notre corps ne dispose cependant que de quelques litres de sang. Comment les cellules survivent-elles avec un liquide nourricier aussi restreint ?

2 facteurs compensent le manque de liquide :

- tous les capillaires ne sont pas remplis à plein en même temps ; seules les parties les plus actives sont fortement irriguées : les organes digestifs lorsque nous mangeons, le cerveau lorsque nous pensons, les muscles lorsque nous faisons un travail de force ;

- la vitesse de circulation : en circulant à haute vitesse dans ce système clos qu'est le système circulatoire, le sang repasse souvent et rapidement aux mêmes endroits. Il fait le tour du corps en seulement 1 minute environ.

Lorsque ces organes travaillent tous normalement et si la production et l'apport de déchets ne sont pas trop élevés, le milieu reste propre et les cellules peuvent fonctionner correctement. Par contre, lorsque les déchets sont trop nombreux, et les émonctoires paresseux ou déficients, le terrain accumule progressivement des déchets, et la situation organique se dégrade.

Le sang s'épaissit, il devient plus dense et lourd, et ne circule plus aussi facilement dans les vaisseaux. Les déchets charriés par le sang pénètrent dans la lymphe et les sérums cellulaires. Plus l'encrassement dure, plus ces liquides se salissent également. Avec le temps, les cellules peuvent baigner dans un véritable marécage, dont la masse inerte paralyse tous les échanges. Les apports d'oxygène et de substances nutritives ne parviennent plus jusqu'aux cellules et déterminent de graves carences. Les déchets rejetés par les cellules n'étant plus emportés, ils vont augmenter encore le degré de pollution de leur environnement. Dans ces conditions, les cellules ne peuvent plus accomplir leur travail. Les organes qu'elles constituent non plus. Leurs activités diminuent, puis s'interrompent plus ou moins.

Les déchets, en se déposant sur les parois des vaisseaux, rétrécissent le diamètre de ceux-ci, ce qui ralentit encore les possibilités circulatoires, l'irrigation des tissus et les échanges. En s'accumulant, les déchets encrassent et bouchent les filtres des émonctoires, ils congestionnent les organes, bloquent les articulations. Les tissus sont irrités, ils s'enflamment et se sclérosent. Il en résultera une multitude de maladies différentes, suivant quels organes sont touchés et comment ils sont atteints.

Lorsque les déchets ne sont pas toxiques en eux-mêmes, les maux qu'ils causent sont dus avant tout à la gêne qu'ils causent par leur simple présence. C'est la place qu'ils prennent, les quantités présentes qui ont un effet négatif. Par contre, lorsque les déchets sont toxiques, à l'inconvénient de leur présence s'ajoute encore leur caractère intoxicant et empoisonnant. Les cellules, donc le corps dans son entier, sont agressées par les poisons eux-mêmes. Suivant les poisons, le travail organique sera gêné, freiné, dévié ou paralysé. Plus grave encore, les cellules pourront être tuées !

La présence de substances indésirables dans notre organisme a donc un effet négatif sur notre état de santé, aussi bien par leur aspect quantitatif que qualitatif.

La maladie est due
à une altération du terrain

Les déchets qui pénètrent dans le corps ne se déposent pas dans une seule région. La circulation continuelle des liquides favorisent leur répartition dans l'ensemble du corps. C'est donc l'organisme dans son entier qui subit l'invasion des surcharges.

Si le terrain surchargé n'était pas à l'origine des maladies, comment pourrait-on expliquer le fait que, chez un même malade, un traitement unique, consistant en un drainage général des toxines, puisse entraîner la disparition de tous ses troubles aussi différents qu'ils aient pu être ?

Malgré les apparences, cette conception de maladie par surcharge n'est pas en opposition avec la conception de l'origine microbienne de la maladie.

Pour la majorité des gens, nous sommes victimes des microbes et nous tombons malades à cause d'eux. Une observation superficielle semble donner raison à cette théorie. Sans nier la nocivité des microbes, il faut néanmoins souligner le fait que de très nombreuses maladies ne sont absolument pas d'origine microbienne, par exemple les maladies cardio-vasculaires, la gastrite, l'asthme, les tumeurs, les névrites, les névralgies, l'anémie, la dépression nerveuse, presque toutes les maladies de peau et du tube digestif, la cataracte, le glaucome, la maladie de Menière et de Basedow, les ménorragies, etc.

La phytothérapie

La phytothérapie, la médecine par les plantes, est la plus ancienne médecine et reste la plus fréquemment utilisée. Elle est à la source de toutes les
médecines.

Cette technique thérapeutique est souvent efficace et pourrait remplacer
avantageusement un grand nombre de prescriptions chimiques. Elle est
facile d'accès pour l'automédication et présente peu de danger lorsqu'on se
cantonne à l'emploi des tisanes.

Trois modes d'utilisation

Le remède, c'est la plante ou une partie de la plante. Mais comment s'y
retrouver dans les différentes préparations proposées sous les noms parfois savants des différentes formes que prennent les remèdes ? Tisanes, infusions, décoctions, extraits alcooliques, nébulisat, poudre, huiles essentielles
sont autant de mots qu'il faut définir.

On aura la possibilité d'effectuer :

• des *infusions* : la plante est mise au contact d'une certaine quantité d'eau
bouillante pendant un temps déterminé ; procédé utilisé pour les parties
tendres des plantes (feuilles, fleurs, semences) ;

• des *décoctions* : la plante est mise au contact d'une certaine quantité d'eau
qui doit continuer à bouillir ; on filtre après 10 à 15 minutes ;

• des *macérations* : la plante doit rester au contact d'un liquide durant 5 à
20 minutes s'il s'agit d'eau ; procédé employé pour les parties dures de la
plante (racines, tiges, écorce, bois). Ce liquide peut être de l'alcool : au bout
de plusieurs jours de macération on obtient une teinture de plante. Ce liquide

peut être du vin : on obtient un vin de plante par macération (de 15 à 20 jours en moyenne).

La règle des 20 jours

On ne peut boire indéfiniment, pendant des mois et des mois, une tisane de badiane ou de thym par exemple. À la longue, des signes d'intoxication risquent d'apparaître.

La plante est un médicament naturel, mais c'est quand même un médicament. Aussi, sauf indication contraire, il faut toujours appliquer « la règle des 20 jours » : ne jamais prendre d'infusion, de décoction, de macération, de teinture ou de vin de plante au-delà de 20 jours.

De plus, il faut pratiquer des pauses de 15 jours, afin d'éviter les phénomènes d'accumulation. La cure peut être recommencée au-delà de ce délai.

Différentes préparations galéniques

L'idéal est d'utiliser la plante fraîche. C'est ce qui est réalisé lorsqu'on laisse tremper dans l'eau bouillante quelques feuilles de menthe cueillies dans le jardin. Pour des raisons d'éloignement ou de conservation, nous utilisons plus souvent la plante sèche. À partir de celle-ci, on dispose des 3 modes d'utilisation évoqués pour faire des tisanes à l'aide d'eau qui sert de solvant.

Après broyage, la plante sèche peut être présentée sous forme de poudre dans des gélules ou des comprimés, éventuellement titrés en principe actif.

À partir de la plante sèche, on peut faire des extraits qui seront obtenus en concentrant, jusqu'à un degré déterminé, les solutés résultant d'un traitement extractif exercé sur des drogues végétales pulvérisées sèches, par un solvant approprié tel que l'eau, l'alcool, l'éther. Les extraits fluides sont des préparations liquides concentrées à partir du solvant contenant les principes actifs. Les extraits secs, au sens strict, sont obtenus par dessiccation complète du solvant contenant les principes actifs.

Les nébulisats sont obtenus par dispersion en fines gouttelettes du solvant contenant les principes actifs dans un courant d'air très chaud pendant un temps très bref (quelques secondes). Le solvant s'évapore, et on récupère le concentré de plante sous une forme pulvérulente.

Les teintures officinales s'obtiennent par macération prolongée de la plante sèche dans l'alcool. Au bout de quelques mois, on filtre et on obtient une teinture mère qui peut être diluée pour son utilisation.

Les huiles essentielles (h. e.) sont des substances généralement odoriférantes contenues dans des végétaux dont on peut les extraire par différentes méthodes. Il s'agit d'huiles volatiles qui sont parfois différentes des principes actifs de la plante.

La phytothérapie revient très à la mode dans le grand public où elle est d'autant plus appréciée qu'elle apporte une réponse aux réticences induites par les effets secondaires des médicaments allopathiques chimiques. Ainsi les tisanes de plantes sont de plus en plus utilisées. L'automédication reste cependant assez délicate lorsqu'on utilise les extraits de plantes tels que les huiles essentielles (aromathérapie).

Précautions d'emploi - Danger des huiles essentielles

La prudence recommande d'utiliser les h. e. avec modération. Étant donné que les indications et la posologie des huiles n'apparaissent pas sur les étiquettes, pour toute utilisation, il faut consulter un ouvrage de référence ou à un aromathérapeute.

Certaines huiles sont potentiellement toxiques voire mortelles à dose peu élevée. Ainsi, 1 cuillerée à café d'h. e. de thuya peut suffire à provoquer la mort. Heureusement, ces huiles — peu nombreuses – ne sont pas en vente libre. Voici néanmoins une liste assez exhaustive des huiles nécessitant prudence :

• **Huiles dermo-caustiques** : cannelle de Ceylan, basilic exotique, menthe, clou de girofle, niaouli, thym (à thymol), pin sylvestre, marjolaine, sarriette, lemon-grass.

• **Huiles photo-sensibilisantes** : citron, orange amère, bergamote, angélique (racine).

• **Huiles allergisantes** : toutes les huiles sont à utiliser avec précaution chez le sujet allergique. *Test* : dans le pli du coude, 2 ou 3 gouttes, attendre 20 min. Attention à la cannelle de Ceylan, la menthe, la litsée, la mélisse.

• **Huiles hépato-toxiques** : Les phénols, à dose élevée et longtemps, peuvent altérer les hépatocytes : doses fortes au maximum 10 jours et des doses faibles pour les longs traitements ; associer des h. e. décongestionnantes de la sphère hépato-biliaire.

• **Huiles néphrotoxiques** : Le pin des Landes, le genièvre, le santal stimulent fortement l'activité des néphrons (cellules des reins), ce qui peut engendrer une inflammation à la longue.

• **Huiles neurotoxiques (épilepsie)** : risque de convulsions épileptiformes pour des doses de 35 à 70 gouttes d'armoise, de persil, d'hysope et de thuya.

L'aromathérapie

L'aromathérapie est la médecine des huiles essentielles. L'action anti-infectieuse des huiles essentielles est « eubiotique », c'est-à-dire qu'elle favorise le retour à la vie. En effet, différentes publications montrent un respect des huiles essentielles pour la flore intestinale. Dans ce domaine médical des affections virales, auto-immunes ou antibio-résistantes se trouve le grand intérêt des huiles essentielles. Les recherches universitaires devraient rapidement aboutir aux publications qui rétabliront les huiles essentielles à la place qu'elles n'auraient jamais dû quitter.

Une médecine de terrain

Alors, comment aider le mécanisme de défense de l'organisme sans aller « pilonner » de l'extérieur le germe et sans faire de dégâts ? À portée de la main, les thérapeutiques de terrain prennent en compte la spécificité de l'individu dans sa globalité. L'aromathérapie et ses essences aromatiques sont de première force pour guérir un grand nombre de pathologies tout en stimulant les défenses naturelles de l'organisme. Elles lui permettent ainsi de trouver sa voie d'autoguérison. Là, les symptômes sont utilisés comme révélateurs des physiopathologies et peuvent servir à diagnostiquer une affection plus haute qu'il va s'agir de trouver. Dans cette optique, le remède n'est pas destiné uniquement à les masquer ou à les combattre en faisant fi de l'organisme (comme le fait l'antibiothérapie). Au contraire, les huiles essentielles, produits d'une fabuleuse transformation biochimique obtenue par distillation contiennent les principes actifs des plantes, notamment dans le domaine infectieux.

Plus de 80 % des pathologies infectieuses courantes sont guéries grâce à cette « antibiothérapie » naturelle. À chaque plante correspondent des pouvoirs thérapeutiques différents, y compris au sein d'une même espèce. Selon le biotope où elle pousse, elle n'a pas les mêmes vertus. Le romarin, par exemple, peut donner des nuances thérapeutiques différentes et spécifiques ; en effet, chimiquement, on distingue le romarin à cinéole utilisé dans les affections respiratoires, et le romarin à verbénone qui est un excellent mucolytique prescrit dans le traitement des sinusites, des bronchites et affections ORL.

L'arsenal phytochimique de l'aromathérapie est des plus vastes : plus de 5000 molécules actives à la disposition du thérapeute. Et si l'on considère les 800 000 espèces botaniques répertoriées, l'aromathérapie a de beaux jours devant elle, même si 10 % de ces plantes peuvent être distillées (les plantes odoriférantes). Le large spectre bactéricide de ses huiles permet d'agir sur un nombre impressionnant de pathologies. Antibactériennes, antiseptiques, antivirales et antifongiques notamment, elles guérissent les maladies infectieuses bénignes, aiguës et chroniques, mais aussi les parasitoses, les phénomènes inflammatoires, les allergies, la douleur et le stress.

Prescrites par voies interne et externe, quelques-unes doivent être maniées avec précaution car leur pouvoir s'avère quelquefois irritant, voire agressif pour les téguments et les muqueuses. Pour pallier cet inconvénient, on « déterpène » alors l'huile essentielle. C'est le cas pour le thym, le niaouli, la bergamote, la sarriette, la lavande, la térébenthine et le pin sylvestre, utilisés notamment en onction sur la peau, ils le seront aussi pour éviter des problèmes d'allergie. Ajoutez à cela une bonne qualité naturelle et biologique des huiles essentielles, dans les choix et les dosages, et vous avez une thérapeutique rapide, efficace et sans effets secondaires.

L'aromathérapie s'utilise par voie interne (quelques gouttes d'huiles essentielles sur du sucre, dans du miel ou mieux en gélules, en suppositoires rectaux et gynécologiques) et par voie externe (fumigations et onctions sur la peau).

Les huiles essentielles vedettes utilisées dans les maladies infectieuses sont :
• le thym prescrit dans les grippes, les angines et les cystites ;
• l'origan, antiseptique très puissant qui vient à bout de presque tous les germes ;

• l'eucalyptus, antifébrile et antiseptique des voies respiratoires, qui soigne les bronchites. Il est aussi hypoglycémiant et utilisé dans le traitement du diabète.
• la girofle, bactéricide et anti-infectieux ;
• la lavande, analgésique et bactéricide ;
• le pin, bactéricide expectorant (bronchites) ;
• la sarriette, fongicide efficace sur les candidoses ;
• la cannelle, antiseptique actif dans la grippe et les maladies infectieuses, les cystites colibacillaires et les urétrites.

Comparaison entre antibiotiques et huiles essentielles

1. Les antibiotiques ne sont apparus dans l'histoire humaine qu'il y a un demi-siècle. Les plantes aromatiques, en revanche, ont toujours fait partie de l'environnement naturel de l'être humain, et leurs usages (culinaire, pharmaceutique, esthétique, cosmétique et sacré) se retrouvent dans toutes les civilisations, à toutes les époques et sur tous les continents.

2. Chimiquement, les antibiotiques sont constitués d'une molécule unique, produite en masse par l'industrie pharmaceutique. Les huiles essentielles produites par le monde végétal sont constituées de multiples molécules leur conférant une gamme de propriétés variées. (La lavande vraie, par exemple, contient 300 principes actifs.)

3. À l'origine, les antibiotiques sont également issus d'êtres vivants, telles les moisissures hétérotrophes et tirent leur énergie de la dégradation de ces substances organiques. Quant aux huiles essentielles, elles sont issues du métabolisme de plantes supérieures, chlorophylliennes, donc autotrophes ; elles convertissent le rayonnement électromagnétique grâce aux photons en liaisons riches en énergie sous forme de réactions enzymatiques spécifiques.

4. Dans la mesure où l'antibiotique est constitué d'une seule molécule, il sera facile pour une bactérie de synthétiser une enzyme capable de l'inactiver. Le processus métabolique peut même s'inverser au point que certaines bactéries se nourrissent de ces principes actifs. En revanche, cela ne se produit jamais avec les huiles essentielles ; si des résistances apparaissent sur un mode mineur et à petite échelle, elles renforcent le terrain.

5. La molécule synthétique présente seulement une action bactériostatique ou bactéricide. L'huile essentielle va au-delà, et, outre la destructuration de l'enveloppe bactérienne et l'attaque des organites cytoplasmiques, elle agit parallèlement sur l'organisme en son entier. Cette approche globale est corroborée par l'activité bio-électronique des principes aromatiques qui modifie les 3 paramètres fondamentaux des liquides organiques et change le terrain en le rendant impropre au développement de toute infection.

C'est à Louis-Claude Vincent qu'on doit la première approche scientifique du terrain biologique. Selon lui, la vie peut se définir et se mesurer par 3 paramètres essentiels :
• le pH (potentiel hydrogène) qui mesure le degré d'acidité ou d'alcalinité d'un milieu (organisme sain : pH de 7,2) ;
• le rH2, ou coefficient d'oxydoréduction (redox), qui mesure l'oxydation du milieu donc son état de conservation. La jeunesse se traduit par un coefficient bas (bonne santé = rH2 de 22), le vieillissement par un coefficient élevé. En s'oxydant, une pomme coupée brunit, le fer rouille, le cuivre verdit... ;
• la résistivité qui exprime la résistance d'un milieu liquide au passage du courant électrique : plus celle-ci est élevée, plus le milieu est pur (la santé se situe à 220 W/cm/s).

Les huiles essentielles sont de remarquables correcteurs de terrain et suscitent à ce titre un grand intérêt, tant en hygiène qu'en thérapeutique :
• elles sont acides et corrigent efficacement l'alcalinisation organique (infections cutanées de type acné, mycoses, infections chroniques), fatigue... ;
• elles sont réductrices et, à ce titre, atténuent les effets du stress, favorisent la conservation de l'énergie et du tonus, ralentissent le vieillissement cellulaire et prolongent la jeunesse de vos tissus, associées aux autres produits naturels antioxydants ;
• elles augmentent la résistivité. Le corps peut se comparer à un accumulateur polarisé, et les huiles essentielles, possédant une résistivité extraordinairement élevée (5000 à 100 000 ohms), agissent comme de puissants correcteurs de la résistivité organique.

6. L'accroissement des effets iatrogènes des antibiotiques est de première importance dans le monde moderne. Outre l'apparition de phénomènes d'antibiorésistances, et la création de souches bactériennes mutantes redoutables, certaines molécules antibiotiques attaquent les tissus et les organes (foie, rein, nerf auditif, etc.). Si les antibiotiques luttent, par définition, contre la vie, les huiles essentielles sont « eubiotiques » ; elles vont dans le sens de la vie. Elles exercent un pouvoir énergétisant.

Les huiles essentielles émettent des rayonnement électromagnétiques dont les longueurs d'ondes varient suivant les molécules qu'elles contiennent. Elles rechargent donc les organes déficients en énergie en leur cédant leurs électrons. La recharge électronique des batteries cellulaires et du système sympathique semble s'effectuer par les cellules sensitives des terminaisons du nerf olfactif et les cellules sympathiques du nez, de la langue, des muqueuses pulmonaires, digestives et de la peau. De là, les influx électriques sont transmis aux centres cérébraux et mis en réserve : cerveau, bulbe rachidien, ganglions nerveux vertébraux, glandes surrénales...

Nos défenses naturelles sont tributaires de nos réserves d'énergie. Cette recharge des batteries cellulaires améliore l'efficacité de notre système immunitaire.

Les huiles essentielles, une providence anti-infectieuse

Nous disposons d'une vingtaine d'huiles essentielles qui ont des propriétés antibactériennes, antivirales, antifongiques, antiparasitaires et immunomodulants. Par ailleurs, elles ne perturbent pas le terrain, certaines l'améliorent. Ces différentes propriétés sont le fait de certaines grandes familles biochimiques : les alcools, les phénols, les monoterpénols, les cétonies, les oxydes terpéniques, les aldydes.

Les différentes huiles essentielles agissent remarquablement dans presque tous les domaines de la santé et de la maladie. On peut néanmoins dégager un certain nombre de grandes propriétés d'où découlent les indications antiseptiques, bactéricides, antivirales, antibiotiques et antifongiques. Ce sont là leurs propriétés les mieux prouvées par la recherche scientifique moderne. Toutes ces propriétés sont connues depuis longtemps. Si les anciens Égyptiens recouraient à certaines huiles essentielles pour embaumer leurs morts, c'est tout simplement parce qu'ils savaient qu'elles pouvaient stopper l'activité microbienne responsable de la putréfaction des corps. La grande majorité des huiles essentielles ont ce pouvoir antimicrobien, voire antiviral, mais certaines l'ont plus que d'autres.

Action antibactérienne

La capacité des huiles essentielles à neutraliser les germes est indiscutable. La connaissance des molécules, porteuses de l'activité antibactérienne, est de première importance :

• les phénols (principes actifs : carvacrol, thymol, eugénol) sont celles dont le coefficient antibactérien est le plus élevé ;

• les monoterpénols se situent juste après : géraniol, linalol, citronnellol, thujanol, terpinéol, menthol (les monoterpénols stimulent également les défenses naturelles) ;

• les aldéhydes : néral, géranial, citronnellal, cuminal ;

• les cétones présentent un intérêt dans le traitement des états infectieux mucopurulents : verbénone, thuyone, cryptone, menthone, D. carvone, bornéone, fenchone ;

• l'aldéhyde cinnamique (cannelle de Ceylan) possède une activité anti-infectieuse comparable à celle des phénols.

Action antivirale

Les virus donnent lieu à des pathologies très variées dont certaines posent des problèmes non solubles aujourd'hui. Les réponses classiques à ces infections étant très limitées dans l'arsenal pharmaceutique, les huiles essentielles constituent une aubaine pour traiter ces fléaux infectieux. Plus d'une dizaine d'huiles essentielles ont des propriétés antivirales.

Les virus sont très sensibles aux molécules aromatiques, et certaines pathologies virales graves se trouvent très nettement améliorées grâce à elles. De plus, les cellules saines des patients utilisant des huiles essentielles, acquièrent une résistance toute particulière vis-à-vis de la pénétration virale.

On recourra aux huiles essentielles à phénol et monoterpénol, en sachant que les phénols sont plus puissants mais à prescrire avec prudence. Par ailleurs, elles irritent la peau : ce sont l'origan compact, la sarriette des montagnes, le thym à carvacrol et le clou de girofle. Les monoterpénols sont antibactériens, antiviraux, fongicides et immunostimulants. Citons : ajowan, bois de rose, clou de girofle, essence de citron, laurier noble, niaouli, palmarosa, ravensare, sarriette des montagnes, thym thujanol, tea-tree.

Les huiles essentielles parviennent au niveau cellulaire et participent à la destruction des agents pathogènes (microbes, champignons [mycoses], virus, toxines infectieuses) et à l'élimination des déchets du métabolisme, tout en respectant l'intégrité de la flore bénéfique (saprophyte). Les défenses immunitaires sont renforcées.

Le pouvoir osmotique des huiles essentielles explique leur efficacité sur les affections virales en général. Rappelons que les virus vivent à l'intérieur et aux dépens de nos cellules. L'huile essentielle y pénètre et détruit l'hôte indésirable. Elle agit indistinctement sur tous les virus, et c'est la raison pour laquelle il faut en recommander l'emploi systématique dans toutes les affections virales : grippe, herpès, poliomyélite, sida, zona... vis-à-vis desquelles la médecine chimique se trouve encore à ce jour désarmée. Les aérosols pulmonaires sont une voie de pénétration idéale, de même que les onctions cutanées et les bains aromatiques. Les huiles agissent puissamment par voie externe car elles traversent le revêtement cutané en quelques minutes pour atteindre le sang et agir sur les tissus, les organes, les glandes endocrines...

Action antifongique

Les infections fongiques (mycoses, candidoses, levures...) sont d'une actualité criante car les antibiotiques prescrits de manière abusive favorisent leur extension. Ici, on utilisera les mêmes groupes que ceux cités plus haut ; mais le traitement sera plus long. On ajoutera les alcools sesquiterpéniques et les lactones sesquiterpéniques. Par ailleurs, les mycoses (*Candida*) ne se développent pas sur un terrain acide. Il faut donc chercher à alcaliniser le terrain.

Parmi les huiles essentielles antifongiques : ajowan, bois de rose, cannelle de Chine, clou de girofle, épinette noire, eucalyptus citronné, géranium rosat d'Égypte, laurier noble, lavande aspic, litsée citronnée, marjolaine des jardins, origan compact, palmarosa, romarin cinéole, sarriette des montagnes, thym à thymol et thujanol.

Action antiparasitaire

Certaines familles biochimiques ont une action anti-parasitaire. Elles comptent le groupe des phénols, des alcools monoterpéniques et des oxydes, les cétones et les lactones. Mais celles-ci demandent une vigilance constante quant à la dose, à la voie d'administration et à la posologie de ces molécules hautement réactives (neurotoxicité, action abortive). C'est là encore un domaine d'activité qui singularise les huiles essentielles par rapport aux produits de synthèse chimique. Citons : ajowan, bois de rose, camomille noble, cannelle de Chine, clou de girofle, épinette noire, tea-tree, thym à thymol.

Action antiseptique

Les aldéhydes et les terpènes sont réputées pour leurs propriétés désinfectantes et antiseptiques, et s'opposent à la prolifération des germes pathogènes. Les hôpitaux sont confrontés à des problèmes insurmontables (maladies nosocomiales, légionellose), or les huiles essentielles sont efficaces : elles peuvent être diffusées pour désinfecter les locaux, les salles de réanimation et les chambres des malades.

Eucalyptus radié est très intéressant en période hivernale pour l'assainissement de l'air (habitations, salles d'attente, maisons de repos...). C'est l'huile essentielle la plus agréable à respirer. Son odeur est fine et aérienne. Attention, elle est souvent rectifiée. Autres huiles essentielles : le citron (et autres zestes : orange, mandarine, pamplemousse), la citronnelle de Ceylan, les fleurs d'oranger (néroli), le romarin, le sapin de Sibérie.

Les bains aromatiques

• Les bains aromatiques ont toujours été réputés pour leurs innombrables propriétés : circulatoires, antispasmodiques, calmantes et tonifiantes à la fois (car rééquilibrantes), antiseptiques générales et locales (pulmonaires, urinaires, intestinales…), antiarthritiques, antirhumatismales, anticellulitiques, reminéralisantes, régulatrices des cycles menstruels, digestives, vermifuges, cicatrisantes…

• Les bains aromatiques sont à la portée de tous, simples à préparer et des plus agréables. Ils peuvent être relaxants, stimulants, aphrodisiaques, réchauffants et rafraîchissants. Tout dépend des huiles choisies et de la température de l'eau.

• De plus, les bains aromatiques peuvent se combiner avec d'autres thérapeutiques (enveloppements d'algues, bains d'argile…) ; ils ont alors un effet synergique.

• Toutes les huiles citées pour les frictions ont des effets comparables en bains, en particulier dans le soulagement des douleurs articulaires, la relaxation musculaire et nerveuse, l'amélioration de la circulation sanguine et l'amincissement.

• Les huiles essentielles ne se mélangeant pas à l'eau, les diluer dans une base moussante (savon liquide) puis verser ce mélange dans le bain. On trouve en pharmacie des dispersants non alcoolisés (Labrafil, Disper), exempts de détergent synthétique, qui favorisent une dilution parfaite. On peut aussi utiliser du miel ou des eaux aromatiques.

• Pour une baignoire pleine, la forte dilution oblige à utiliser au moins 2 ml (environ 80 gouttes). (Pensez à réduire les doses pour les enfants.) La plupart des produits du commerce ne contiennent, au mieux, que 5 % d'huiles essentielles, soit 0,5 ml pour un bain, sans parler des bains moussants parfumés artificiellement.

L'aromatogramme et le terrain

L'aromatogramme : antibiogramme aromatique

Avec la mise au point de l'aromatogramme (équivalent de l'antibiogramme pour les antibiotiques), la médecine naturelle moderne s'est enrichie d'un examen biologique capital. L'aromatogramme sert à tester l'efficacité des huiles essentielles sur des germes prélevés chez un malade (foyer infectieux, urines, matières fécales). Les germes sont ensemencés et cultivés dans un milieu favorable à leur développement (gélose), puis placés dans des boîtes de culture (boîtes de Pétri).

Sur ces colonies microbiennes sont ensuite disposées plusieurs séries de petits disques de papier buvard imprégnés des huiles à tester. Après un temps de latence à 37,5 °C, il est possible de mesurer le diamètre du halo d'inhibition entourant les disques. Chaque halo (zone claire) montre la destruction des germes pathogènes et donne une indication claire de l'activité antibactérienne des huiles essentielles utilisées.

Une soixantaine d'huiles essentielles chémotypées sont ainsi testées sur un grand nombre de germes de classes différentes. L'aromatogramme représente ainsi un point de repère essentiel puisque cette technique est identique à celle utilisée pour mesurer l'activité bactéricide des antibiotiques. La comparaison est donc aisée pour tout thérapeute soucieux d'évaluer des méthodes similaires. Cet examen est très intéressant dans la mesure où il permet d'agir grâce aux huiles essentielles avec précision et rapidité sans entraîner les effets secondaires des antibiotiques (fatigue, baisse d'immunité et destruction de la flore intestinale).

Les huiles essentielles majeures sont employées systématiquement :
- antibactériennes : origan, thym, cannelle, girofle, sarriette… ;
- antimycosiques (détruisant les champignons et moisissures) : géranium rosat, lavande, sarriette, thym… ;
- antivirales : citron, laurier, lavande, niaouli, pin, ravensare, romarin, sauge, thym…
Ces huiles font partie, pour la plupart, des familles biochimiques des phénols et des minoterpénols.

L'aromatogramme de terrain

L'aromatogramme donne parfois des résultats plus surprenants pour guider la prescription. De nombreuses huiles essentielles sont à faible pouvoir antiseptique *in vitro*, pourtant l'aromatogramme indique que certaines ont une très bonne efficacité, parfois supérieure à celle des huiles à fort pouvoir antiseptique. Ce qui surprend, c'est que ces essences sont spécifiques du terrain de tel malade : quand le santal est efficace, le patient a des problèmes urologiques ; l'eucalyptus indique un terrain diabétique ; la lavande, un terrain spasmodique ou colitique ; le palmarosa, un terrain à mycose. Tout aromathérapeute qui étudie le terrain de son patient peut s'en apercevoir.

Cette constatation surprenante peut donner un diagnostic d'une pathologie spécifique. Les huiles essentielles de terrain augmentent la capacité défensive de l'organisme en rééquilibrant la flore intestinale et les fonctions déficientes. Le traitement aromatique permet dans ces cas de traiter non seulement l'infection, mais aussi les déséquilibres organiques profonds.

Qu'attend-on pour les employer dans nos hôpitaux où l'on recense 30 % de pathologies nosocomiales contre lesquelles la médecine chimique n'a aucune solution ? Il en va de même pour les légionelloses…

Les huiles essentielles désinfectantes

Il existe 2 façons de venir à bout des microbes, donc 2 types de produits à utiliser :
- tuer les dits microbes, c'est la caractéristique des produits bactéricides,
- les « bloquer » : ils restent vivants mais ne peuvent plus se reproduire, ce que font les produits bactériostatiques.

Nombre d'antibiotiques, si généreusement prescrits au moindre rhume, font partie de la seconde catégorie, contrairement aux idées reçues. Et les virus ? Ils résistent. Certaines huiles essentielles ont cependant la particularité de parvenir à traverser leur cuirasse donc à les détruire :
- L'essence de cannelle, diluée à 1/300, tue le bacille de la typhoïde.
- L'essence de citron est bactéricide : des travaux ont montré que les vapeurs de citron neutralisent le méningocoque en 15 min, le bacille d'Eberth (typhoïde) en moins de 1 h, le pneumocoque en 1 à 3 h, le staphylocoque doré, réputé ultra-résistant et dangereux, en 2 h, et enfin le streptocoque hémolytique en 3 à 12 h. Avec l'essence de citron, on réduit la durée à 5 min pour le bacille d'Eberth et le staphylocoque, et à 20 min pour le bacille de Loeffler, responsable de la diphtérie. Quant au bacille de Koch, à l'origine de la tuberculose, il est inhibé avec 0,2 % d'essence. D'où l'utilisation traditionnelle du citron dans les huîtres pour détruire d'éventuels germes, dans l'eau de table suspecte et dans les marinades de poisson.

Les succès de l'aromathérapie dans les affections de type angines à streptocoques, cystites chroniques, mycoses, infections dentaires, cutanées et digestives, maladies virales (grippe, zona…) incitent les praticiens à les conseiller fréquemment, en alternative aux traitements antibiotiques (angine enrayée en quelques heures par les huiles de sarriette et de bois de rose ; grippe stoppée en 24 h par l'huile de ravensare ou de niaouli).

Les huiles les plus importantes dans la lutte anti-infectieuse (girofle, cannelle, origan, sarriette, thym) possèdent un pouvoir égal ou supérieur au phénol, longtemps considéré comme l'antiseptique de référence le plus efficace.

L'homéopathie

En médecine, en homéopathie ou en oligothérapie, on appelle « terrain » organique l'ensemble de nos prédispositions individuelles à réagir. Elles résultent de notre hérédité : famille d'allergiques, de tuberculeux, de cancéreux..., et des événements de la vie qui ont marqué notre corps : vaccinations, traumatismes, carences alimentaires, stress... Tous les hommes ne sont pas égaux dans le domaine de la santé.

Une médecine « sur mesure »

Thérapeutique individuelle et « sur mesure », l'homéopathie, elle aussi, présente de grands atouts face aux maladies infectieuses. Ses traitements « par petites touches », étudiés par le thérapeute selon la typologie du malade (axée sur sa morphologie, ses antécédents et son environnement) tiennent ainsi compte des possibilités particulières de chaque organisme à réagir aux agressions microbiennes. Là encore, il s'agit de consolider les fondations du terrain. Face aux symptômes révélateurs des physiopathologies, l'homéopathe tient à sa disposition une large palette de remèdes aptes à soigner une angine, une otite catarrhale ou une infection urinaire par exemple. Ainsi, notre système immunitaire, en l'occurrence respiratoire, est chargé entre autres de nous défendre et dispose de nombreuses armes pour lutter contre l'envahisseur. Bien souvent, l'homéopathe se contente de respecter le jeu normal de l'organisme.

Les cellules de la muqueuse qui réagissent à l'inflammation bloquent la diffusion de l'agression sur les lieux mêmes où elle se produit en fabriquant des substances chimiques qui détruisent l'intrus ou favorisent son élimination. Ainsi, « j'ai le nez qui coule ou j'éternue » c'est pour chasser les microbes qui attaquent ma muqueuse nasale.

Les cellules lymphocytaires T de la muqueuse sont informées de l'attaque et font passer le message dans la lymphe ou le sang, puis aux ganglions de la paroi de la gorge (les végétations ou les amygdales) pour amplifier la réponse en recrutant d'autres lymphocytes, dont ceux qui fabriquent les immunoglobulines des muqueuses (IgA). Leur rôle est de bloquer les microbes pour faciliter leur destruction.

À chacun son « terrain »

Si cela ne suffit pas, les ganglions satellites du cou sont sollicités, et éventuellement certains médiateurs chimiques informent le corps entier de l'invasion virale ; nous pouvons dérégler notre thermostat intérieur en faisant de la fièvre pour empêcher la multiplication des virus. Les cellules lymphocytaires B des ganglions fabriquent aussi d'autres anticorps (IgM ou IgG) de plus en plus précis dans leurs actions contre les agresseurs.

Mais parfois tout ne se déroule pas aussi bien :
• Les anticorps produits provoquent des réactions excessives ou même explosives (crises d'éternuements), traînantes et peu efficaces : c'est la réaction allergique, que les homéopathes appellent « psorique ».
• Les cellules immunitaires se multiplient dans les ganglions, et les anticorps sont trop peu nombreux ou inefficaces, d'où des infections récidivantes : c'est le terrain anergique ou « tuberculinique ».
• Les réactions inflammatoires se pérennisent et font des suppurations chroniques plus ou moins enkystées avec des ganglions volumineux : c'est le terrain « sycotique ». Cela peut être dû à un recours excessif aux vaccins, aux traitements corticoïdes ou antibiotiques.
• L'infection semble dominer les défenses de l'organisme et les lésions se creusent avec formation d'ulcérations et de nécroses qui caractérise le terrain « luétique ».

Bien sûr, cette vision de nos défenses est un peu simpliste. Mais elle permet d'apercevoir ce que peut englober cette notion de terrain qui, sans être rigide, oriente le médecin dans son choix du meilleur remède de fond.

Pour cela, il tient compte des antécédents familiaux de son patient, de son histoire propre (maladies passées, accidents, vaccinations), de son lieu de vie (climat sec ou humide, maison ancienne ou récente avec des plâtres humides), de ses habitudes alimentaires (certains ne supportent pas le lait, d'autres les sucres, d'autres détestent le poisson ou les fruits), etc. Parmi tous ces éléments, l'attention porte en priorité sur ceux qui sont contemporains de la survenue des problèmes de santé à traiter.

L'homéopathe compose un traitement individuel à 3 niveaux avec :
• le remède de fond du patient, en doses régulièrement administrées 1 ou 2 fois par mois, en haute dilution, 15 ou 30 CH ;
• des dilutions éventuellement des vaccins ou des toxiques perturbateurs ;
• les remèdes symptomatiques les plus semblables aux troubles présentés par le patient en moyenne dilution : 7 ou 9 CH.

L'oligothérapie et les micro-nutriments

L'oligothérapie peut, elle aussi, rendre des services dans ce domaine. Son originalité réside dans son rôle d'« électricien spécialisé » du métabolisme. En effet, l'introduction d'un ou plusieurs oligo-éléments dans un organisme en souffrance permet de rétablir, dans leur intégralité, les échanges chimiques, électriques et physiologique des réactions immunologiques.

Les oligo-éléments jouent un rôle fondamental dans les mécanismes enzymatiques cellulaires qui règlent les processus immunitaires. C'est ainsi que la carence en oligo-éléments, ou l'insuffisance de leur utilisation par les enzymes du métabolisme de l'organisme, peut se retrouver dans de nombreuses affections allant de la banale grippe jusqu'aux pathologies dégénératives, comme l'ont démontré depuis une vingtaine d'années de nombreux travaux.

Dans le processus infectieux, la mise en jeu des défenses immunitaires, et par conséquent de la phagocytose, va augmenter les besoins de l'organisme en certains éléments impliqués à ce niveau en tant qu'éléments de lutte contre la destruction cellulaire.

Oligo-éléments indispensables au bon fonctionnement du métabolisme

aluminium, antimoine, arsenic, bore, chrome, cobalt, cuivre, étain,	fer, fluor, iode, lithium, magnésium, manganèse, molybdène,	nickel, rubidium, sélénium, silicium, vanadium, zinc

Les oligo-éléments

Étudions les oligo-éléments impliqués dans les processus immunitaires et infectieux. Ils jouent aussi un rôle dans la lutte anti-radicalaire.

Cuivre

Rôle anti-radicalaire dans les super-oxydes dismutases et dans les cyto-chromes-c-oxydases de la chaîne respiratoire mitochondriale.

Sa carence entraîne une diminution des fonctions du système réticulo-his-tiocytaire, et de l'activité des granulocytes ainsi qu'une altération de la réponse des anticorps.

Le cuivre, anti-infectieux par excellence, peut s'employer seul ou associé au manganèse (dans les troubles ORL), au soufre ou au sélénium (notam-ment dans les cas de bronchite chronique). Le trio cuivre-or-argent est à prescrire à des patients fatigués, proies favorites des maladies infectieuses.

Germanium

Cet élément possède un potentiel d'effets sur le système immunitaire :
• stimulation de la production d'interféron gamma immunitaire ;
• activation des macrophages ;
• stimulation de l'activité des lymphocytes K ;
• stimulation de la production de cellules T8 suppressives.

Fer

C'est un élément capital dans l'immunité :
• Une surcharge en fer a pour conséquences : une diminution de l'activité des Natural Killer cellulaires, une augmentation des lymphocytes B, une modi-fication des différentes populations de cellules T (T4 diminués, T8 aug-mentés) et une diminution de la production d'interleukines 2.
• Une carence en fer est responsable d'une diminution des cellules T4.
• La transferrine-synthétase est présente également dans les lymphocytes T.

Magnésium

Sa carence a pour conséquences :
• des troubles dans la régulation du complément C3 ;
• une diminution de tous les anticorps sauf les IgE et des plasmocytes.

Manganèse

Favorise le chimiotactisme positif des macrophages.

Fait partie intégrante de la super-oxyde dismutase des mitochondries, d'où son rôle anti-radicalaire et son action dans la phagocytose.

Sélénium

Le sélénium peut agir sur différents composants du système immunitaire, principalement par ses fonctions essentielles dans la glutathion peroxydase qui stimule l'activité des lymphocytes T.

Une carence en cet élément a pour conséquences :

• une altération des phénomènes de prolifération lymphocytaire et macrophagique ;

• une diminution de l'activité de la glutathion peroxydase, donc de son action antioxydante et protectrice membranaire.

Silicium

L'adjonction de silicium réduirait la production de radicaux libres par les cellules macrophagiques.

Zinc

Rôle dans la division cellulaire et la replication des acides nucléiques, donc dans la croissance des différents tissus dont le tissu lymphoïde.

Au niveau des organes lymphoïdes, une carence en zinc entraîne, chez le rat, une atrophie du thymus et de la rate, atrophie réversible par une supplémentation en cet élément.

Au niveau du processus immunitaire humoral, la carence en zinc entraîne une diminution de la production de lymphokines, d'anticorps IgA et IgM, et de thymuline.

Les micro-nutriments

Les micro-nutriments sont composés d'ions ou de molécules, présents en très petite quantité dans chaque cellule et dans les liquides de l'organisme où ils exercent des fonctions indispensables au maintien de la vie. Ils remplissent des fonctions de catalyseurs de réaction et aussi d'antioxydants.

Les micro-nutriments regroupent les oligo-éléments, les vitamines et les antioxydants.

Les vitamines se divisent en 2 groupes : les liposolubles (A, D, E et K) qu'on trouve surtout dans les corps gras et les hydrosolubles (vitamine C et le groupe B, B1, B2, B3, B5, B6, B9, B12 auxquelles on ajoute l'acide folique et la biotine) qu'on trouve dans les aliments dits aqueux : légumes, poissons, viandes.

Les antioxydants présents dans l'organisme sont de 3 natures :
• Les *agents de prévention* ont pour rôle d'annihiler les molécules d'origine endogène ou exogène responsables de la production de radicaux libres.
• Les *agents de détoxication active*. Il s'agit de 3 enzymes spécifiques : la superoxyde dismutase, qui inhibe les réactions en chaîne, la catalase et la glutathion peroxydase, qui prennent en charge la détoxication des agents cancérigènes.
• Les *agents de détoxication passive*, d'origine exogène. Ils éliminent une partie des radicaux libres ayant résisté aux deux premières défenses (agents de prévention et agents de détoxication active). Les plus connus sont le bêta-carotène, les vitamines C et E. On peut les trouver dans la plus grande partie des fruits et des légumes (vitamines A et C), ou dans les huiles végétales (vitamine E). On parle également beaucoup du zinc, du sélénium et du lyco-pène (tomates cuites).

Les radicaux libres sont constitués d'un radical (hydroxyle, superoxyde ou peroxynitrite). Ils se présentent aussi sous forme de monoxyde d'azote, de peroxyde d'hydrogène, qui ressemble à l'eau et est fabriqué par certaines enzymes, et enfin d'oxygène « singulet ». Cette forme activée de l'oxygène est

Les micro-nutriments et les radicaux libres

Rappelons que les molécules sont faites d'atomes. Les atomes contiennent un noyau. Autour du noyau gravitent de minuscules particules appelées électrons. Ces électrons s'associent toujours par deux dans leur trajectoire. Mais, au mépris des principes de la chimie, certains atomes et certaines molécules se promènent ouvertement avec un ou plusieurs électrons célibataires ! Ces mauvais élèves sont dangereux, rendus très réactifs par leur particularité chimique. En effet, pour acquérir la stabilité qui leur manque, et donner un partenaire à leur électron solitaire, ils ont tendance à arracher un électron à des molécules, les transformant à leur tour en radical libre. Cette vampirisation crée une réaction en chaîne appelée oxydation, qui abîme de manière souvent irréversible la matière organique. Elle est à l'origine de la rouille, du rancissement des corps gras.

produite sous l'action des rayons appelés ultraviolets, lors d'une exposition au soleil. Elle peut s'attaquer à l'ensemble des constituants de la cellule. Elle est à l'origine du vieillissement de la peau mais aussi des cancers cutanés. La parade est assurée par une série d'antioxydants qui sont :

Les enzymes antioxydantes (métallo-enzymes)
• SOD (superoxyde dismutase) : enzyme qui transforme les anions super-oxydes en eau oxygénée (l'une est propre à la mitochondrie, l'autre au milieu intracellulaire) ; requiert du manganèse pour agir.
• GPX (glutathion peroxydase) : enzyme activée par le sélénium ; elle neutralise définitivement l'eau oxygénée (ou peroxyde d'hydrogène) en eau. Mais si l'eau oxygénée rencontre d'abord du fer ou du cuivre libres, elle engendre des radicaux hyper-agressifs, d'où la présence, dans la liste des antioxydants, de molécule capables d'éponger le fer libre : la lactoferrine dans le lait, la transferrine et l'albumine dans le sang, la ferritine dans le foie.
• Les catalases.

Les antioxydants hydrosolubles
• Vitamine C.
• Glutathion et acides aminés soufrés (taurine, cystéine).
• Acide urique, albumine, lactoferrine, transferrine, céruloplasmine.
• Sélénium et zinc.

Les antioxydants liposolubles
• Vitamine E (alpha-tocophérol) et vitamine A.
• Lycopène (pigment rouge des tomates).
• Caroténoïdes.
• Lutéine / zéaxanthine (pigment jaune du maïs).
• Coenzyme Q10 (particulièrement protecteur des mitochondries) et du muscle cardiaque.
• Acide alpha-lipoïque (dérivé de la vitamine B_1 qui paraît capable de potentialiser les autres antioxydants) ; on en trouve dans le brocoli.
• Flavonoïdes : extraits surtout des parties aériennes de plantes (ginkgo, chardon-Marie) ; ils protègent les graisses, chélatent le fer et réduisent l'activité d'enzymes qui contribuent au vieillissement, par exemple la cataracte.
• Irinoïdes (feuilles d'olivier).

Les « remèdes de bonne femme »

La médecine a trouvé des solutions à beaucoup de grandes maladies. Mais pas toujours aux petites. Les maux quotidiens et chroniques comme les colites, les cystites, les hémorroïdes ou les douleurs articulaires ne sont pas totalement résolus par les médicaments d'aujourd'hui. « *Aussi les scientifiques ne haussent pas plus les épaules devant les pratiques ancestrales*, reconnaît le professeur Jean-Paul Escande, chef du service dermato-vénérologie à l'hôpital Tarnier-Cochin à Paris, *ils y ont même pris intérêt. On "réévalue", on "revisite" les vieux procédés. Et c'est bien parce que cela encourage les gens à se prendre en charge, à revenir à la Nature alors que le médicament chimique nous a fait démissionner. Il ne s'agit pas de croire aux miracles. Le jus de citron ne fait pas des centenaires. S'intéresser aux traditions est un état d'esprit. Même si les vertus de certaines d'entre elles ne sont pas démontrées. Le mystère, c'est sérieux. C'est humain. Il est des questions comme "qu'est-ce que Dieu, la Vie ou l'Amour ?" auxquelles la science ne répondra jamais.* »

C'est ainsi que les « remèdes de bonne femme » restent d'actualité. Le mot « femme », dans ce contexte, ne vient pas du latin *femina* mais de *fama*, signifiant « renommée ». Les remèdes dits « de bonne femme » devraient donc s'appeler remèdes de bonne « fama », c'est-à-dire de bonne réputation, de bonne renommée.

Il en va de même des plantes désignées par le terme de « simples » : il s'agit de remèdes formés d'une seule substance naturelle qui n'a pas subi de transformation. On pourrait élargir le terme en parlant de simplicité lorsqu'il est question de soigner avec les simples.

Ces remèdes anciens ont traversé les millénaires, pour entrer dans les traditions et les religions de toutes les civilisations.

Une croyance s'est donc établie en l'efficacité de ce genre de thérapeutique. On n'est pas loin du placebo... car, si l'on considère l'importance de la composante psychique de l'être humain, il est évident que ces « techniques médicinales » ont des résultats plus spectaculaires chez ceux qui leur font confiance que chez les incrédules ou les rationalistes de tout poil.

Cataplasme de chou cru sur le dos « bloqué », masque d'argile contre les maux de tête, bière pour les cheveux, emplâtre anti-cors au lierre et au vinaigre, sucre dans les escarres, bave d'escargot dans la tuberculose qui a donné le sirop Helicidine, aimants pour apaiser les douleurs musculaires et retour en force des sangsues dans certains centres hospitaliers : la science ne se moque plus des « remèdes de bonne femme » ! Mieux, elle en a avalisé les plus efficaces.

On pourrait aussi développer l'intervention des venins de serpents et aussi les latex dans la lutte contre les infections et de combien d'autres molécules naturelles qui restent à étudier !

Pourquoi risquer les effets secondaires de certains médicaments de synthèse dans les cas où potions, compresses, décoctions, bains et aliments divers peuvent faire aussi bien sinon mieux ?

La Sécurité sociale devrait y trouver son compte et vous aussi.

Partie 2

Le bon usage des antibiotiques naturels

La place des maladies infectieuses
dans la pathologie quotidienne

L'apparition de toute la panoplie des médicaments récents (sulfamides, antibiotiques, anti-inflammatoires, vaccins, etc.) a permis de modifier complètement l'aspect de la pathologie infectieuse. La prévention par la vaccination, par exemple, a diminué d'une manière très importante la morbidité de certaines maladies infectieuses : fièvre typhoïde, coqueluche, tuberculose, diphtérie, tétanos, variole, poliomyélite.

Quant aux autres maladies infectieuses, les nouvelles thérapeutiques permettent d'en modifier considérablement le pronostic. Le rhumatisme articulaire aigu, ou maladie de Bouillaud, survenu après une angine à streptocoque mal traitée, illustre parfaitement ces propos : cette maladie peut s'avérer redoutable par ses complications, cardiaques en particulier ; or, depuis le traitement intensif par les antibiotiques, les complications valvulaires ont presque disparu.

L'arsenal thérapeutique est maintenant très important : antithermiques, sulfamides, antibiotiques, anti-inflammatoires, bactériophages (dont l'action est encore mal connue), antiviraux (difficilement mis au point), agents immunitaires (sérum et immunoglobuline), vaccins.

Un certain nombre de maladies infectieuses restent cependant très fréquentes : grippe, coqueluche, oreillons, rougeole, scarlatine, varicelle, ainsi que tout le cortège des septicémies, infections méningées, urinaires, etc. Pour toutes ces affections, les médecines naturelles et, tout particulièrement, la phytothérapie avec les huiles essentielles présentent des possibilités très intéressantes.

Signification des abréviations utilisées dans ce guide

• **ââ** = à quantité égale • **qsp** = quantité suffisante pour faire... • **g** = gramme(s) et non goutte(s)

Exemple :	Dans cet exemple, vous devez
- Thym	prendre 1 gramme de chacune de
- Lavande	ces 3 huiles essentielles et ajouter
- Sarriette : **ââ** 1 **g**	de l'huile d'amande douce
- Huile d'amande douce : **qsp**	en quantité suffisante pour obtenir
125 ml.	au total 125 ml.

Chapitre 6 — La fièvre

Qu'est-ce que la fièvre ?

On parle de fièvre lorsque la température rectale est supérieure à 37,3 °C le matin, 37,8 °C le soir. Rappelons que la prise de la température doit être effectuée au repos depuis quelques minutes, à distance des repas. L'hyperthermie est la plupart du temps d'origine infectieuse (il s'agit d'ailleurs souvent du symptôme principal) mais elle peut aussi venir révéler une autre maladie. Elle peut s'accompagner de frissons, de sueurs, de maux de tête, parfois d'agitation, de douleurs articulaires ou musculaires, d'une éruption..., tous signes qui vont orienter et préciser le diagnostic.

La fièvre est souvent considérée comme un symptôme inquiétant. La première erreur à commettre serait de vouloir immédiatement « couper » cette fièvre : il faut laisser à l'organisme infecté le temps d'exprimer les autres signes de la maladie pour que le médecin puisse faire un diagnostic précis et pour lui éviter ainsi de donner un traitement d'attente, généralement un antibiotique, alors que le malade bénéficiera d'un traitement mieux adapté si la maladie est « déclarée » au moment de sa visite.

La fièvre doit cependant être surveillée, voire combattue, chez les jeunes enfants quand elle atteint des sommets très élevés (jusqu'à 41 °C), non supportables pour l'organisme (risque de convulsions), ou devant une fièvre essentielle liée à un dérèglement des centres thermorégulateurs.

Faut-il faire baisser la fièvre ?

L'élévation de la température corporelle est une réaction naturelle de défense de l'organisme : elle lui permet de mieux résister à l'infection en tuant par la chaleur du corps les germes responsables ou en gênant leur multiplication. Le premier réflexe lors d'un épisode infectieux est bien souvent de recourir à l'aspirine ou au paracétamol pour faire baisser la température et se sentir, provisoirement, mieux… Mais on supprime alors le meilleur moyen de défense naturel. Il faut au contraire, tant qu'elle n'est pas trop élevée et ne fait pas courir le risque de convulsions, savoir résister à cette tentation a priori logique.

La fièvre n'est pas seulement un signe de maladie, c'est aussi un mécanisme de défense de l'organisme. En effet, un très grand nombre de microorganismes ne peuvent se reproduire et se multiplier qu'à une certaine température. Il suffit d'une simple élévation de la température du corps (de 1 ou 2 °C) pour que cette multiplication soit ralentie ou empêchée ; ce qui laisse le temps à l'organisme de mobiliser ses autres défenses. Il est donc paradoxal de voir certains médecins prescrire des médicaments « antipyrétiques » (destinés à faire tomber la fièvre) dont le plus utilisé est encore l'aspirine, et priver l'organisme malade d'un système naturel de défense.

Les rares cancers dont la guérison a été spontanée (1 cas sur 90 000) guérissent toujours à la suite d'une fièvre intense et prolongée dont la traduction sur le milieu cellulaire de l'organisme est une mise en acidose (pH acide) du terrain.

Depuis 50 ans, l'utilisation des médicaments anti-infectieux majeurs (antibiotiques) et antifébriles a éliminé ces épisodes acidosiques provoqués par le banal cortège des infections fébriles qui sont combattues systématiquement dès leur apparition. La disparition de ces périodes acidosiques spontanées participe à l'accroissement de la cancérisation, l'effet thérapeutique de ces phases acidosantes étant d'autant plus important que les cellules cancéreuses sont peu développées.

La fièvre, le premier symptôme

La fièvre précède souvent l'apparition des autres signes objectifs. Dans un certains cas, on peut même se trouver devant une fièvre au long cours sans autre manifestation, et c'est l'examen clinique, complété par des examens de laboratoire, qui va mettre en évidence une sinusite chronique, une infection rénale, une cholécystite ou une angiocholite (atteinte de la vésicule biliaire), un phlegmon périnéphrétique… Il faut penser aussi au paludisme, à la tuberculose, à la fièvre de Malte, aux infections « exotiques » (amibiases, fièvre jaune…), aux endocardites, aux fièvres intestinales, au cancer, à la maladie de Hodgkin ou d'autres hémopathies. La numération globulaire et la formule sanguine restent des examens précieux malgré toutes les nouvelles investigations.

La phytothérapie contre la fièvre

Différentes méthodes selon les propriétés des plantes

Pour faire chuter une température trop élevée, il existe tout un arsenal de plantes faciles à prendre sous forme de tisanes ou de décoctions.

• **Des plantes fébrifuges** (qui font baisser la fièvre) : aulne, bourrache, petite centaurée, chêne, gentiane, gingembre, grassette, héliante, hêtre, ményanthe, noisetier, quinquina et sauge.

Des plantes fébrifuges à action spécifique :

- bistorte : fièvres intermittentes ;
- chardon-béni et piloselle : fièvre de Malte ;
- *Combretum micranthum* : fièvre bilieuse hématurique ;
- marrube blanc : salmonellose (typhoïde).

• **Des plantes « sudorifiques »** (qui font transpirer) : camomille romaine, sassafras, benoîte, buis.

• **Des plantes « diurétiques »** (qui permettent de drainer les reins) : ail, alkékenge, artichaut, aspérule, bouleau, chardon-béni, chiendent, citron, frêne, millepertuis, olivier.

• **Des plantes qui réunissent ces 3 propriétés :** acore aromatique, bouleau, chardon-béni.

• **Plantes anti-palustres (*quinquina-like*) :** aulne, benoîte, gentiane, hêtre, saule blanc.

Pendant toute la durée de la fièvre, pour ne pas laisser l'organisme se déshydrater, il est conseillé de boire abondamment tisanes et jus de légumes (céleri en branche, concombre) ou de fruits (orange, pamplemousse, raisin ou framboise) obtenus à l'aide d'une centrifugeuse ou d'un presse-fruits.

Modes d'utilisation des plantes

Tisanes

Il existe plusieurs tisanes pour faire baisser une fièvre trop forte, en voici 2 :

• **Gentiane & gingembre**

- racine de gentiane (75 g)
- racine de gingembre (25 g)

Faire bouillir pendant 5 min une poignée de ce mélange dans une casserole d'eau puis laisser infuser 5 min. Prendre 4 à 5 fois par jour, pendant toute la durée de la fièvre, à raison de 1 cuillerée à café pour 1 bol d'eau.

• **Aulne, chêne & grassette**

- feuilles d'aulne, de chêne, de grassette à quantité égale (75 g)

1 cuillerée à soupe du mélange par tasse. Laisser infuser 10 min. En boire 3 à 4 tasses.

Poudres et teintures mères

- poudre d'écorce de saule blanc (5 à 10 g)

À prendre plusieurs fois par jour dans 1 cuillerée de miel.

Vous pouvez aussi trouver en pharmacie des plantes transformées en teintures mères :

- hélianthe : 20 à 30 gouttes dans un peu d'eau, 2 à 3 fois par jour.
- écorce de saule (50 g) : à macérer dans 1 l de vin ; boire 1 verre avant les repas.

Bains & frictions

Il est également possible de contenir la fièvre avec des bains tièdes. La température de l'eau doit être légèrement inférieure à celle du corps. Vous pourrez ajouter dans l'eau du bain l'équivalent de 1 cuillerée à soupe d'un mélange d'huiles essentielles préparé par votre pharmacien : camomille, gingembre, genièvre, sassafras (5 gouttes de chaque dans 125 ml d'excipient solubilisant).

À la sortie du bain, frictionner le corps du malade avec un mélange de teinture de gingembre (30 gouttes) et d'huiles essentielles de citron, camomille et sassafras (12 gouttes de chaque) dans un flacon de 125 ml d'alcoolat de gentiane.

Quelques plantes fébrifuges

De très nombreuses plantes ont de tous temps été utilisées à travers le monde pour soulager la fièvre. En Indonésie, par exemple, 256 plantes sont des remèdes populaires pour cet usage. Tous les pays recèlent de telles plantes dans leur pharmacopée.

Il est relativement facile de vérifier si une plante est vraiment efficace pour faire tomber la fièvre, si bien que les plantes sans effet dans ce domaine ne risquent guère de s'être fait une réputation imméritée.

Évidemment, le meilleur remède contre la fièvre, c'est l'aspirine, dérivée des salicylates, qu'on trouve dans l'écorce de saule et dans bien d'autres plantes encore. Les saules, qui poussent depuis les régions arctiques jusque sous les tropiques, étaient déjà utilisés par des milliers de groupes ethniques bien avant que la firme Bayer n'entreprenne de transformer l'aspirine naturelle en une pilule pharmaceutique.

L'acide salicylique a pour effet d'abaisser la température. Il provoque d'ailleurs chez les plantes un échauffement pouvant atteindre 6 °C au-dessus de la température de leur milieu ambiant. Les salicylates sont la raison pour laquelle la neige fond autour de plantes herbacées comme l'ellébore, le pied-de-griffon, la patte d'ours.

Comme la grande majorité des substances phytochimiques qui ont pour effet de faire baisser la fièvre, les salicylates ont un goût amer. Cette amertume semble étroitement liée à leur pouvoir thérapeutique fébrifuge.

Rappelons que 2 huiles essentielles recèlent 99 % de salicylate de méthyle (qui compose l'aspirine) : la gaulthérie couchée et le bouleau jaune qui poussent au Canada, pays des rhumatismes et des fièvres !

La grande camomille

Le nom anglais de la plante est *Feverfiew* ce qui signifie « peu de fièvre » ; on peut en effet l'utiliser en cas de température anormalement élevée. C'est aussi un antispasmodique et neurasthénique mais c'est son extraordinaire pouvoir antimigraineux qui est exploité depuis peu en France.

Gare à l'aspirine

Il n'est pas recommandé d'administrer de l'aspirine aux enfants atteints de fièvre si celle-ci est associée à une infection virale tels le rhume, la grippe et la varicelle. Il existe en effet un faible danger que cela puisse provoquer le syndrome de Reye, un trouble potentiellement mortel qui provoque des lésions au foie et au cerveau.

D'autre part, si vous êtes allergique à l'aspirine, sans doute est-il préférable de l'éviter et de prendre des plantes qui lui ressemblent.

▶ **Posologie.** Mettre 1 cuillerée à soupe de feuilles dans 1/4 de litre d'eau bouillante. Laisser infuser 10 min. À prendre 2 fois par jour avec du miel.

La capucine

La capucine est vivace dans la cordillère des Andes, d'où les conquistadores de Pizzarre la rapportèrent en même temps que l'or des Incas.

Elle contient une essence sulfurée, une enzyme, un hétéronide, de la résine, des gommes.

Il est prouvé que la capucine est un fluidifiant des sécrétions bronchiques et un excellent antibiotique naturel qui a le mérite de ne pas détruire la flore intestinale.

▶ **Posologie**

• En décoction (semences) : 1 cuillerée à café par tasse d'eau froide. Faire bouillir 3 min, laisser infuser 10 min. Prendre 3 tasses par jour, loin des repas.
• En infusion (fleurs ou feuilles) : 1 cuillerée à soupe dans 1 tasse à thé d'eau bouillante. Laisser infuser 10 min. Prendre 2 à 3 tasses par jour, loin des repas.

Le citronnier

Le citron est fébrifuge, mais aussi antirhumatismal, diurétique, astringent, vermifuge, tonique hépatique, antinévralgique, antiseptique et bactéricide.

Sa teneur en vitamine C en a fait un précieux antiscorbutique pour les marins.

▶ **Posologie**

• Contre les maux de gorge (angine, stomatite, aphtes) :
- bains de bouche avec le jus de 1 citron dans 1 verre d'eau tiède sucrée au miel (plusieurs fois par jour) ;
- compresses de citron légèrement salées à appliquer directement sur la gorge.
• Pour arrêter un rhume de cerveau et l'écoulement nasal important : aspirer par le nez le jus de 1 citron, d'abord étendu d'eau puis pur.

Attention diphényle !

Les citrons, comme tous les agrumes, sont traités par le redoutable *diphényle* afin de les protéger de la pourriture ; ce produit empoisonne non seulement l'écorce mais aussi la pulpe. Sachez donc acheter des citrons non traités.

L'eucalyptus

Originaire d'Australie, l'eucalyptus est un très grand arbre ornemental pouvant atteindre plusieurs dizaines de mètres de haut, utilisé depuis toujours par les aborigènes pour lutter contre les infections et les fièvres.

▸ **Posologie.** 4 ou 5 feuilles pour 1 tasse d'eau bouillante. Laisser infuser 10 min. Boire 3 tasses par jour, hors des repas, de cette tisane chaude et sucrée au miel.

La gentiane

Cette jolie plante vivace pousse dans tous les terrains, dans les pâturages de haute altitude et en culture. On la rencontre dans toute l'Europe et en France dans les régions de l'Est et du Centre.

La préparation nommée « fébrifuge français » est un mélange à parts égales de gentiane, de camomille et d'écorce de chêne.

▸ **Posologie**

• Tisane : 30 g de racine coupée dans 1 l d'eau. Faire bouillir 2 min. Laisser infuser toute la nuit. Boire 1 tasse avant les repas (potion très amère).

• Macération : 3 g de racine sèche pour 1 tasse d'eau bouillante. Laisser macérer 4 h. Prendre 1 tasse avant chaque repas.

• Vin de gentiane : faire macérer pendant 10 jours 40 g de racine dans 1 l de vin blanc. Filtrer, sucrer à convenance. Prendre 1 verre à madère avant les 2 repas.

Le gingembre

Dans le cadre d'études portant sur l'animal, on a pu prouver que diverses substances complexes présentes dans le gingembre ont des propriétés antipyrétiques (qui diminuent la fièvre).

L'arôme particulier du gingembre peut donner un goût plus agréable à certaines autres tisanes fébrifuges à base de plantes.

▸ **Posologie.** Huile essentielle : 3 gouttes par jour dans du miel d'acacia.

Le hêtre

Autrefois, l'écorce du hêtre était utilisée comme succédané du quinquina et, étant donné son pouvoir astringent, on la prescrivait contre la dysenterie et les poussées fébriles.

▸ **Posologie.** Le docteur Cazin conseille, dans ce cas, une décoction de

15 g d'écorce pour 100 g d'eau. Faire bouillir 3 à 4 min. Laisser infuser 10 min. Prendre le matin à jeun, chaude, sucrée au miel.

Le marrube blanc

Plante très commune dans le midi de la France, elle possède une odeur forte et se plaît dans les terrains incultes et secs. On la rencontre dans toute l'Europe.

C'est un diurétique et un fébrifuge. Avant l'avènement des antibiotiques, il a fait partie du traitement de la tuberculose.

▶ **Posologie**

• Infusion : 1 cuillerée à soupe par tasse d'eau bouillante. Laisser infuser 10 min. Prendre 1 tasse avant les repas.

• Vin : 60 g de plante sèche pour 1 l de vin blanc. Laisser macérer 15 jours. Filtrer. Boire 1 verre à madère avant les repas. Cette potion est aussi conseillée dans l'obésité et la cellulite.

La menthe poivrée

De nombreux herboristes qui recommandent la menthe poivrée pour soulager la fièvre suggèrent de la mélanger avec d'autres plantes antipyrétiques, telles que le sureau noir ou le saule.

▶ **Posologie.** Infusion en mélange avec d'autres plantes fébrifuges pour en améliorer le goût.

La piloselle

Cette plante se rencontre toujours en terrain sec. On la trouve en France dans la zone méditerranéenne, en Afrique du Nord et en Amérique du Nord.

L'extrait aqueux de cette plante à latex permet de lutter contre la fièvre ondulante chez l'homme.

La piloselle est cholagogue et fébrifuge. De plus, elle favorise l'élasticité des artères.

Curieuse constatation

La piloselle se plaît à vivre sur le terrain fréquenté par les animaux et les guérit, comme l'eucalyptus qui se plaît dans les marécages et guérit la fièvre des marais, ou le génépi qui pousse à 3000 m et guérit du mal des montagnes… Et il y a d'autres exemples… Hasard ?… La Fontaine ne disait-il pas : « *Dieu a toujours placé le remède à côté du mal.* »

• Macération dans du vin blanc. Plusieurs cuillerées à soupe par jour.
• Tisane : 10 g de piloselle fraîchement récoltée pour 100 g d'eau. Faire bouillir 1 min. Laisser infuser 10 min. Prendre 2 à 3 tasses par jour.
• Potion diurétique : extrait fluide de piloselle stabilisée : 4 g ; extrait mou d'alkékenge : 1 g ; sirop de citron : 100 g ; eau : quantité suffisante pour atteindre 500 ml. Boire 3 à 4 tasses.

Le piment rouge, la cannelle et la canneberge

Le piment rouge est une bonne source de salicylates. La cannelle et la canneberge ont elles aussi une certaine réputation comme antipyrétiques. Faites un essai avec de la sauce de canneberge saupoudrée de cannelle et de poivre de Cayenne.

Le quinquina

Si le paludisme a aujourd'hui presque disparu, le quinquina demeure un excellent anti-grippe qui combat en même temps la fièvre, l'anémie grippale et post-grippale. C'est aussi un analgésique en cas de crampes musculaires, courbatures fébriles.

C'est un tonique général indiqué dans les affections fébriles, les convalescences, les anémies, la tuberculose.

▶ **Posologie**
• Vin de quinquina : 20 g d'écorces à faire macérer pendant 3 jours dans 1 l de vin blanc doux. Passer et prendre 1 verre 2 fois par jour avant les repas.
• Liqueur de quinquina : faire macérer 40 g d'écorce dans 100 g d'alcool à 60° pendant 1 jour et 1 nuit, puis ajouter 1 l de vin blanc ou rouge. Laisser macérer 12 jours, en agitant le mélange chaque jour. Filtrer. Boire 1 verre à liqueur avant chaque repas.

Les divers quinquinas

Les quinquinas sont fébrifuges par la quinine qu'ils contiennent ; le jaune s'utilise plutôt en gélules par voie orale ; le gris pour des tisanes à très forte concentration (20 % d'écorce).

Des tisanes contre la fièvre

Exemples de formules simples

Infusion de chardon-béni : 30 g de sommités fleuris pour 1 l d'eau. Laisser infuser 10 min ; en boire plusieurs tasses dans la journée, selon le besoin.

Infusion de bourrache : 30 g de fleurs fraîches pour 1 l d'eau. Laisser infuser 10 min ; en boire 5 à 6 tasses dans la journée.

Infusion de marrube blanc : 50 g de sommités fleuries dans 1 l d'eau. Laisser infuser 10 min. Boire le litre dans la journée.

Infusion d'artichaut : infusion de ses racines dans de l'eau bouillante contribue à faire baisser la température.

Exemples de formules composées

Aulne, chêne, bourrache, gentiane

L'aulne est surnommé le « quinquina indigène ».

La bourrache dont on utilisera les fleurs fraîches.

La gentiane fait partie, comme la camomille et l'écorce de **chêne**, de l'excellent « fébrifuge français ».

• Aulne : 20 g, chêne (feuilles) : 30 g, bourrache (fleurs) : 50 g, gentiane : 75 g.

Mettre 2 cuillerées à soupe bien pleines de ce mélange dans 1/2 l d'eau bouillante. Laisser infuser 10 min, passer et répartir en 2 ou 3 prises dans la journée. Ajouter dans chaque tasse 1 cuillerée à café de miel d'acacia.

Thym, camomille, tilleul

• Thym (antiseptique) : 10 g, camomille (réduit l'inflammation) :10 g, tilleul (favorise la transpiration) : 10 g.

Mélanger les plantes et les laisser infuser au moins 5 min dans environ 25 cl d'eau bouillante. Filtrer et boire chaud. Plusieurs tasses par jour doivent permettre de récupérer quelques forces.

Les gélules de poudre ou de nébulisat

Le saule fait la transition avec certaines plantes plutôt diurétiques (chiendent, frêne, bouleau, aspérule odorante), pour ajouter dans des formules antipyrétiques.

Exemple avec des extraits Titrex :

Pour 1 gélule : 0,2 g de saule ; 0,2 g de reine-des-prés.

▶ 2 gélules à la fois, 2 à 3 fois par jour.

Le saule blanc

Le principe actif du saule blanc, *la salicine*, fut isolé en 1830, et la société Bayer créa l'aspirine. Mais rien ne vous empêche aujourd'hui d'avoir recours à l'écorce de saule qui est un excellent antalgique et antipyrétique.

▶ **Posologie**

• Tisane : verser 1 tasse d'eau bouillante sur 1 ou 2 cuillerées à café d'écorce séchée. Laisser infuser pendant 20 min environ. Pour masquer le goût amer, utiliser de la cannelle, du gingembre, de la camomille ou toute autre plante aromatique, qui, par ailleurs, sont antiseptiques.

• Infusion : 1 cuillerée à dessert de chatons ou de feuilles de saule blanc dans 1 tasse d'eau bouillante. Laisser infuser 10 min. Boire 3 tasses par jour.

• Décoction d'encre de saule : 30 g d'encre sèche et concassée dans 1 l d'eau. Faire bouillir 10 min. Laisser infuser 10 min. Boire 2 ou 3 tasses.

• Vin d'encre de saule : 50 g de poudre d'écorce par litre de bon vin. Boire 1 verre à bordeaux avant les repas.

La reine-des-prés

C'est une autre excellente source de salicine (acide salicylique). Les principes actifs sont dans les sommités fleuries.

▶ **Posologie**

• Tisane : 1 à 2 cuillerées à café de fleurs. En boire jusqu'à 3 tasses par jour.

• Infusion : 4 feuilles fraîches + fleurs dans 1 tasse d'eau bouillante. Laisser infuser 10 min. En boire 4 tasses par jour.

• Teinture mère : 1 flacon de 125 ml. Prendre 2 fois 40 gouttes dans de l'eau.

Huiles essentielles pour les enfants

En massage

À mélanger : *Ravensara aromatica* : 3 ml, *Myrtus communis* CT cinéole : 2 ml, *Aniba rosaeodora* : 1 ml, huile vierge de noisette : 3 ml, *Transcutol* pour faire 15 ml.

▶ 6 gouttes sur le thorax et le haut du dos, 6 fois par jour pendant 48 h.

En suppositoire

- *Ravensara aromatica* : 40 mg (bébé : 30 mg) ;
- *Eucalyptus radiata* : 30 mg (bébé : 20 mg) ;
- *Melaleuca alternifolia* : 10 mg (bébé : 10 mg) ;
- Whitepsol : qsp 1 suppositoire de 1 g.

▶ 1 suppositoire, 3 fois par jour, pendant 48 h (bébé et enfant).

Les huiles essentielles (h. e.) contre la fièvre

Chez l'adulte

• **Favoriser la transpiration**

Dans un bain tiède, verser 5 à 10 gouttes d'h. e. de tea-tree et de lavande, plus un dispersant.

Dans le cas d'une toilette rapide, ajouter 3 à 4 gouttes d'h. e. de lavande et de tea-tree dans une bassine remplie d'eau tiède. Passer une éponge imbibée de ce mélange sur l'ensemble du corps du malade.

• **Calmer une fièvre ou un mal de tête**

Humecter une compresse fraîche à l'aide de 3 ou 4 gouttes d'h. e. d'eucalyptus, de gaulthérie et de lavande. Appliquer sur le front du malade.

• **Réduire la température**

Dans un petit bol d'eau fraîche, pas trop froide, verser 2 gouttes d'h. e. de lavande, 1 goutte d'h. e. de menthe poivrée et 1 goutte d'h. e. d'eucalyptus. Toutes les heures, passer un gant imbibé de ce mélange sur le corps et sur le visage du malade.

Faire tremper les pieds du malade pendant 10 à 15 min dans une bassine d'eau chaude dans laquelle auront été ajoutées 6 gouttes d'h. e. de bouleau jaune ou de gaulthérie couchée (99 % d'aspirine).

Chez l'enfant

La fièvre peut grimper très vite et atteindre un niveau très préoccupant, avant de retomber tout aussi rapidement. Il est très important de la faire baisser le plus tôt possible, afin de minimiser les risques de complications.

Humecter des compresses froides, mais non glacées, avec de l'h. e. d'eucalyptus, de lavande, d'oranger amer ou de ravensare (1 goutte de chaque). Appliquer sur le front de l'enfant, puis faire l'une des opérations suivantes :

- Faire prendre un bain à peine tiède. Selon l'âge de l'enfant, ajouter 2 gouttes d'h. e. d'eucalyptus, de lavandin ou de ravensare préalablement mélangées à 1 cuillerée à soupe d'huile de pépins de raisin. Masser le corps de l'enfant avec cette eau huilée.

Dans un bol rempli d'eau à peine tiède, ajouter 2 gouttes d'h. e. de tea-tree. Agiter pour bien mélanger. Tremper un gant propre dans le bol et le passer sur tout le corps de l'enfant, en prenant soin d'éviter les parties génitales.

- Faire prendre un bain tiède dans lequel vous aurez ajouté 1 cuillerée à soupe du mélange aromatique suivant : h. e. de camomille, gingembre, genièvre, sassafras (2 gouttes de chaque), excipient solubilisant qsp 150 ml.

- Frictions générales avec teinture de gingembre : 30 gouttes ; h. e. de citron, camomille, sassafras (2 gouttes de chaque).

L'homéopathie, l'oligothérapie et les « remèdes de bonne femme » contre la fièvre

Trois remèdes homéopathiques spécifiques

Il existe plusieurs remèdes homéopathiques spécifiques de la fièvre :
- **Aconitum napellus** : le médicament homéopathique de l'épisode infectieux d'installation très brutale, avec peau sèche sans sueur et agitation intense.
- **Belladonna** : le médicament homéopathique de l'état infectieux avec fièvre élevée, agitation, soif intense, spasmes, délire violent ou abattement.
- **Ferrum phosphoricum** : le médicament homéopathique de la fièvre peu élevée avec grand état d'abattement et saignements de nez (épistaxis).
▶ 4 granules d'un ou de plusieurs de ces médicaments en 5 CH, en dehors des repas, 3 ou 4 fois par jour.

Oligo-éléments et vitamines

Associer du cuivre en oligo-élément, seul ou combiné à l'argent et à l'or, 3 prises par jour les 2 premiers jours puis 2 fois par jour pendant la durée de l'épisode infectieux.

Quelques aliments riches en cuivre : algue, amande, avocat, cacao, céréales (surtout blé entier et riz complet), champignon, coquillages, huîtres, crustacés, foie de veau et de mouton, fruits secs, légumes verts, noix, œufs de poissons, prune, le thé...

Prendre de la vitamine C : 1 g par jour chez l'adulte ; 0,5 g chez l'enfant ; à poursuivre pendant une quinzaine de jours.

Quelques aliments riches en vitamine C : agrumes, légumes verts (céleri, chou vert, cresson, épinard, oseille, persil), fruits (ananas, cassis, goyave, kiwi, fraises, framboise, groseilles), pomme de terre, poivron, tomate.

« Remèdes de bonne femme »

Les produits chimiques abaissent seulement la fièvre, ne guérissent pas mais, au contraire, prolongent la maladie en empêchant l'élimination des toxines, ce qui peut conduire à des maladies secondaires souvent très dangereuses. Il est donc indispensable de favoriser l'élimination.

Prendre 1 cuillerée à soupe d'huile d'olive de première pression à froid et répéter ce traitement toutes les 2 à 3 h. Aller, autant que possible, immédiatement à la selle.

Boire toutes les 30 min 1 cuillerée à soupe d'une tisane de 4 g de bouleau, de fenugrec et de centaurée, avec 2 g d'arnica.

Tous les 1/4 d'heure, faire des lavages froids du thorax, jusqu'à ce qu'une sudation se produise (environ 4 à 8 fois), ou des compresses froides (à renouveler toutes les 20 à 30 min, suivant l'intensité de la fièvre).

Lorsque le malade a transpiré pendant 15 min environ, faire un lavage complet froid pendant 1 min ou un bain de siège avec lavage du dos. Puis lui donner du linge frais. Lorsqu'une autre transpiration se produit, répéter le traitement.

Observer une diète sévère. Ne prendre que peu d'aliments liquides. Ajouter aux mets un peu de vinaigre. Pas de matières albuminoïdes. Le mieux est encore de jeûner, tout simplement : l'huile absorbée nourrit suffisamment.

Conseils alimentaires

- Arrêter toute alimentation lourde et grasse, en particulier les laitages, fritures, plats en sauce.
- Boire abondamment (décoction, tisanes).
- Privilégier les aliments riches en vitamine C et en cuivre.
- Supplémenter l'alimentation en germes de blé et en levure de bière riches en vitamines du groupe B et en oligo-éléments.
- Prendre de la gelée royale ou propolis.
- Consommer largement de l'ail et de l'oignon.
- Ajouter des aromates comme le thym, la cannelle, le basilic, l'origan connus pour leur action anti-infectieuse.

La grippe

Chapitre **7**

Appelée « influenza » par les anciens, la grippe est une maladie infectieuse due à des ultravirus de souches diverses. Cette affection surtout hivernale touche près de 2 millions de Français chaque année. Elle est bénigne le plus souvent, mais parfois responsable de complications graves, principalement parmi les personnes âgées et les sujets fragiles.

La grippe s'installe rapidement après une courte période d'incubation[1], de 12 à 48 heures, sans symptômes apparents. Elle est très contagieuse par les gouttelettes de virus contenues dans la salive et la respiration. Au Japon, nombreux sont ceux qui portent un masque pour ne pas transmettre cette maladie.

Le diagnostic est porté sur la notion d'une période épidémique, le début explosif avec une fièvre élevée à 39-40 °C accompagnée d'une fatigue intense, de courbatures, de douleurs musculaires ou articulaires, voire de manifes-

Un vaccin sujet à caution

Lorsque les campagnes de santé publique encouragent la vaccination contre la grippe, elles omettent de préciser que, sans stimulation de leur système immunitaire, un grand nombre de personnes ne répondent pas ou mal à la vaccination. Dans certains cas, la réponse immunitaire au vaccin est insuffisante pour empêcher totalement l'infection. Il faut ainsi souligner que seulement 1 personne âgée sur 5 répond à la vaccination. Des études ont notamment montré qu'une supplémentation avec 200 UI de vitamine E permettait de doubler la réponse immunitaire à la vaccination chez des personnes âgées.

---

1. L'incubation est le temps qui s'écoule entre le moment de la contagion et l'apparition des premiers symptômes de la maladie.

tations du carrefour ORL. Les complications broncho-pulmonaires sont dues à des infections surajoutées (autres germes).

C'est une affection très contagieuse par voie aérienne qui confère une immunité solide mais temporaire et seulement vis-à-vis du virus qui l'a provoquée.

La grippe se manifeste cliniquement par :

• un syndrome infectieux avec catarrhe des muqueuses (respiratoires ou digestives) ;

• un syndrome nerveux avec céphalées (qui prédominent dans les formes encéphaliques) et courbatures généralisées (qui prédominent dans les formes arthralgiques) ;

• parfois un syndrome hémorragique dans les formes graves (épistaxis, règles avancées, purpuras).

Ces modes réactionnels caractéristiques de la maladie sont le fait de virus filtrants dont la nature varie d'une année à l'autre, ou même d'une épidémie saisonnière à une autre. Il arrive que les vaccins antigrippaux ne présentent aucune efficacité.

La grippe étant une affection virale, les antibiotiques (actifs seulement sur les bactéries) sont inopérants et inutiles..., et pourtant si souvent prescrits, presque systématiquement.

À titre préventif : les « remèdes de bonne femme »

• L'oignon, une éponge à microbe

Lorsque vous vous sentez « patraque », frileux, migraineux, avant d'aller vous coucher, coupez un oignon en deux et posez-le sur votre table de chevet : il aspirera les microbes.

• Le vinaigre de cidre de pommes

Ce vinaigre de cidre a d'étonnantes vertus qui furent découvertes par hasard : un vétérinaire américain qui donnait ses pommes pourries en complément alimentaire à son bétail, avait constaté qu'elles le protégeaient des infections hivernales.

Boire, avant le déjeuner, 1/2 verre d'eau mélangée avec 1 petite cuillerée à café de vinaigre naturel (dont on aperçoit la mère). Veiller à l'apport de calcium pour éviter une déminéralisation.

Un complexe anti-infectieux naturel

Voici un traitement qui, associé aux conseils alimentaires, entraîne déjà l'amélioration ou la guérison dans un bon nombre de cas. À mettre en œuvre le plus rapidement possible dès le premier symptôme anormal.

Il ne faut cependant pas négliger les médicaments homéopathiques spécifiques ni le médicament de fond choisi par votre médecin homéopathe.

• *Aconit composé* en 4 CH (contient, entre autres, *Aconit, Bryonia, Ferrum phosphoricum*) :

▶ 4 granules toutes les 1/2 h durant les 3 premières heures.

• *Pyrogenium* 5 CH couplé à *Hepar sulfur* (voir encadré) :

▶ 5 granules, 1 fois par jour, en une seule prise, pendant quelques jours.

• Lehning L.52 (complexe de 10 médicaments homéopathiques) :

▶ 40 gouttes, 4 à 5 fois par jour, pendant 10 jours, puis 20 gouttes, 5 à 8 fois par jour ; c'est le médicament qui suit l'évolution de la grippe.

• Vitamine C :

▶ 1 g par jour pour l'adulte ; 0,5 g pour l'enfant, à poursuivre pendant 15 jours environ (les fruits en recèlent beaucoup).

• *Cuivre* en oligo-élément :

▶ 3 prises par jour les 2 premiers jours, puis 2 fois par jour.

• Gouttes aux essences (menthe, cannelle, girofle, lavande, thym) :

▶ 5 fois 20 gouttes dans un liquide chaud (tisane).

Hepar sulfur

• Dilution basse (4 ou 5 CH) : favorise la suppuration ou la collection de pus.
• Dilution haute (15 ou 30 CH) : résorbe ou tarit la suppuration.
• Dilution moyenne (7 ou 9 CH) : est ambivalent.

L.52, Oscillococcinum, Paragrippe : des médicaments incontournables

Ces spécialités homéopathiques anti-grippales ont fait l'objet de tests en double aveugle, avec des résultats très positifs :

• *L.52* (Laboratoires Lehning) : 93 % de succès contre 40 % dans le groupe témoin (chaque groupe : 30 patients) ;

• *Oscillococcinum* (Laboratoires Boiron) : 80 % de succès contre 38 % chez le groupe témoin (chaque groupe : 50 patients).

En tenant compte des différents paramètres étudiés (courbature, fièvre, rhinorée), il est intéressant de mettre ces médicaments en parallèle : L.52 semble avoir une légère supériorité sur Oscillococcinum, ce dernier étant moins efficace chez les patients ayant une rhinorrhée déclarée. Cela s'explique assez bien par la différence de conception de ces spécialités. Oscillococcinum est un médicament unitaire, à raison d'une dose 4 fois par jour pendant 2 jours : c'est le médicament des symptômes de début de grippe.

• *Paragrippe* en comprimés (contient *Arnica* 4 CH, *Belladonna* 4 CH, *Eupatorium* 4 CH, *Gelsemium* 4 CH, *Sulfur* 5 CH) :

➤ 1 comprimé toutes les heures le premier jour, toutes les 2 h le deuxième ; ou en doses : 1 dose toutes les 6 h.

La phytothérapie contre la grippe

On dispose de 4 plantes principales pour lutter contre la grippe. On peut aussi recourir aux plantes exposées au chapitre sur la fièvre.

Échinacée & ginseng

L'échinacée est anti-infectieuse, le ginseng est tonifiant et adaptogène.
Teintures-mères. 1 flacon de 30 ml de teinture mère de chaque.
▶ De la première : 40 gouttes, 3 fois par jour, dans un peu d'eau ; de la seconde : 25 gouttes 2 fois par jour.

Bardane

Cette plante herbacée a une action comparable à celle de la pénicilline. Sa racine contient une huile essentielle, de l'inuline, du tanin et des sels minéraux.
Décoction. Mettre 30 g de racine dans 1/2 litre d'eau. Faire bouillir 4 min. Laisser infuser 10 min. Passer et ajouter 2 cuillerées à soupe de miel.
▶ 1 cuillerée à café toutes les 15 min.

Genièvre

Cet arbuste aux feuilles piquantes donne des baies dont les propriétés sont actives contre la grippe et la bronchite. Ces baies, qui mettent 2 ans pour mûrir et devenir noires, contiennent un camphre, désinfectant naturel, qui aseptise les voies respiratoires et le rend précieux en cas d'épidémie.
Tisane. Laisser infuser 10 min 40 g de baies dans 1 l d'eau bouillante.
▶ 3 tasses par jour.

L'aromathérapie contre la grippe

La bonne utilisation des huiles essentielles

Il existe 4 manières principales d'utiliser les huiles essentielles en aromathérapie : par voie atmosphérique (diffusion), cutanée (massages), orale (gélules) ou rectale (suppositoires). Selon la composition biochimique et les applications thérapeutiques de chaque huile essentielle, il est possible d'en déterminer les moyens d'absorption privilégiés et ceux qui doivent être proscrits ; en effet, il faut savoir que certains composants biochimiques sont irritants ou toxiques soit pour les muqueuses cutanées ou respiratoires, soit pour le foie ou encore le système nerveux.

En règle générale, les huiles essentielles étant des substances très actives et très puissantes, il n'est pas nécessaire d'en utiliser des quantités importantes qui peuvent au contraire s'avérer irritantes.

Bon nombre d'huiles essentielles ont un fort pouvoir antiseptique, elles détruisent les germes. Immunostimulantes, elles agissent sur le capital défense de l'organisme.

Les huiles essentielles peuvent s'utiliser par voie interne (orale, rectale, vaginale, nasale) et externe. La voie cutanée est la moins toxique, la plus rapide et offre l'action la plus prolongée. De plus, sa facilité d'emploi la fait choisir en priorité.

Pour traiter la grippe, on appliquera les huiles essentielles d'abord sur le thorax puis sur le dos, voire sur la voûte plantaire. Le massage, réalisé 5 fois par jour environ, est préventif et curatif. L'efficacité est optimale quand l'aromathérapie est conjuguée avec d'autres techniques : oligothérapie, homéopathie, diététique, réflexologie plantaire, drainage lymphatique, kinésithérapie...

Masser avec des huiles essentielles

• État grippal, frissons : massage aromatique énergique de tout le corps en évitant les aisselles et les parties génitales.

• Si la toux est déclarée : masser le thorax et le haut du dos.

• En cas d'otite : massage tout autour de l'oreille.

• En cas d'angine : masser la gorge en évitant la pomme d'Adam.

• En cas de courbatures : la combinaison de lavandin, bois de rose et menthe poivrée joue un rôle de tonique musculaire et d'analgésique, et soulage les douleurs dues aux courbatures post-grippales. (Par voie cutanée on l'associe à l'huile végétale de macadamia ou de germe de blé.)

Les principales huiles essentielles contre la grippe

Acheter en pharmacie 1 flacon de 5 ml d'huile essentielle d'une de ces plantes :

• *Cannelle de Ceylan* : son constituant principal est très actif contre certaines bactéries.

• *Melaleuca* (arbre à thé ou tea-tree) : l'huile essentielle de ses feuilles a de grandes propriétés antiseptiques. (Attention : ne pas confondre *Melaleuca alternifolia* (à feuilles alternes) avec *Melaleuca quinquenervia* ou niaouli.)

• *Ravensara aromatica* et *niaouli*, par leurs propriétés immunostimulantes, ont un effet préventif contre les infections respiratoires auquel s'ajoute un effet curatif, car ce sont aussi des anti-infectieux (antibactériens, antiviraux).

▶ 3 gouttes, dans un peu de miel, 2 fois par jour.

Il existe aussi une douzaine d'autres huiles essentielles antivirales, décrites dans les autres chapitres.

Melaleuca : une huile essentielle germicide, bactéricide et antifongique

Son innocuité et son exceptionnelle tolérance par les muqueuses permettent de déployer de nombreuses applications dans des pathologies variées et même en prévention.

Son action germicide a été testée par rapport à de nombreux agents infectieux, du bacille de Koch au staphylocoque doré. Ainsi une solution de

Melaleuca à 4 pour 1000 a montré, après l'inoculation sur plaque de *Pseudomonas aeruginosa*, de *Coli*, de *Candida albicans*, d'*Aspergillus*, qu'il n'y avait aucune croissance des micro-organismes. D'autres tests ont démontré son action germicide sur *Streptococcus* hémolytique, y compris sur une variété résistante de *Streptococcus*.

Le lavage des langes, les irritations fessières, les rougeurs et éruptions du nourrisson, les besoins médicaux, domestiques et hospitaliers constituent un immense champ d'application de cette huile essentielle.

En solution, c'est un désinfectant bactériostatique qui peut s'utiliser dans la cuisine, la salle de bains, la toilette, le linge. Elle peut être aisément ajoutée à un savon liquide, un produit à vaisselle, un déodorant, un bain de bouche, une lotion anti-insecte, etc., dans la proportion habituelle de 1 % d'huile essentielle pure.

Ces indications apparemment « ménagères » ne doivent pas nous faire oublier que l'indice aromatique de cette huile essentielle est tellement évocateur qu'il permet de l'inclure dans le groupe des majeures de l'aromathérapie anti-infectieuse.

Ravensara aromatica : un incontournable de la pharmacie familiale

Le feuillage de cet arbre à l'écorce rougeâtre, proche du laurier, connu aussi sous les noms de « muscade de Madagascar » ou de « noix de girofle », fournit une huile essentielle fraîche et douce qui se rapproche de celle du romarin. Cette huile est exceptionnelle pour son efficacité, son innocuité et sa tolérance cutanée, ce qui lui vaut son absence de contre-indication. (Elle est cependant déconseillée dans les 3 premiers mois de la grossesse.) C'est le meilleur produit d'aromathérapie pour lutter contre les virus qui sont aujourd'hui de plus en plus nombreux et souvent différents voire mutants.

Les propriétés thérapeutiques de cette huile essentielle sont nombreuses : positivante, antivirale et stimulante pour le système immunitaire, antibactérienne, anticatarrhale, expectorante. C'est également un rééquilibrant général, un décontractant musculaire, un antalgique, un neurotonique (énergisant puissant mais non excitant), un stimulant du système nerveux, un relaxante qui facilite le sommeil.

Pour le début de la grippe, l'utiliser en frictions des avant-bras, de la nuque et de la poitrine en mélange avec l'huile essentielle de niaouli.

Niaouli : une huile anti-infectieuse, anti-bactérienne et anti-virale

Le niaouli, ou *Melaleuca quinquinervia*, est un arbre originaire d'Australie. Ses feuilles distillées fournissent une huile essentielle remarquable d'efficacité et de tolérance. Par exemple, à la dose de 0,4 pour 1000, elle neutralise le bacille de Koch, responsable de la tuberculose.

Ses propriétés sont nombreuses : antivirale (grippe, hépatite, herpès, zona), antibactérienne sélective (notamment contre le staphylocoque doré), antimycobactérienne, fongicide, antispasmodique (utile lors de crise d'asthme, anticatarrhale, expectorante, balsamique, décongestionnante veineuse, radioprotectrice cutanée...

Les vertus de l'eucalyptus

• L'*eucalyptus radié*, riche en eucalyptol, dégage la muqueuse respiratoire en facilitant l'expectoration des mucosités et l'oxygénation.

• L'*eucalyptus globuleux*, spécifique des voies respiratoires basses, est un expectorant, un décongestionnant pulmonaire et un mucolytique ; il facilite les échanges gazeux au niveau des alvéoles pulmonaires.

• *À titre préventif* : pour se protéger du virus de la grippe lors des périodes contagieuses, rien n'est plus efficace que l'application, 4 ou 5 fois par jour, sur le thorax et le dos, de 4 gouttes d'eucalyptus radié + 5 gouttes de ravensare.

Le traitement type par huiles essentielles

En début de grippe, la voie cutanée suffira amplement. Si la grippe est déjà bien installée, il faudra recourir à la voie cutanée et soit à la voie rectale, soit à la voie orale.

Huiles essentielles par voie cutanée

- Eucalyptus radié : 2,5 ml
- Ravensare aromatique : 2,5 ml
► 6 à 8 gouttes sur le thorax et le dos, 5 à 6 fois par jour, pendant 3 jours.

Huiles essentielles par voie orale

- Thym à thujanol : 50 mg
- Eucalyptus radié : 40 mg
- Clou de girofle : 10 mg
- Excipient neutre : 320 mg par gélule (20 gélules)
► 1 gélule, 4 fois par jour, pendant 5 jours.

Huiles essentielles par voie rectale

- Eucalyptus radié : 50 mg (enfant), 80 mg (adulte)
- Thym à thujanol : 20 mg (enfant), 50 mg (adulte)
- Laurier noble : 10 mg (enfant), 20 mg (adulte)
► 1 suppositoire, 3 fois par jour, pendant 3 jours.

L'homéopathie contre la grippe

L'homéopathie est particulièrement active dans cette affection virale contagieuse, soit préventivement, soit curativement. Elle met le plus souvent le malade à l'abri des fréquentes complications broncho-pulmonaires, en offrant au thérapeute des médicaments qui varient selon le stade évolutif de la maladie.

Le traitement préventif

Pour éviter l'apparition de la maladie ou en minimiser la virulence, 3 médicaments sont le plus souvent prescrits :
- *Influenzinum*,
- Aviaire,
- sérum de Yersin.

Exemple de prescription :

▶ *Influenzinum* : 7 CH, 1 dose par semaine pendant les mois d'hiver. On peut pratiquer ce que les homéopathes appellent le « dosage en échelle » : 9 CH en octobre, 12 CH en novembre, 15 CH en décembre.

▶ Aviaire : 15 CH, 1 dose par mois ;

▶ Yersin : en 7 CH, 4 granules 2 fois par semaine (mercredi et samedi par ex.).

Début de grippe

Comme dans tous les syndromes fébriles, on peut choisir au début parmi 3 remèdes selon leurs modalités. Mais, surtout, dans tous les cas, il est indispensable de prescrire Oscillococcinum ou Paragrippe, en doses.

• *Aconit*

Ce remède est indiqué en cas d'hyperthermie à début brutal, parfois après un brusque refroidissement. La peau est rouge et sèche. Le malade a une soif intense d'eau froide. Il est agité, anxieux mais sthénique et vigoureux.

▶ 5 granules en 7 ou 9 CH, toutes les heures. L'indication est de courte durée.

• Belladonna

Ce remède est indiqué en cas d'hyperthermie à début brutal, avec importante congestion céphalique. Le visage est rouge, les sueurs sont abondantes. Le malade est généralement abattu par une céphalée pulsative (les tempes battent). Il est très sensible au bruit, à la lumière, aux secousses, qui peuvent induire des bouffées délirantes.

▶ 5 granules en 7 ou 9 CH, toutes les 2 h. Espacer suivant amélioration.

• Ferrum phosphoricum

Ce remède est indiqué dans des débuts plus insidieux : fièvre peu élevée, peau moite, alternance de pâleur et rougeur du visage avec tendance hémorragique ou congestive localisée (épistaxis, otalgies congestives, trachéite). Il s'agit généralement d'un individu asthénique, aux défenses affaiblies.

▶ 5 granules en 7 CH, 2 fois par jour.

Période d'état

• Eupatorium perfoliatum

Ce remède correspond à un état de courbatures avec sensations de meurtrissures, de brisures qui semblent siéger douloureusement dans les os. Signe caractéristique d'appel : douleur à la pression des globes oculaires. Le malade est assoiffé d'eau froide.

▶ 5 granules en 7 ou 9 CH, toutes les heures ou toutes les 2 h suivant l'acuité des symptômes.

• Rhus toxicodendron

Ce remède est indiqué dans les états fébriles, avec abattement physique et prostration mais aussi agitation. Les douleurs de courbatures et d'enraidissement articulaire sont améliorées par le mouvement. Le malade transpire sous ses couvertures et frissonne dès qu'il se découvre. Il a des impressions d'eau glacée sur certaines parties du corps, une soif vive pour de l'eau froide. Il présente parfois des éruptions d'herpès péri-buccal.

▶ Même posologie.

• Gelsemium

Ce remède convient surtout aux grippes avec maux de tête. Le visage est cramoisi par une congestion céphalique douloureuse, intense, avec abrutissement. Le malade transpire, ressent des courbatures, des lourdeurs de jambe et une impression de très grande fatigue. Il présente souvent des tremblements. Dans tous les cas, absence totale de soif.

▶ Même posologie.

• Bryonia

Le malade est ici aussi transpirant et immobile car le moindre mouvement aggrave ses douleurs de courbatures ou sa céphalée. Toutes les muqueuses sont sèches, ce qui explique la soif vive pour de grandes quantités d'eau froide.

▶ Même posologie.

• Baptisia tinctoria

Avec ce remède, l'état fébrile adynamique s'accompagne de confusion mentale ou de délire. Il y a une fétidité particulière de l'haleine et des selles. La soif est vive. C'est un médicament qui convient plus spécialement aux grippes intestinales.

Argent, magnésium, vitamine C...

• Vaporisation de Granions d'argent (Rhinargion) : 1 injection nasale dans chaque narine, 2 fois par jour.

• Le magnésium est un merveilleux oligo-élément qui peut se prendre en solution (sachet de chlorure de magnésium) : 1/2 sachet, 2 fois par semaine, dans 1 verre d'eau. Son goût est très désagréable mais son efficacité est remarquable. Par ailleurs, c'est un désinfectant des intestins.

• Vitamine C : ne pas oublier cette vitamine à prendre sous forme d'acérola ou de camu-camu : 4 à 6 gélules par jour.

• Inhalations avec Aromasol : 10 gouttes dans un bol pour 2 ou 3 fois 10 min d'aérosols par jour. (Ne pas utiliser chez l'enfant de moins de 30 mois.)

• Les irritations des narines, liées au mouchage fréquent, sont améliorées par Homéoplasmine, pommade anti-infectieuse et adoucissante : 1 application, 2 fois par jour, à l'intérieur des narines. (Ne pas utiliser chez l'enfant de moins de 30 mois.)

• *Arnica*

Le malade justiciable de ce remède est prostré, somnolent. Il répond difficilement aux questions mais ne présente ni délire ni confusion. Ses courbatures lui donnent l'impression que son lit est trop dur. La face est rouge, chaude, alors que le nez et le reste du corps sont froids. L'haleine est fétide, la soif très vive. On peut voir sur le corps des ecchymoses ou du purpura.

▶ 5 granules en 9 CH, 4 fois par jour.

Il s'agit ici d'un syndrome particulièrement sévère, avec phénomènes hémorragiques ; le remède sera donc employé en adjuvance avec les thérapeutiques classiques.

Période de convalescence

La majorité des malades traités avec l'homéopathie ne présentent jamais les grandes asthénies post-grippales qu'on rencontre si souvent. Ils montrent simplement l'asthénie physiologique normale qu'un organisme éprouve après une lutte anti-infectieuse banale. Cet état sera vite corrigé avec les 3 remèdes suivants :

• *China* (quinquina)

Ce remède correspond à l'asthénie physique, avec pâleur et hypotension, qu'on rencontre après des sueurs abondantes ou des pertes de liquides organiques (vomissements, diarrhées, hémorragies).

▶ 5 granules en 7 ou 9 CH, 2 fois par jour ou 1 dose quotidienne pendant 10 jours environ.

Exemple de prescription dans une grippe hivernale

Prendre dès les premiers symptômes 1 tube dose d'Oscillococcinum 200.

Les 4 jours suivants, prendre :

- chaque matin au réveil : 1 tube dose d'Oscillococcinum,

- dans la journée, alterner toutes les heures environ : 5 granules de *Rhus toxicodendron* 9 CH, 5 granules d'*Eupatorium perfoliatum* 9 CH, et 5 granules de *Gelsemium* 9 CH. Espacer suivant amélioration.

Quand la grippe est jugulée, prendre 1 dose unique de *Sulfur* 9 CH.

• **Kalium phosphoricum**

Ce remède est indiqué dans les cas d'asthénie psychique, avec manque de goût pour le travail, le moindre effort intellectuel entraînant une grande fatigue.

▶ Même posologie que *China*, si besoin associer les 2 remèdes.

• **Avena sativa** (avoine cultivée)

L'avoine fourragère a une action stimulante et apéritive. Elle est donc particulièrement indiquée dans les asthénies post-infectieuses avec anorexie. On la prescrit en basses dilutions, souvent associée avec *Alfalfa*.

▶ Avant les repas, 20 gouttes dans très peu d'eau pure de *Avena sativa* et d'*Alfalfa* en dilution basse (2X).

Chapitre 8

Les maladies infectieuses de la peau

Abcès • Acné • Aphtes • Candidose
Érysipèle • Furoncle & anthrax • Herpès
Impétigo • Panaris • Zona

On estime que les dermatoses infectieuses « primitives », c'est-à-dire excluant la surinfection d'une dermatose préexistante, représentent 5 à 10 % des affections dermatologiques. L'infection se développe quand se produit une rupture de l'équilibre microbien cutané par défaillance ou débordement des défenses de l'hôte à la faveur de facteurs locaux ou généraux.

Il s'agit de pathologies fréquentes en pratique de ville. La plupart de ces infections sont transmissibles et particulièrement contagieuses pour certaines d'entre elles, notamment chez l'enfant. Leur diagnostic demeure essentiellement clinique, reléguant au second plan les examens complémentaires.

Les infections bactériennes sont dominées par les cocci Gram+, en particulier le streptocoque ß-hémolytique du groupe A et le staphylocoque doré. Les infections virales sont représentées par les infections à Papillomavirus, à Pox virus, et celles du groupe Herpès.

La prise en charge thérapeutique doit prendre en compte l'agent pathogène mais aussi le terrain sur lequel il sévit. Pour les infections bactériennes, il faut noter le caractère délétère des anti-inflammatoires non stéroïdiens abusivement prescrits. L'usage immodéré des antiseptiques et des antibiotiques locaux expose à des accidents d'intolérance ou de sensibilisation.

Le recours à l'antibiothérapie générale est fonction du germe suspecté, de l'extension, de la localisation et du risque de complications locorégionales ou générales.

Face aux infections virales, il faut bien reconnaître que nous ne disposons actuellement d'aucun traitement véritablement curatif.

Les infections bactériennes cutanées sont fréquentes et de gravité variable. On les classe en fonction de la profondeur de l'atteinte et des structures impliquées.

L'infection de la peau peut être la porte d'entrée d'une infection générale ; elle peut être aussi impliquée dans les localisations de septicémies.

Avant d'aborder la pathologie, il faut envisager ce qu'est la flore cutanée normale et voir quels sont les mécanismes de défense de la peau contre l'infection.

La flore cutanée normale

La peau humaine peut accueillir jusqu'à 1 million de germes par cm². Les densités varient selon la température, le pH, l'humidité. Tout au long de la vie, la flore se modifie sous l'influence de l'environnement, de l'âge, des maladies comme le diabète, l'insuffisance rénale, le VIH.

On distingue 2 types de flore : résidente et transitoire.

La flore résidente

Elle rassemble un ensemble de micro-organismes qui sont bien adaptés à la surface de la peau et implantés à long terme. Elle est surtout constituée de bacilles à Gram+ (staphylocoques et streptocoques).

La flore transitoire

Elle est faite de germes arrivés sur la peau par accident (mains souillées) ou par proximité avec un autre système microbien de voisinage (bouche, anus, nez). Cette flore est remplacée à brève échéance par la flore résidente.

Les mécanismes de défense cutanée
contre l'infection

Défenses mécaniques

Elles résident dans l'intégrité de la couche cornée. Cette couche constamment renouvelée par la desquamation implique que les germes qui s'y trouvent adhèrent facilement aux cornéocytes (cellules de la couche cornée) et y croissent rapidement pour y survivre.

Défenses biochimiques

La peau est couverte d'un film lipidique, fait de triglycérides issus du sébum et des kératinocytes. Nombre de micro-organismes sécrètent des lipases responsables du clivage des triglycérides en acides gras libres. Ces acides gras acidifient la surface cutanée, milieu défavorable pour les germes. Les cornéocytes sécrètent des produits anti-microbiens et un peptide antibiotique dirigé principalement contre les bactéries à Gram-.

Défenses immunologiques

Les glandes sudorales sécrètent des IgA et IgG à la surface de la peau, prévenant la colonisation et l'infection par certains germes. Les éléments de l'immunité cellulaire sont multiples, en particulier les cellules de Langherans.

Défenses microbiennes

Des interactions microbiennes maintiennent l'écosystème cutané. Des bactéries sécrètent des peptides antibiotiques qui contiennent l'implantation de bactéries concurrentes. Les micro-organismes résidents préviennent la colonisation d'autres espèces en occupant le terrain.

Abcès

Un abcès forme une poche remplie d'un amas de pus dans un tissu ou un organe. L'abcès se définit en 4 mots : *calor* (chaleur), *tumor* (gonflement), *dolor* (douleur), *rubor* (inflammation). L'apparition répétée d'abcès peut être le symptôme d'un affaiblissement du système immunitaire et d'un mauvais état de santé général (diabète).

Le percer lorsqu'il est « mûr » à l'aide d'une pointe aiguë (aiguille d'acier), préalablement flambée ou trempée pendant 1 min dans l'alcool à 90°. Avant de percer, mettre sur le point blanc de l'abcès une goutte de teinture d'iode. Presser légèrement sur les bords de la petite ouverture afin de faire sortir le pus. L'opération terminée, mettre une nouvelle goutte de teinture d'iode.

Phytothérapie

Cataplasme
- Sureau (fleurs) : 10 g
- Guimauve (racines) : 10 g
- Lin (graines) : 10 g
- Lierre terrestre : 10 g

Faire bouillir dans 1/4 de litre d'eau pendant 3 à 4 min. Laisser infuser 10 min. Lorsque la température est supportable, poser en cataplasme recouvert d'une gaze. Conserver 10 min. À renouveler 2 à 3 fois par jour.

Pansement
- 100 g de bétoine (plante entière)

Préparer la plante en décoction dans 1 l d'eau ou, mieux, de vin blanc et laisser refroidir. Tremper dans la décoction une feuille de gaze ou un linge blanc fraîchement repassé et envelopper la région enflammée. Recouvrir d'ouate stérilisée. Entourer le tout d'une bande peu serrée. En règle générale, l'inflammation aura disparu le lendemain.

Aromathérapie

Huiles essentielles de camomille, lavande et tea-tree
Verser de l'eau chaude dans un bol et ajouter les huiles essentielles suivantes :
- 4 gouttes de tea-tree
- 3 gouttes de lavande
- 3 gouttes de camomille
+ dispersant

Appliquer la préparation sur l'abcès toutes les 2 h.

Selon l'état de l'abcès
• *Si abcès chaud :* application locale d'huiles essentielles anti-inflammatoires, antalgiques et bactéricides pour freiner son expansion. En choisir 2 ou 3 parmi les huiles suivantes : camomille, ajowan, girofle, hysope, lavande, origan, sarriette, serpolet, thym.

• *Abcès froid* (sans inflammation) : h. e. de girofle, origan, sarriette, thym.

Homéopathie

Période de début

Au début d'un processus inflammatoire, 3 remèdes sont fréquemment indiqués et capables d'enrayer l'évolution vers la suppuration s'ils sont pris à temps : *Belladonna*, *Apis* et *Rana bufo*.

Belladonna

Le remède correspond au groupement symptomatique de l'inflammation :
• tuméfaction d'apparition brutale (*tumor*) ;
• rougeur de la peau qui est brillante, luisante, tendue (*rubor*) ;
• douleur à caractère pulsatif (*dolor*) ;
• chaleur intense, rayonnante, avec sensation de brûlure (*calor*).
▶ 5 granules en 7 CH, par heure ou toutes les 2 h environ, en espaçant suivant amélioration.

Apis mellifica

Ce remède correspond à un important œdème inflammatoire, surtout si l'infection siège dans un endroit où le tissu cellulaire sous-cutané est lâche (paupières, organes génitaux, etc.). La peau est moins rouge, moins brillante, parfois mate. Cet œdème est brûlant, piquant, amélioré par des applications froides. Le malade peut présenter des alternances de sueurs et de peau sèche. Il n'a pas soif.
▶ 3 granules en 9 CH, toutes les 1/2 h. Espacer suivant amélioration. C'est un remède d'action rapide mais courte.

Rana bufo

C'est le remède spécifique des traînées de lymphangite localisée.
▶ 3 granules en 5 CH, toutes les 3 ou 4 h et espacer ensuite.

Période d'état

À ce stade, 2 remèdes tiennent le devant de la scène : *Pyrogenium* et *Hepar sulfur*. Ils seront à employer de façon différente suivant que la suppuration est ou non collectée.

Pyrogenium

Ce biothérapique provoque expérimentalement un état septique fébrile avec :
- discordance du pouls et de la température,
- extrême fétidité de toutes les sécrétions,
- courbatures, agitation, anxiété et, parfois, confusion mentale.
Il n'est pas nécessaire toutefois d'attendre un tableau clinique aussi marqué pour le prescrire. C'est un excellent remède pour prévenir ou stopper les processus suppuratifs. Aussi, ne doit-il pas être employé lorsqu'une

collection suppurée est constituée, car il retarderait la maturation ou l'évacuation du pus. Par contre, lorsque la suppuration est en cours de drainage, il n'y a plus aucun risque. La dilution en 5 CH se révèle très fidèle.

Hepar sulfur

C'est, expérimentalement et cliniquement, le remède spécifique des processus de suppuration aiguë. Les régions atteintes par l'infection sont pathogénétiquement hyperalgiques, hypersensibles au froid et au toucher.

Le pouvoir thérapeutique du médicament varie avec la hauteur des dilutions employées :

- Les dilutions hautes (15, 30 CH) freinent ou résorbent la suppuration.

- Les dilutions basses (4, 5 CH) favorisent la suppuration.

- Les dilutions moyennes (7, 9 CH) sont ambivalentes et agissent dans un sens ou dans l'autre suivant le stade de la suppuration.

• **Au début d'un processus suppuratif**, il est logique de chercher à le stopper :

▶ *Pyrogenium* 5 CH et *Hepar sulfur* 30 CH, 5 granules de chaque à 3 h d'intervalle, matin et soir jusqu'à cessation des symptômes.

• **S'il existe un début de formation purulente :**

▶ *Hepar sulfur* en 7 ou 9 CH, 5 granules toutes les 12 h, qui feront évoluer vers la résorption ou vers la suppuration.

• **S'il existe une collection évidente**, susceptible d'évacuation facile :

▶ *Hepar sulfur* 5 CH, 5 granules toutes les 12 h jusqu'à maturation complète, incision ou évacuation spontanée.

Dans les débuts de suppurations (abcès, phlegmons) ou dans les suppurations plus avancées mais superficielles (furoncles, anthrax, orgelets, etc.), recourir à la technique des « doses en échelle » :

▶ Chaque prise d'*Hepar sulfur* sera précédée, 3 h avant, de l'absorption de 1 tube dose ou de 10 granules de *Pyrogenium* 5 CH.

▶ d'emblée 1 tube dose d'*Hepar sulfur* 9 CH ; 12 h plus tard, 1 tube dose 12 CH ; 24 h plus tard, 1 tube dose 30 CH.

Période de résolution

Silicea

Ce grand remède doit systématiquement intervenir en fin de suppuration. Après l'ouverture de la collection purulente et élimination du pus, pour hâter le nettoyage et la cicatrisation :

▶ 4 doses en échelle :

- 1 dose de *Silicea* 9 CH le 1er jour,
- 1 dose de *Silicea* 12 CH le 2e jour,
- 1 dose de *Silicea* 15 CH le 3e jour,
- 1 dose de *Silicea* 30 CH le 4e jour.

Dans les suppurations traînantes : otorrhés chroniques, fistules bacil-

laires ou non, ostéomyélites traînantes, fistules anales ou coccygiennes :
▶ 5 granules en 15 CH, 1 ou 2 fois par jour pendant plusieurs semaines.

Il n'est pas rare de voir des éliminations de séquestres (petits fragments d'os) ou de corps étrangers responsables de suppurations chroniques.

Comme pour tous les remèdes de suppuration, les dilutions hautes sont préférables aux dilutions basses qui entretiennent ou favorisent la suppuration.

On a coutume de dire que *Silicea* est à la suppuration chronique ce qu'*Hepar sulfur* est à la suppuration aiguë.

« *Remèdes de bonne femme* »

Le lis

Faire mariner quelques pétales de lis dans un alcool fort (eau-de-vie à 90°) 15 à 30 jours au minimum. Garder cette préparation.

En cas d'abcès, le recouvrir de plusieurs de ces pétales pendant 15 min. Renouveler l'opération plusieurs fois dans la journée (en général 4 fois), jusqu'à ce que l'abcès perce. Si aucun résultat n'est visible au bout de 48 h, appeler le médecin.

Acné

Maladie de la peau, banale, peu grave mais toujours très mal vécue par les 80 % d'adolescents qu'elle concerne. Elle est donc quasiment un passage obligé de cette période de la vie qu'elle gâche en partie. Elle associe, principalement sur le visage et le dos, des symptômes variés inesthétiques tels que boutons rouges, pustules, points noirs, kystes... Elle reconnaît un point de départ hormonal, est liée à l'infection des glandes sébacées de la peau d'où provient le sébum qui la recouvre et la protège. Elle s'atténue ou guérit le plus souvent spontanément vers 18-20 ans.

Quelle que soit la forme d'acné, qu'il s'agisse d'acné ponctuée (comédon), d'acné inflammatoire, de couperose, d'acné chéloïdienne, d'acné varioliforme ou d'acné miliaire, le traitement général, contrairement à l'opinion et aux pratiques habituelles, est beaucoup plus important que le traitement local.

L'acné est une maladie cutanée commune, aux formes très diverses, touchant généralement le visage. Elle est due à l'inflammation de la base d'un poil ou d'une glande sébacée. Ce sont les glandes sébacées qui s'emballent en quelque sorte et s'infectent. Il est à noter que chaque poussée de pustules est précédée pendant 1 jour ou 2 d'un accès de peau très grasse, et le fait de dégraisser la peau semble encore activer le processus.

L'acné dite « inflammatoire » et pustuleuse présente 2 causes principales :
- l'une, externe, est due à l'action de certains produits irritants ;
- l'autre, interne, s'observe surtout chez les adolescents à la puberté (bouleversement hormonal) ; on la qualifie d'acné juvénile.

Les jeunes atteints d'acné ont toujours la peau très grasse aux endroits atteints généralement le visage et les épaules.

Traitement interne

Phytothérapie

Le traitement va agir sur les différents facteurs étiopathogéniques de cette affection, à savoir :
- L'hypersécrétion sébacée, pauvre en acide linoléique.
- L'hyperkératinisation, qui contribue à former le comédon en s'associant à la sécrétion graisseuse.
- Action antibactérienne sur le *Corynebacterium Acnei*, encore appelé *Propionibacterium Acnei*.
- Action anti-inflammatoire, lorsque l'acné devient pustuleuse.
- Action sur le déséquilibre hormonal.

En effet, on pense que les androgènes ont une action importante sur l'acné, ce qui explique que celle-ci apparaisse chez les femmes à déficit œstrogénique ou lutéique, selon la période du cycle. De plus, la thyroïde et l'hypophyse ont une action sur les androgènes, et l'on comprend les poussées d'acné lors des états de stress déterminés par de simples agressions, telles les émotions. En effet, le message transmis à l'hypophyse par l'intermédiaire de l'hypothalamus, va déclencher la sécrétion d'ACTH qui va agir au niveau de la cortico-surrénale, laquelle va secréter des corticoïdes et des androgènes surrénaliens.
- Enfin, on établira, comme toujours en phytothérapie, un drainage des émonctoires.

Problème hormonal

Chez la femme, il y a rupture de l'équilibre entre androgènes et œstrogènes selon plusieurs mécanismes :

• Pour lutter contre contre l'**hyperandrogénisme**, utiliser le houblon :
- Houblon : poudre végétale très fine, 300 mg pour 1 gélule.
▶ 2 ou 3 gélules par jour.

• Pour pallier l'**hypofolliculinie**, utiliser la sauge, le cyprès et le genièvre en huiles essentielles :

- Cyprès : 2 g
- Sauge : 2 g
- Alcool à 90° : 30 ml
- Genièvre (*Juniperus communis*) : jeunes pousses, macérat glycériné, 1D qsp 125 ml

▸ 2 ou 3 gouttes, 3 fois par jour, diluées dans un peu d'eau.

Ou le cyprès et la sauge en gélules d'huiles essentielles :
- Cyprès : 20 mg
- Sauge : 20 mg
- Excipient : qsp 1 gélule gastro-résistante

▸ 2 gélules par jour.

• Dans la seconde moitié du cycle, on peut pallier l'**hypolutéinémie** (carence en progestérone) en prescrivant de l'alchémille :
- Alchémille : extrait sec, 380 mg pour 1 gélule.

▸ 3 gélules par jour, du 15e jour à la fin du cycle.

• En cas d'**hyperfonctionnement de la thyroïde**, utiliser la lycope, la plante la plus classique (le fenouil et le chou également) :
- Lycope : en poudre, 200 mg pour 1 gélule.

▸ 2 gélules par jour.

• En cas d'**hyperfonctionnement de la corticosurrénale**, pissenlit et piloselle seront de mise, ainsi que les plantes sédatives telles que la passiflore, le lotier, l'aubépine, le mélilot, la lavande, etc.

Drainage des émonctoires

Dans le traitement de l'acné, le drainage est à pratiquer dans tous les cas. Pour la peau, utiliser la bardane et la prêle ; pour le foie et les reins, le radis noir, le pissenlit, la boldo, l'artichaut et le chardon-Marie.
Plusieurs possibilités galéniques :

• **Mélanges d'extraits secs**
- Prêle : 60 mg
- Chardon-Marie : 90 mg
- Artichaut : 230 mg – pour 1 gélule
Ou :
- Pissenlit : 100 mg
- Fumeterre : 100 mg
- Romarin : 150 mg – pour 1 gélule
▸ Pour ces 2 formules : 1 gélule avant chaque repas.

• **Préparations de teintures mères**
- Salsepareille : 20 ml
- Boldo : 30 ml
- Artichaut : qsp 125 ml
▸ 30 gouttes avant les repas, toujours diluées.
Ou :
- Bardane
- Pensée sauvage
Se procurer en pharmacie 1 flacon de 120 ml de teinture mère de l'une de ces plantes.

▶ 30 gouttes dans un peu d'eau, 3 fois par jour pendant quelques semaines. Ou :

- *Calendula* (souci)

1 flacon de 120 ml.

▶ Quelques gouttes sur une compresse, appliquer 2 ou 3 fois par jour sur les zones irritées.

Ou :

- Saponaire, bardane, fumeterre, pensée sauvage ou épine-vinette (2 flacons de 120 ml).

▶ 40 gouttes matin et soir pendant 21 jours.

● **Décoction**

- Prêle : 500 g

Faire tremper 40 g dans 1 l d'eau pendant 8 h. Faire bouillir 15 min. Laisser infuser 20 min. Filtrer. Compléter jusqu'à faire 1 l. Garder au réfrigérateur. (Attention, si la décoction s'épaissit et prend un goût de levure : la jeter.)

▶ 2 tasses par jour pendant 3 semaines, puis 1 tasse pendant 1 mois.

Aromathérapie

H. E. de bois de rose, ajowan, benjoin, clou de girofle, lavande, néroli, oranger, patchouli, romarin officinal, thym doux à linalol, vétiver (dans l'acné suintante : lavande).

▶ 3 gouttes de 3 de ces huiles essentielles en mélange avec de l'huile végétale de calophylle inophyle.

Bardane, pensée sauvage, souci et ortie

● La *bardane*, longtemps utilisée en cataplasmes, est très anti-infectieuse au niveau de la peau. Elle possède une grande activité dépurative qui permet de la recommander aussi bien lors d'un épisode de fièvre que pour des problèmes chroniques de peau ou des rhumatismes.

● La *pensée sauvage*, petite plante de la famille des violettes, sert depuis toujours à soigner les maladies de la peau. Elle possède en effet une action détoxifiante intéressante, par exemple contre les démangeaisons, l'acné ou l'eczéma.

● Les pétales du *souci* possèdent des propriétés cicatrisantes et antiseptiques qui rendent cette plante très intéressante contre les petites plaies cutanées surinfectées et en font le composant principal de la plupart des crèmes adoucissantes.

● L'*ortie*, dont l'histamine et l'acide formique contenus dans ses poils lui confèrent ses propriétés urticantes, est une plante à la foie dépurative, tonique, reminéralisante… et efficace pour les problèmes cutanés.

Homéopathie

Voici quelques médicaments spécifiques contre l'acné mais il faut également penser à associer le médicament de fond conseillé par votre médecin homéopathe.

Les spécifiques

• **Kalium bromatum, Selenium**
- *Kalium bromatum* : spécifique des pustules indurées sur peau grasse. (Origine chimique : bromure de potassium.)
- *Selenium* : le médicament homéopathique spécifique de la peau grasse parsemée de comédons. (Origine minérale : le sélénium métallique.)
Signe spécifique : fatigue marquée.
▶ 4 granules de 1 ou des 2 médicaments en 5 CH, en dehors des repas, 2 fois par jour pendant quelques semaines.

• **Formule de l'Abbé Chaupitre n° 1**
qui contient, entre autres, *Belladone* 3 CH, *Kalium bromatum* 6 CH, *Sulfur* 6 CH... (flacon de 20 ml de gouttes buvables).
▶ 5 gouttes dans un peu d'eau, 3 fois par jour, en dehors des repas.

• **Sulfur**
Origine minérale : le soufre.
Le médicament homéopathique de fond des problèmes cutanés.
2 signes spécifiques : l'aggravation par l'eau, l'amélioration par le froid.

Selon les modalités (signes ou symptômes)
Selon les modalités, voici quelques médicaments à prendre en basse dilution (5 à 7 CH), plusieurs fois par jour ou par semaine, pour une action locale.

• **Acné pustuleuse et nodulaire** chez des adolescents nerveux, anxieux, ayant tendance à agiter les mains ou à tripoter constamment les objets, sujets aux cauchemars : *Kalium bromatum*.

• **Acné à comédons** avec peau huileuse et tendance à la chute des cheveux, dans un contexte d'épuisement physique ainsi que psychique avec amaigrissement, un désir irrésistible d'aller se coucher, des obsessions d'ordre sexuel, une tendance à faire des projets irréalisables : *Selenium*.

• **Acné frontale, du conduit auditif, de la zone du coccyx :** *Calcarea picrata*.

• **Acné papuleuse et papulopustuleuse,** aggravée au moment des règles, avec crampes : *Eugena jambosa*.

• **Acné symétrique au visage,** de part et d'autre du nez : *Arnica montana*.

• **Acné de localisation nasofrontale :** *Ledum palustre*.

• **Grande flatulence intestinale** associée à l'acné : *Raphanus*.

• **Sentiment de frustration sexuelle** (fréquente à l'adolescence) : *Conium*.

• **Acné cicatricielle,** de teinte violacée : *Antimonium tartaricum* (en association avec *Aqua marina*).

• **Acné des jeunes, sujets à l'hyper-acidité digestive :** *Robinia*.

Oligothérapie
& vitamines

Le zinc

Les apports d'oligo-éléments se font habituellement par l'alimentation qui doit être variée et de qualité.

Sources alimentaires du zinc : il est surtout répandu dans les fruits de mer, les huîtres (++) et les coquillages, le poisson.

On le trouve aussi dans la viande, le jaune d'œuf, les céréales, le pain complet, la levure de bière, les noix, quelques légumes (brocolis, champignons, épinards, haricots)...

La silice organique – G5

▶ 1 cuillerée à soupe matin et soir + tamponner les parties atteintes matin, midi et soir, pendant 3 semaines.

Les vitamines

Principalement A, B, C et E.

• **La vitamine A** préserve l'élasticité de la peau, favorise la cicatrisation et aide l'épiderme à résister aux infections. Aide également à lutter contre l'hyper-kératinisation, sous forme d'aliments naturels (carotte, tomate, abricot, etc.).

• **Les vitamines B** jouent un rôle majeur dans la santé de la peau, la lutte contre la séborrhée et les points noirs.

• **La vitamine C** a des vertus anti-infectieuses.

• **La vitamine E** accélère les processus de cicatrisation et prévient le vieillissement de la peau.

Gemmothérapie
(bourgeons)

• **En cas de peau sèche :** *Ribes nigrum* (cassis).

• **En cas de peau infectée :** *Ulmus Bourgeons*, macérat glyc. 1D qsp 1 flacon de 120 ml.

• **En cas de peau fissurée :** *Juglans regia* (noyer d'Europe), teinture mère.
▶ 2 fois 50 gouttes + eau.

Lithothérapie

• **Action anti-inflammatoire :**
Chalcopyrite aurifère D8 et Or natif D8.

• **Action anti-infectieuse :**
Azurite D8 et Argent D8.

• **Pour cicatriser :**
Conglomérat D8 et Gélénite D8.

« Remèdes de bonne femme »

Boire une infusion de ces plantes :
- Fumeterre : 10 g
- Centaurée : 10 g
- Pensée sauvage : 10 g
- Noyer : 10 g
- Hépatique des fontaines : 20 g
- Réglisse : 5 g
- Fenouil : 5 g

Pour 1 l d'eau bouillante.
Laisser infuser 10 min.

▶ Boire en 4 fois dans la journée. Sucrer au miel.

Un minéral, l'argile

L'argile constitue un excellent traitement local. Elle « nettoie » l'épiderme en profondeur, en piégeant comme un buvard toutes les impuretés, en resserrant et en séchant les pores dilatés de la peau.

La choisir verte dans un magasin spécialisé. L'ajouter à l'eau en tournant pour éviter les grumeaux. Laisser reposer le mélange au moins 1 h avant de l'utiliser.

Faire des masques, à garder 30 min et rincer doucement à l'eau tiède. À faire plusieurs fois par semaine.

Traitement externe

Phytothérapie

On peut utiliser des compresses ou le bain de feuilles de noyer mais aussi, localement, de l'acide linolénique (vitamine F) qu'il est possible de se procurer en pharmacie.

Compresses

▶ Faire, 2 ou 3 fois par jour, des applications de compresses imbibées de décoction de carline, et, surtout, d'huile de bruyère.

• **Décoction de carline (racine)**
Faire bouillir 30 g dans 1 l d'eau pendant 15 min. Laisser infuser 10 min et filtrer.

• **Huile de bruyère :**
- Plantain (feuilles) : 50 g
- Arnica (fleurs) : 100 g
- Bruyère (sommités fleuries) : 150 g
- Huile d'olive : 1 l

Faire macérer ces 3 plantes dans l'huile d'olive pendant au moins 1 semaine. Laisser reposer, filtrer et conserver à l'abri de l'air et de la lumière.

Bain

• **Bain de feuilles de noyer :** utiliser une concentration minimale de 20 %.

Quelques conseils pour soigner l'acné

Diététiques

• Évitez au maximum les aliments très sucrés.

• Faites attention aux excès de pain et féculents (pizzas, quiches…), aux graisses (plats en sauce, crèmes ou mayonnaise…), au chocolat.

• Évitez les charcuteries, les pâtisseries, les plats tout cuisinés, les sucres industriels, les hamburgers. N'abusez pas des conserves, voire évitez-les.

• Évitez les fromages fermentés qui accentuent le phénomène de « flush » (rougeur subite) du visage.

• Consommez des fruits, des légumes verts, des céréales +++, des viandes blanches, des protéines végétales.

• Absorbez 1 cuillerée à soupe par jour d'huile d'olive ou de bourrache.

• Attention aux boissons alcoolisées et au tabac.

• Combattez la constipation par des moyens nutritionnels simples et naturels.

• Pratiquez le yoga ou toute technique anti-stress ou relaxante.

• Mangez à heures régulières.

• Régime alimentaire : le malade, qui est généralement un hépatique et un constipé, doit suivre le régime alimentaire à base fructo-végétarienne. Le foie sera stimulé à l'aide de tisanes au boldo, au combretum ou au romarin, et la constipation sera combattue au moyen d'une tisane à la bourdaine ou, mieux, à l'aide de miel soufré (miel, 80 g ; soufre, 20 g) à raison de 20 à 30 g par jour. Boire, de temps à autre, entre les repas, une tisane dépurative et une tisane diurétique.

Hygiéniques

• Évitez le savon de Marseille, qui dessèche la peau, et les solutions antibactériennes (savons liquides) qui l'agressent.

• Donnez la préférence aux savons acides, aux savons surgras qui limitent en douceur la production de sébum.

• Ne frottez pas la peau avec un gant de toilette car vous supprimez le film protecteur et favorisez l'irritation.

• Évitez le soleil qui améliore provisoirement… mais entraîne souvent une poussée au retour de vacances.

• Ne « tripotez » pas les boutons.

Aromathérapie

Utiliser un soluté d'huiles essentielles :
- Lavande
- Origan
- Thym
- Sarriette : ââ 1 g
- Huile d'amande douce : qsp 125 ml
▶ 1 application tous les soirs.

« Remèdes de bonne femme »

Le principe du traitement de l'acné est de favoriser les sécrétions de la peau et d'évacuer les glandes sébacées. Il faut donc utiliser des substances acides.
À effectuer conjointement avec le traitement interne.

Fumigation

Vous pouvez faire une fumigation chaude avec une décoction de mauve pendant 15 min (30 g pour 1/2 l d'eau). Ensuite, extirpez doucement les comédons qui ne sont pas enflammés (pour éviter d'autres boutons), avec un linge fin et propre, jamais directement avec les ongles.
Un léger gommage avec un produit cosmétique naturel facilite l'opération et élimine les peaux mortes (à faire avant la fumigation).
Pour les boutons déjà formés, ne les percez que s'ils sont « mûrs », c'est-à-dire si le pus est visiblement rassemblé, formant une pointe blanche prête à s'éliminer.

Application de tomate

La tomate, plante de la famille des solanacées, est riche en vitamine C, en lycopène (antioxydant) et en de nombreuses autres vitamines.
Coupez 1 tomate en fines tranches. Appliquez-les sur les boutons pendant environ 15 min. Rincez ensuite délicatement le visage avec un savon acide,

---

Pour soigner l'acné : restaurer les émonctoires

Stimuler les intestins
- Charbon de Belloc : 2 comprimés à chaque repas pendant 8 jours.
- Lactéol : 1 tube par jour en 3 prises pendant 8 jours.

Stimuler le foie
- Compresse chaude sur le foie pendant 20 min 1 fois par jour.
- Infusion d'artichaut feuilles : faire infuser 10 min, 4 tasses par jour.

Stimuler les reins
- *Solidago* teinture mère : 30 gouttes, 3 fois par jour (en pharmacie).

Stimuler l'émonctoire « peau »
- Levure de bière lyophilisée (diététique) : 1 sachet dilué à l'eau tiède, attendre 5 min. À prendre au lever et au coucher.

qui respecte et maintient le pH et le degré d'hydratation de l'épiderme.

On peut alterner les tomates par des feuilles d'oseille froissées.

Faites 2 applications journalières, 1 le matin et 1 le soir.

La peau doit s'éclaircir en quelques jours.

Compresses & lotions

- Bardane : 10 g
- Pensée sauvage : 10 g
- Scabieuse : 10 g

Pour 1/4 de litre d'eau froide.

Amener à ébullition. Dès les premiers bouillons, retirer du feu. Laisser infuser 10 min. Exprimer à travers une gaze. En compresses tièdes, matin et soir : à garder 15 min au minimum.

Lotions sur les endroits les plus atteints, matin et soir, après les compresses avec un tonique au camphre qui purifie et resserre les pores.

Aphtes

Il s'agit d'ulcérations blanchâtres superficielles qui apparaissent sur la muqueuse de la bouche, des joues ou de la langue, de façon isolée ou en petits groupes, d'une taille qui varie de 1 mm à 1 cm. Fréquemment très douloureuses, elles sont gênantes parce qu'elles rendent difficiles l'alimentation et l'élocution, et par leur caractère récidivant. 5 à 10 % des enfants en souffrent à un moment ou à un autre ; les adultes sont aussi touchés mais les personnes âgées sont moins réceptives. De causes inconnues, bien que des virus soient suspectés, certains aliments semblent les favoriser (voir page suivante). L'étendue des lésions est très variable. Dans les cas graves, elles peuvent gagner le palais et le pharynx, envahir toute la bouche et durer jusqu'à 6 semaines avant de disparaître.

La guérison spontanée est la règle.

Phytothérapie

L'échinacée

Cette plante majeure dans la stimulation des défenses immunitaires, accélère la guérison et contribue à espacer les crises.

▸ 2 fois 50 gouttes de teinture mère (1 flacon de 120 ml).

Le cresson

Riche en iode et surtout en vitamine C, le cresson agit sur l'infection et renforce les défenses immunitaires. Attention : n'utilisez jamais de cresson sauvage mais uniquement du cresson d'élevage. Le cresson sauvage peut transmettre une maladie appelée la « douve du foie ».

Le citron

Le citron contient des acides citrique et malique, des citrates de chaux ainsi que des dérivés flavoniques. Ces molécules possèdent des propriétés anti-inflammatoires.

Homéopathie

Dès les premiers symptômes, associer *Mercurius corrosivus* 7 CH avec un autre médicament homéopathique selon les symptômes :

• **Aphtes avec sensation de brûlure** dans la bouche améliorée par la chaleur : *Arsenicum album* 9 CH.

• **Aphtes saignant au contact :** *Borax* 9 CH.

• **Aphtes douloureux au contact des aliments,** spécialement chez le nourrisson : *Borax* 9 CH.

• **Aphtes avec salivation abondante** et mauvaise haleine : *Mercurius solubilis* 9 CH.

• **Aphtes avec douleurs piquantes** : *Nitricum acidum* 9 CH.

• **Aphtes irréguliers, peu profonds, entourés d'une zone rougeâtre**, avec exsudation d'un liquide jaunâtre : *Sulfuricum acidum* 9 CH.

• **Si les aphtes sont très rebelles au traitement**, ajouter *Nitricum acidum* 9 CH et *Secale cornutum* 9 CH.

Précautions alimentaires

• Éviter certains aliments très favorisants : les fruits secs (noix, amandes, noisettes), les fruits acides (tous les agrumes), le gruyère, les ananas, les tomates, les bananes, les fraises, les kiwis, le chocolat et les aliments irritants (poivre, moutarde, épices).

• En revanche, la consommation quotidienne de yaourt à culture active de *Lactobacillus acidophilus* est vivement recommandée pour l'équilibre bactérien qu'il induit dans la cavité buccale.

• Absorber à chaque repas 2 cuillerées à soupe de chou cru haché et 1 cuillerée à café de blé germé fait souvent disparaître les aphtes très rapidement.

• Des menus bien équilibrés, un accroissement du temps de détente après le repas de midi consolideront la guérison.

• **Traitements locaux**

- Badigeonner chaque aphte avec un coton-tige imprégné de *Calendula* et *Plantago* en teinture mère.

▶ Gargarismes avec de l'eau additionnée de 20 gouttes de teintures mères de *Phytolacca* et de *Calendula*.

Nutrithérapie

La vitamine C est recommandée sous forme d'acérola :

▶ 1 g par jour, en comprimés ou en gélules.

Prendre également des comprimés de flavonoïdes, produits antiradicalaires :

▶ 250 mg, 2 à 3 fois par jour.

« Remèdes de bonne femme »

Avant tout traitement local, ne pas oublier de bien se rincer la bouche avec une solution composée de 5 cm³ d'eau oxygénée à 10 volumes dans 1 verre d'eau.

• Thé

On peut ensuite essayer d'appliquer un sachet de thé mouillé sur la lésion ; les tanins qu'il contient auront un effet bénéfique.

• Sauge

Faire de fréquents bains de bouche avec une décoction de sauge (la feuille et la fleur) : 1 poignée (20 g) pour 1 l d'eau, 10 min dans l'eau à l'ébullition.

• Réglisse

Mâcher, 3 ou 4 fois par jour, des pastilles de réglisse qui forme une pellicule protectrice sur les aphtes et, en les isolant des substances irritantes, contribue à accélérer leur guérison.

• Guimauve

Sucer des carrés de guimauve, passer la langue imprégnée de ce jus sur les aphtes, pour soulager la douleur.

• Sucre en poudre

Certains se contentent d'appliquer sur les aphtes du sucre en poudre plusieurs fois de suite.

• Cresson

Mâcher du cresson frais de culture et passer le jus sur les aphtes avec la langue (rappel : proscrire le cresson sauvage qui peut receler la « douve du foie »).

• Basilic

Mâcher des feuilles crues de basilic frais. Certains en font une décoction (100 g par litre) utilisée en gargarismes.

• Citron

Le jus de citron sur les aphtes est un traitement drastique des plus efficaces.

Candidose

Candida albicans est une levure inoffensive normalement présente en petites quantités dans le corps, notamment dans les voies digestives et les muqueuses génitales. Les problèmes de santé surviennent quand ce champignon microscopique se multiplie, à la suite d'une rupture d'équilibre liée au diabète, à un bouleversement hormonal et surtout à une prise prolongée d'antibiotiques.

La candidose se développe surtout dans les plis inguinaux, à la commissure des lèvres, dans les muqueuses buccale et surtout vaginale. Même s'ils ne présentent aucun symptôme, les hommes atteints de *candida albicans* transmettent la levure à leur partenaire ; il est donc nécessaire que le couple se soigne en même temps.

En plus de suivre le traitement exposé ci-dessous, il est important de manger 3 yaourts chaque jour et de prendre des compléments de vitamines B.

Une forme concentrée de culture de *Lactobacillus acidophilus*

Faire, plusieurs fois de suite, des applications de *Lactobacillus* mélangé à du yaourt. Ensuite, une fois que les *Lactobacilli* se développent, les champignons ne réapparaissent presque jamais, sinon lors d'une administration d'antibiotiques.

En cas d'infection vaginale traitée très tôt, des applications fréquentes de yaourt et de *Lactobacillus acidophilus* résolvent le problème sans qu'il soit nécessaire de recourir à des médicaments.

La culture d'*acidophilus* peut également soulager lorsqu'elle est prise par voie orale. Prendre alors plusieurs doses quotidiennes de culture d'*acidophilus* sous forme de comprimés, avec du yogourt nature, et cela suffit pour soigner l'infection.

Les vitamine B semblent également apporter un soulagement même dans des cas où une carence absolue de ces vitamines ne semble guère en cause.

Phytothérapie

Il a été démontré que l'extrait de pépins de pamplemousse a un pouvoir antibiotique plus puissant et moins nocif que tous les médicaments antibiotiques connus. Son action s'étend à environ 800 souches de bactéries et de virus, et à environ 100 souches de champignons, ainsi qu'à un très grand nombre de parasites unicellulaires.

Pour la candidose, il est donc particulièrement indiqué.

▶ 30 gouttes diluées dans l'eau, 3 fois par jour.

Aromathérapie

Cèdre, lavande aspic ou tea-tree

Dans un bol, verser 1 goutte d'huile essentielle de cèdre, de lavande ou de tea-tree et 1 cuillerée à soupe de yaourt. Diluer avec 1 cuillerée à café d'eau et appliquer sur la région infectée.

Bicarbonate de soude

Dans une bassine ou un bidet, dissoudre 4 comprimés de bicarbonate de soude dans 4 l d'eau chaude. Prendre un bain de siège pendant 10 min en veillant à ce que le liquide pénètre le plus profondément possible dans la muqueuse vaginale.

2 prescriptions d'huiles essentielles à usage cutané

• **Mycoses cutanées**
- Canelle de Chine : 2 ml
- Géranium rosat : 3 ml
- Tea-tree : 5 ml
- Girofle : 2 ml
- Huile végétale de germe de blé : 8 ml
▶ 2 à 3 applications locales (5 à 8 gouttes) par jour pendant 2 à 3 semaines.

• **Mycoses unguéales**
- Laurier noble : 3 ml
- Thym à thymol : 3 ml
- Lavande vraie : 3 ml
- Cannelle de Chine : 1 ml

▶ 2 à 3 applications locales par jour jusqu'à disparition complète.

Homéopathie

L'homéopathie, qui aide le terrain, apporte souvent la guérison définitive grâce à la trilogie suivante, à condition qu'elle soit poursuivie sans interruption pendant 2 ou 3 mois au moins :
- Remède de terrain : *Psorinum* toujours et *Sepia* parfois.
- Remède étiologique (de la cause) : un biothérapique ou un isothérapique.
- Remède symptomatique : *Arsenicum iodatum* ou *Graphites* pour les mycoses cutanées ; *Helonias* pour les mycoses vaginales.

Remèdes de terrain

Ces remèdes, de « fond », tiennent compte de la cause, de l'aspect évolutif de la maladie, de la constitution du malade, des signes généraux.

Psorinum

Biothérapique de la psore, prescrit sur un ensemble de données (maigre, frileux, pessimiste, introverti, dépressif...).
▶ 1 dose hebdo. en 9 ou 15 CH.

Sepia

Si le malade voit tout en noir, a le teint blême, terreux, recherche la solitude, est indifférent à tout.
▶ 1 dose hebdo. en 15 ou 30 CH.

Remède étiologique

Les mycoses cutanées ou unguéales sont très souvent dues à un trichophyton ou à un microsporon, et les mycoses vaginales au *Candida albicans*. On donnera donc 1 fois par semaine 1 dose en 9 ou 15 CH du biothérapique indiqué par les examens de laboratoire.

Remèdes symptomatiques

Arsenicum iodatum

Ce remède présente dans sa pathogénérie des desquamations érythémato-squameuses d'aspect semblable à celui des mycoses cutanées.

▶ 5 granules en 7 ou 9 CH, au réveil et au coucher.

Graphites

Ce remède est indiqué dans les mycoses suintantes des plis en général et interdigitales en particulier (pied d'athlète).

▶ Même posologie.

Dans les mycoses unguéales, *Silicea* et *Thuya* peuvent être indiqués en complément des remèdes ci-dessus.

Remèdes locaux

Localement, sur la peau ou les ongles, badigeonner 1 ou 2 fois par jour avec la solution suivante :

- Iode métalloïdique : 0,5 g
- Alcool à 45° : qsp 100 g

Érysipèle

L'érysipèle est une maladie infectieuse et contagieuse due au streptocoque. Il débute par une forte fièvre (40 °C), des maux de tête, des courbatures et des vomissements. Ensuite, un point rouge apparaît sur une partie du corps, visage, cuir chevelu, dos, mains ou jambes, mais le plus souvent à l'angle externe de l'œil ou à la commissure labiale. Ce point s'étend rapidement en tache d'huile et forme une plaque rouge vif, surélevée, circonscrite par un bourrelet saillant sous le doigt. Pendant 5 ou 6 jours, la température est élevée, la langue est épaisse et les urines sont rares.

L'érysipèle étant une affection dangereuse, pouvant entraîner la mort, il doit être suivi attentivement par le médecin qui donnera les remèdes appropriés.

Il convient, en attendant celui-ci, d'isoler le malade, afin d'éviter la contagion, et, au cours de la maladie, de désinfecter les objets dont il se sert.

En outre, le malade sera mis à la diète : bouillon de légumes, boissons abondantes.

Phytothérapie

Traitement local

Utiliser les fleurs de sureau : les faire cuire dans très peu d'eau, puis les étaler sur un linge propre et appliquer cette compresse, bien chaude, sur la partie atteinte. Renouveler la compresse quand elle est refroidie.

Tisanes & décoctions

• **Bourrache :** 15 g de fleurs pour 1 tasse d'eau bouillante.

• **Bourdaine.** Une tasse de cette plante, prise le soir, empêche l'embarras gastrique et décongestionne le foie.
Faire bouillir de 2 à 5 g d'écorce desséchée dans 150 g d'eau pendant 25 min. Laisser infuser à froid pendant 5 ou 6 h.

• **Décoction de bouleau & de douce-amère**
- Écorce de bouleau
- Tige de douce-amère : ââ 100 g
- 50 g dans 1,5 l d'eau. Faire bouillir 10 min. Infuser 10 min.
▶ 4 tasses par jour.

• **Tisane des 5 fleurs**
- Fleurs de lavande
- Souci (*Calendula*)
- Bourrache
- Genêt
- Pensée sauvage : ââ 5 g
1 cuillerée à soupe par tasse.

• **Noyer, fumeterre, plantain**
- Feuilles de noyer
- Feuilles de fumeterre
- Feuilles de plantain : ââ 100 g
2 cuillerées à café par tasse. Laisser infuser 10 min.
▶ 3 à 5 tasses par jour.

Homéopathie

Les 3 remèdes homéopathiques principaux correspondent à 3 formes cliniques différentes : *Belladonna*, *Apis* et *Rhus toxicodendron*.

• *Belladonna* 4 CH : le remède le plus souvent indiqué au début. Il correspond à une fièvre élevée, à une forte prostration et à l'apparition d'une tuméfaction ganglionnaire sous-maxillaire extrêmement douloureuse.

• *Apis* 4 CH : si l'œdème est important et s'il y a de l'albumine dans les urines. L'absence de soif caractérise également le sujet d'*Apis*.

• *Rhus toxicodendron* 5 CH : si le malade est agité.

L'homéopathie emploie également : *Lachesis* 5 CH, *Arsenicum album* 5 CH, *Cantharis* 5 CH, et, si des complications apparaissent au cours de la maladie : *Stramonium* 5 CH (malade très agité), *Berberis* 4 CH (altérations rénales), *Euphorbium* 4 CH (tendance à la suppuration).

Dans le cas d'érysipèle à répétition, *Sulfur* 5 CH et 7 CH sont particulièrement indiqués.

« Remèdes de bonne femme »

Érysipèle de la face

Faire, tous les jours :

- 2 ou 3 compresses chaudes de fleurs des prés ;

- 3 ou 4 lavages complets du corps (tête exclue), à l'eau vinaigrée, d'abord tièdes, puis froids ;

- laver le visage de temps à autre à l'eau tiède, ou bien des applications aux fleurs fraîches de pas-d'âne (tussilage) ;

- appliquer des compresses froides à l'eau vinaigrée sur le cou ;

- 3 fois 1 cuillerée à soupe d'huile, et plusieurs fois, par gorgées, de la limonade pour calmer la soif.

Érysipèle sous-cutané

Lorsque l'érysipèle devient sous-cutané, faire des cataplasmes très chauds de fenugrec ou de fleurs des prés, jusqu'à ce qu'il réapparaisse à l'extérieur.

Furoncle et anthrax

Provoqué par un staphylocoque doré, le furoncle est une infection cutanée centrée généralement sur un poil. Le but du traitement est de favoriser la formation d'une tête, ce qui permettra au pus de s'évacuer, et par suite au furoncle de disparaître. Si l'infection se développe ou se diffuse en lignes rouges à partir du furoncle, il faut consulter un médecin sans tarder.

L'anthrax, quant à lui, est un amas de plusieurs furoncles, la partie centrale étant nécrosée.

Phytothérapie

Pendant toute la durée de l'infection, prendre 3 à 4 tasses par jour d'une infusion faite, à parts égales, de fumeterre, de centaurée et de bardane à raison de 1 cuillerée à café de chaque dans 250 ml d'eau bouillante.

L'échinacée, plante majeure dans la stimulation des défenses immunitaires, aide à lutter contre les récidives chez les personnes sujettes à la furonculose.

Furoncle simple

Traitement local

Tégarome :

▶ 40 à 50 gouttes pour 1 verre d'eau

tiède, en compresses, 2 fois par jour, pendant 20 min ; entre les compresses : application d'argile verte, à conserver 1 h. À renouveler.

Par voie interne
Décoction de racines de bardane :
▶ 3 tasses par jour.

Anthrax

Teintures mères
- *Parietaria*
- *Calendula*
- *Betula alba*
- *Cynara* : ââ qsp 125 ml
▶ 3 fois 40 gouttes diluées dans l'eau.

Racine de bardane & salsepareille
- Racine de bardane
- Racine de salsepareille : ââ 100 g
30 g pour 1 l d'eau. Faire bouillir 10 min. Laisser infuser 20 min.
▶ 3 à 4 tasses par jour.

Attention, les furoncles sont très contagieux

Une personne atteinte d'un furoncle ou d'un anthrax ne doit ni toucher, ni préparer de la nourriture tant que son infection n'a pas été soignée.
Tout vêtement qui a été en contact avec un furoncle devra être lavé à part. Ajouter quelques gouttes d'huile essentielle de tea-tree ou de lavande dans l'eau de lavage et de rinçage.

Aromathérapie

Ajowan, lavande vraie & tea-tree
Dans un bol, verser 3 cuillerées à soupe d'eau très chaude (ou bouillante). Ajouter 2 gouttes d'huile essentielle d'ajowan et 3 de lavande. Tremper un morceau de coton et nettoyer la région infectée. Renouveler l'opération 3 fois par jour. À l'issue du traitement, recouvrir de gaze préalablement humectée de 2 gouttes d'huile essentielle de tea-tree, puis mettre un pansement.

Sassafras, sauge, lavande, géranium
- Sassafras
- Sauge sclarée
- Lavande aspic : ââ 1 g
- Géranium rosat : 0,5 g
- Alcool à 90° : qsp 125 ml
▶ 40 à 50 gouttes dans 1 verre d'eau tiède, avant les 3 repas.

Homéopathie

Voir Abcès.

« Remèdes de bonne femme »

Au choix :
• Des cataplasmes de farine de fenugrec ou d'oignon cuit accélèrent l'évolution vers l'écoulement.

• Cataplasmes de mie de pain mélangée avec du lait et 1 jaune d'œuf.

• Pansement de carotte râpée.

• Pommade : mélanger une petite quantité de crème fraîche et du savon de Marseille râpé. Faire tiédir et appliquer en cataplasme pendant 24 h. Le furoncle mûrit et se vide.

• Applications d'alcool iodé ou de teinture d'iode.

• Applications de feuilles de chou. Utiliser de préférence le chou vert (dit « chou de Milan »). Laver les feuilles et enlever les grosses côtes. Écraser les feuilles à l'aide d'une bouteille ou d'un rouleau à pâtisserie. Appliquer 2 ou 3 épaisseurs, puis recouvrir d'un tissu épais et d'un bandage. Maintenir l'application quelques heures. Renouveler.

Hygiène

Au cours des soins, lorsque le furoncle commence à se vider de son contenu purulent, il faut laver la plaie au savon de Marseille et la désinfecter soigneusement à l'aide d'un antiseptique (huiles essentielles à phénols). Il faut en effet éviter toute dissémination des germes qui pourraient créer un autre foyer infectieux.

Herpès

L'herpès est une affection sans gravité mais assez désagréable. C'est une maladie très contagieuse qui touche 10 millions de personnes en France. La contamination est strictement inter-humaine par contacts directs, et l'homme est le seul réservoir pour les 2 types de virus.

L'herpès se manifeste par une éruption de petites vésicules sur les muqueuses, le plus souvent celles de la bouche — lèvres, langue, voile du palais, etc. — due à un virus de quelques millionièmes de millimètre, qui, de la bouche, gagne le système nerveux où il demeure vivant mais provisoirement inoffensif. Si l'organisme vient à subir une défaillance, ce virus retourne, en suivant les nerfs, vers la surface cutanée. À l'occasion d'une stimulation extérieure, comme l'exposition au soleil, ou psychique comme un stress, le virus peut être réactivé : il recommence alors à se multiplier et resurgit sur la peau ou la muqueuse à l'intérieur de petites vésicules.

L'herpès siège parfois sur les organes génitaux, et cette localisation présente l'inconvénient d'être assez tenace et récidivante. Chez les femmes, les vésicules peuvent se multiplier, envahir la vulve, gagner les grandes lèvres, s'étendre sur la face interne des cuisses et même autour de l'anus. Une nappe suintante recouvre alors la peau, et de fausses membranes grisâtres et malodorantes s'en détachent.

Herpès, quelques conseils

Précautions à prendre

• Éviter de recouvrir les vésicules herpétiques à l'aide d'épaisses couches de crème pour atténuer le côté inesthétique : la lésion risque de macérer sous le cosmétique.

• Éviter de gratter les lésions.

• L'application de pommades contenant des corticoïdes est contre-indiquée. Cela risque de faire « flamber » la poussée et de la faire se généraliser.

Localement

• Un moyen simple : approcher des lésions un objet incandescent (cigarette par ex.) jusqu'à la limite de la brûlure. Répétée plusieurs fois, cette technique détruit les virus au-delà de 38,5 °C.

• Poser sur l'éruption herpétique un cataplasme de fleurs de camomille séchées et hachées finement, mélangées à l'eau tiède. Laisser en place quelques minutes. Renouveler plusieurs fois par jour jusqu'à disparition des vésicules.

L'herpès est dû à 2 virus parfaitement identifiés :

- le HSV1 (herpès virus 1), responsable des éruptions de la partie haute du corps, notamment de l'herpès labial ;
- le HSV2, responsable de l'herpès génital.

La contamination se produit, dans plus de 50 % des cas, de façon inapparente, sans symptômes. Mais le virus s'installe définitivement dans l'organisme, à l'intérieur d'une cellule nerveuse, et reste au repos dans un état appelé *phase de latence*.

La maladie n'est pas grave chez les sujets qui ont des défenses immunitaires normales. Cependant, les récurrences d'herpès génital sont très handicapantes pour la vie sexuelle et peuvent conduire à des états dépressifs. L'herpès peut devenir mortel chez des sujets aux défenses diminuées (personnes âgées, sidéens, cancéreux).

Phytothérapie

Eau de guimauve, bec-de-grue & salsepareille

Appliquer sur l'herpès une lotion d'eau de guimauve obtenue avec la racine : décoction de 100 g de racines par litre d'eau ; laisser macérer 1 h environ.

Cette lotion servira aussi en gargarismes si le siège de l'herpès est dans la bouche.

On peut utiliser également le bec-de-grue (ou herbe-à-Robert), considéré par les anciens comme un vulnéraire d'une grande puissance : faire tremper 100 g dans 1 l d'eau pendant 24 h puis faire bouillir pendant 15 min environ.

En même temps, on boira une décoction de racine de salsepareille : 70 g par litre d'eau à faire bouillir jusqu'à réduction de moitié.,

▸ 1 verre, 1 h avant chaque repas.

Échinacée
Plante majeure dans la stimulation des défenses immunitaires contre les maladies infectieuses.

Choisir une préparation titrée à 3,5 % au moins d'échinacosides.

▸ 100 mg d'extrait sec, 4 fois par jour (gélules ou comprimés).

Millepertuis
Bon complément de l'échinacée.

▸ Prendre 2 tasses d'infusion par jour.

Aromathérapie

Si vous plongez dans le monde de l'aromathérapie pour trouver plus d'une dizaine d'huiles essentielles capables d'enrayer toute invasion virale.

Origan d'Espagne, sarriette des montagnes, thym vulgaire
Se procurer en pharmacie 1 flacon de 1 ml d'une de ces huiles essentielles.

▸ 2 gouttes dans un peu de miel, 2 fois par jour.

« Gouttes aux essences »
Vous pouvez vous aider du produit appelé « Gouttes aux essences » : il contient notamment des huiles essentielles de cannelle, lavande et thym.

▸ 30 gouttes dans un peu d'eau , 3 fois par jour. Pour l'enfant au dessus de 30 mois : 5 gouttes dans un peu d'eau, 4 fois par jour.

Homéopathie

La crise d'herpès répond bien à l'homéopathie à condition de commencer le traitement dès les premiers symptômes, avant l'apparition des petites vésicules, lorsque la peau démange ou pique.

2 médicaments spécifiques
Le *Vaccinotoxinum* est un médicament d'origine animale : il est préparé à partir de la vaccine brute. On appelle ces médicaments homéopathiques des biothérapiques.

Le *Rhus toxicodendron* est un médicament d'origine végétale : il est fabriqué avec les feuilles de sumac (arbre dont on tire un vernis). C'est le médicament homéopathique des vésicules cutanées.

• *Vaccinotoxinum*
▸ 1 dose 15 CH au début de façon systématique. À renouveler tous les 15 jours.

• *Rhus toxicodendron*
▸ 4 granules en 5 CH, 3 fois par jour. Commencer dès les premiers symptômes et espacer selon l'amélioration.

Selon les localisations

Herpès à la lèvre
- *Capsicum annuum*, teinture mère
▸ 10 gouttes en application locale, 4 à 5 fois par jour (en pharmacie).
- Extrait de pépin de pamplemousse
▸ 5 gouttes dans 1 cuillerée à café d'huile. Badigeonner 4 à 5 fois par jour.

Herpès de la cornée
Comme pour le zona ophtalmique.

Herpès génital masculin
Alterner 1 jour sur 2 :
- *Croton* 30 CH
▸ 20 gouttes, 2 fois par jour.
- *Graphites* 30 CH
▸ 20 gouttes 2 fois par jour.

Herpès génital féminin
Sepia 30 CH
▸ 20 gouttes, 3 fois par jour.

Oligothérapie & nutrithérapie

Le cuivre
L'herpès en oligothérapie se traite par des apports de cuivre.

▸ *Cuivre* ou association *Cuivre-Or-Argent*.

Aliments riches en cuivre
Algues, amande, avocats, cacao, céréales (surtout blé entier et riz complet), champignon, coquillages, huîtres, crustacés, foie (++) de veau et de mouton, fruits secs, légumes vert, noix, œufs de poissons, prune, le thé...

La vitamine C
La prise de vitamine C à fortes doses, au moins 2 à 3 g par jour, aurait également un effet préventif. Il faut alors choisir de préférence de la vitamine C naturelle (acérola, camu-camu).

Le traitement préventif

• Protéger au moyen d'un bâton gras en particulier à la montagne ou au bord de la mer (en mettre 4 fois par jour).
• Se rincer le visage et les lèvres à l'eau douce après le bain… car l'herpès apparaît surtout au froid sec sur des lèvres desséchées.
• L'herpès constitue un cas d'urgence médicale dans les circonstances suivantes :
- herpès oculaire ;
- risque d'infection herpétique chez le nouveau-né d'une mère souffrant d'herpès génital ;
- atteinte hépatique sur un terrain à défenses immunitaires diminuées ou effondrées.

Aliments riches en vitamine C

- Agrumes (citron, orange, pample-mousse).
- Légumes verts (céleri, chou vert ++, cresson, épinard, oseille, persil).
- Fruits (ananas, cassis ++, goyave, kiwi ++) et surtout les rouges (fraise, framboise, groseille).
- Pomme de terre, poivron, tomate...

Conseils alimentaires

• Arrêtez toute alimentation lourde et grasse en particulier les laitages, fritures, plats en sauce.

• Évitez les cacahuètes salées.

• Boire abondamment.

• Privilégiez les aliments riches en vitamine C, en vitamine B et en cuivre.

• Consommez largement de l'ail et de l'oignon.

Impétigo : conseils hygiéno-diététiques

Pour éviter les réinfections ou l'extension des lésions :

- hygiène générale stricte ;
- nettoyage des mains avec brossage des ongles ;
- changement du linge de corps en contact avec les lésions ;
- utiliser le savon de Marseille qui reste un très bon bactéricide.

Impétigo

Lésion d'origine infectieuse de la peau chez l'enfant, elle touche particulièrement le visage et le cuir chevelu ; les germes incriminés sont le streptocoque ou le staphylocoque.

La pyodermite de l'enfant est toujours secondaire à une rhinite, une conjonctivite, une plaie ou une autre infection qu'il faudra détecter même à distance et traiter.

Le traitement de terrain améliore l'évolution et met à l'abri des récidives.

Phytothérapie & aromathérapie

Traitement interne

Infusion

Préparer une infusion de fleurs de pensée sauvage : 40 g pour 1 l d'eau.

▶ Selon l'âge, 2 ou 3 tasses par jour.

Huiles essentielles

- Camomille noble
- Sassafras : ââ 1 g

▶ 10 à 30 gouttes dans 1/2 verre d'eau tiède avant les 3 repas (selon l'âge).

- Lavande : 9 g
- Origan
- Thym : ââ 5 g

Alcoolat de tanin 20 % qsp 125 ml

▶ 20 gouttes dans 1 verre d'eau.

Traitement externe

Parallèlement au traitement dépuratif interne, utiliser ces préparations en traitement externe :

- Souci (pétales) : 50 g
- Chêne (écorce) : 20 g
- Noyer (feuilles) : 30 g

pour 1/4 de litre d'eau bouillante. Faire infuser 10 min.

▶ Lavages et compresses 3 fois par jour. Laisser sécher à l'air.

Huiles essentielles
- Géranium rosat : 1 goutte
- Tea-tree : 1 goutte

▶ Appliquer 3 fois par jour après lavage au savon de Marseille.

Homéopathie

Graphites & Mezereum

- *Graphites* 7 CH
- *Mezereum* 7 CH

▶ En alternance, 3 granules de chaque, 3 fois par jour.

Localement

Pommade au *Calendula*.

Panaris

Le panaris est l'inflammation aiguë d'un doigt ou d'un orteil, près de l'ongle. Les causes peuvent en être multiples : blessure légère avec un instrument sale, piqûre, écharde, écorchure, traumatisme entraînant une plaie.

Un panaris ne doit pas être négligé. Non traité, il peut évoluer vers un abcès ou un phlegmon, donnant lieu à une suppuration abondante que seule une intervention médicale ou chirurgicale pourra alors juguler.

Aromathérapie & homéopathie

3 huiles essentielles

- Ajowan : 2 gouttes
- Lavande vraie : 2 gouttes
- Palmarosa : 2 gouttes

▶ En applications locales.

2 traitements homéopathique

Traitement général

- *Dioscorea villosa* 7 CH
- *Hepar sulfuris calcareum* 9 CH

▶ 3 granules de chaque, 3 fois par jour.

Traitement local

- *Calendula* teinture mère

▶ 25 gouttes dans de l'eau chaude en bain prolongé.

« Remède de bonne femme »

Pour soigner un panaris, placer 1 oignon dans une casserole avec un peu d'eau et faire frissonner sans bouillir (attention, l'ébullition retire leurs propriétés aux diastases). Retirer l'oignon de l'eau, l'ouvrir en 2 parts égales et le laisser légèrement tiédir. Mettre le doigt à l'intérieur de l'oignon. Attendre environ 10 min puis désinfecter. Recommencer l'opération 2 fois par jour, matin et soir, jusqu'à ce que le panaris ait mûri et soit percé.

Le zona oculaire

Naguère encore, le plus dangereux des zonas était le zona oculaire. L'infection se manifestait par des suppurations, des paralysies, des conjonctivites. L'aboutissement en était parfois la perforation de la cornée suivie de ce que les anciens médecins appelaient la « fonte purulente » de l'œil qui nécessitait l'énucléation de l'organe.

Zona

Le zona est une maladie infectieuse provoquée par un virus qui est probablement identique à celui de la varicelle. En effet, d'une part, les manifestations cutanées de ces deux maladies se ressemblent (bien que l'éruption de la varicelle soit le plus souvent généralisée à tout le corps alors que celle du zona est circonscrite) ; d'autre part, tout sujet qui a eu la varicelle n'aura pas de zona, et, inversement, celui qui a souffert d'un zona n'aura pas de varicelle.

Quoi qu'il en soit, le virus se fixe électivement sur un territoire nerveux et provoque :

- une éruption cutanée de vésicules herpétiques localisées dans la zone du nerf atteint ;
- un peu de fièvre, quelques maux de tête, de la fatigue et de la courbature ;
- dans certains cas, des douleurs névralgiques absolument intolérables. Les lésions vésiculeuses émergent toujours d'un seul côté du corps. Elles se rencontrent, dans 90 % des cas, sur le trajet des nerfs qui sortent du canal rachidien le long de la colonne vertébrale. Le zona intercostal est le plus fréquent.

L'évolution du zona thoracique est généralement assez simple. Sur l'un des côtés de la poitrine apparaissent des plaques érythémateuses ovales, à grand diamètre horizontal, séparées par des intervalles de peau saine. Sur chaque plaque se forment rapidement des vésicules contenant un liquide citrin.

Normalement, au bout de 2 ou 3 semaines, tout rentre dans l'ordre, mais, quelquefois, surtout chez les personnes âgées, persistent, dans la région atteinte, de très vives douleurs, véritables névralgies intercostales, dont le traitement est bien souvent décevant.

Le zona ophtalmique est assez rare mais grave. Il touche le visage dans sa partie supérieure, peut atteindre la cornée et compromettre de manière irréversible la vision. C'est une urgence médicale.

Après le dessèchement des vésicules et la cicatrisation, des douleurs séquellaires lancinantes (fourmillements, hypersensibilité) ou parfois très aiguës (élancements, brûlures, décharges électriques) peuvent se maintenir durant des semaines voire des années dans les zones atteintes, survenant par périodes de durées inégales.

Ces vésicules peuvent se réunir pour constituer des bulles. Celles-ci se gonflent, se dessèchent et laisseront une pigmentation blanchâtre ou brunâtre qui persiste fort longtemps. Parfois, on peut, après une « décrue » vésiculaire, observer plusieurs poussées successives. L'éruption est souvent accompagnée d'une sensation de cuisson, augmentée par les frôlements et la pression.

Le zona est peu contagieux. D'ailleurs, la plupart des gens qui pourraient contracter le virus hébergent déjà celui-ci depuis leur varicelle enfantine. On demande donc simplement qu'une personne atteinte de zona ne soit en contact ni avec des femmes enceintes, ni avec des sujets aux défenses immunitaires faibles (leucémiques, cancéreux, sidéens), ni avec de jeunes enfants n'ayant pas eu la varicelle.

Attention : la cortisone et ses dérivés sont contre-indiqués.

Phytothérapie & aromathérapie

• **L'échinacée** est une plante majeure dans la stimulation des défenses immunitaires contre les maladies infectieuses et singulièrement dans le zona. Acheter un flacon de 120 ml de teinture mère. Boire 2 fois 50 gouttes dans de l'eau.

• **Tégarome, mélange d'huiles essentielles**, donne de très bons résultats en applications locales sur les vésicules de la peau (mais pas dans l'œil !).

• **Aloe vera en gel**. Des applications de gel d'aloe vera peuvent entraîner un soulagement rapide de la douleur.

Homéopathie

Contre le zona, l'homéopathie offre 3 médicaments spécifiques :

- *Vaccinotoxinum* : le médicament homéopathique des éruptions vésiculeuses (herpès, varicelle, zona).

▶ 1 dose en 15 CH tous les 15 jours.

- *Mezereum* : d'origine végétale, c'est un des médicaments homéopathiques des éruptions vésiculeuses et croûteuses grattantes. Un signe spécifique pour son emploi : l'aggravation à la chaleur du lit.

- *Ranunculus bulbosus* : d'origine végétale (fait avec le bulbe du bouton-d'or ou rave de Saint-Antoine), c'est le médicament des douleurs aiguës, brûlantes, piquantes, accompagnant des vésicules qui grattent jusqu'au sang. Un signe caractéristique pour son emploi : l'aggravation par le toucher ou le moindre mouvement.

Stade de l'éruption

Au stade de l'éruption prendre :

- *Arsenicum albumine* 15 CH

▶ 1 dose (à ne pas renouveler).

- *Staphylococcinum* 15 CH

▶ 10 granules.

- *Sulfur* 7 CH

▶ 10 granules, 6 h après *Staphylococcinum*.

- *Rhus Toxicodendron* 7 CH, *Cantharis* 7 CH, *Arsenicum album* 7 CH

▶ 1 granule de chaque (aussitôt après Sulfur), toutes les 2 heures, à espacer selon l'amélioration.

Vésicules bleutées ou violacées

Si les vésicules deviennent bleutées ou violacées ou si elles contiennent un liquide épais, jaunâtre, prendre de préférence :

- *Mezereum* 7 CH

- *Ranunculus bulbosus* 7 CH

▶ 1 granule de chaque toutes les 2 h, à espacer selon l'amélioration.

Douleurs récidivantes

Les douleurs qui surviennent plusieurs mois après que le zona soit apparemment guéri :

- *Hypericum* 30 CH

- *Magnesia phosphorica* 15 CH

- *Causticum* 15 CH

▶ 2 granules de chaque, matin et soir, pendant des semaines. Plus un traitement de terrain.

Conseils d'hygiène en cas de zona

- Douche ou bain à l'eau tiède, 2 fois par jour, avec un savon sans antiseptique, sont recommandés.

- Le talc, les crèmes, les pommades ou les gels sont en revanche tous déconseillés.

Oligothérapie

- *Cuivre* seul ou en association *Cuivre-Or-Argent*.
- *Magnésium*.
- *Zinc*.

Les apports de ces oligo-éléments se font habituellement par l'alimentation qui doit être variée et de qualité. Lorsque existe une carence, ils peuvent être administrés sous forme de médicaments.

Acupuncture

Elle est quasiment indispensable pour son efficacité sur la douleur aiguë. Il faut la démarrer sans attendre, dès les premiers symptômes. Le rythme des séances peut être très intensif : depuis 1 fois par jour jusqu'à 3 ou 4 fois par semaine.

Nutrithérapie

Magnésium. La prise d'un complément alimentaire contenant un apport de magnésium est très bénéfique pour raccourcir l'évolution de la maladie.

Vitamines B. Les vitamines du groupe B améliorent l'absorption de magnésium. On les trouve tout particulièrement dans le germe de blé et la levure de bière. Cette dernière est un champignon microscopique qui servait de ferment à la fabrication de cette boisson ; elle est un complément alimentaire riche en vitamines du groupe B et en minéraux, tout particulièrement en chrome, pauvre en sucre et en calories, intéressante pour améliorer l'état de la peau et freiner le vieillissement. Vous la trouvez dans les magasins diététiques et pharmacie sous forme de comprimés, capsules, paillettes...

Les ultraviolets ou les infrarouges contre le zona

Parallèlement aux séances d'acupuncture, il est utile de faire des applications d'ultraviolets, à dose érythémateuse, sur la région malade. Avec une lampe à vapeur de mercure de 3000 bougies, et à une distance de 40 cm, on obtient l'érythème (une rougeur) en 3 min.

Il est à noter que certains zonas réfractaires aux rayons ultraviolets guérissent rapidement si on les expose pendant 30 min, 2 fois par jour, à une source d'infrarouge qui pourra être un simple radiateur électrique parabolique.

Si le malade souffre toujours, alors que l'éruption a disparu depuis longtemps, il fera quotidiennement des applications d'infrarouge sur la zone douloureuse et prendra *Zincum* 15 CH.

Chapitre 9

Les maladies infectieuses du carrefour ORL et pulmonaire

Angine • Bronchites • Conjonctivite
Enrouement • Gingivite • Grippe (forme ORL)
Laryngite • Laryngo-trachéite • Otites
Rhumes • Sinusite

90 % des maladies infectieuses ORL : rhumes, sinusites, bronchites, angines, otites et grippes sont des maladies qui, dans la plupart des cas, guérissent spontanément. Le rôle du médecin devrait donc se résumer à aider le malade à renforcer ses défenses immunitaires.

Le recours à l'antibiothérapie systématique est censé protéger le malade de tous risques ultérieurs de complication ou de surinfection éventuelle. En prescrivant des antibiotiques dits « à large spectre » (c'est-à-dire capables de détruire plusieurs espèces différentes de microbes), le médecin se protège et se rassure en même temps. C'est ainsi que 15 % des médicaments prescrits sur les ordonnances médicales sont aujourd'hui des antibiotiques.

3 étapes dans l'évolution des maladies infectieuses

Les maladies aiguës
Cette première phase survient en période d'épidémies ; elle débute par une poussée inflammatoire et une montée de fièvre. Cet épisode entre tout à fait dans le cadre des conceptions de la médecine allopathique, et le traitement antibiotique en vient à bout en quelques jours, sans gros inconvénient. Ces infections aiguës peuvent être également traitées en homéopa-

thie, en phytothérapie ou en oligothérapie dans des délais aussi courts, comme nous le verrons.

Les maladies récidivantes

Ce sont les mêmes maladies, mais qui récidivent à intervalles plus ou moins courts. Les médecins allopathes parlent, dans ces cas, de « susceptibilité » plus grande à la maladie mais ne modifient pas pour autant leurs traitements ; ils changent simplement les antibiotiques. En réalité, ces patients ne sont pas guéris et traînent pendant des années dans cet état intermédiaire entre la maladie et la santé, jusqu'au moment où ils finissent par s'en délivrer spontanément.

Dans les cas où l'on est obligé de répéter des traitements médicaux, il serait plutôt conseillé de faire appel à des médicaments non toxiques pour l'organisme et aussi efficaces.

Les maladies chroniques

Ces infections chroniques constituent à présent plus de la moitié des consultations des spécialistes ORL. L'origine microbienne de l'infection n'est plus aussi prépondérante. C'est plutôt le terrain qui est fragilisé, et, dès lors que le système de défense immunitaire ne peut plus jouer son rôle, la maladie infectieuse peut s'installer durablement dans un organisme affaibli et sans ressort.

Enlever les amygdales ?

Dans les années 50, une mode, venue des États-Unis, encourageait les ORL à pratiquer systématiquement, en cas d'angines ou d'amygdalites récidivantes, l'ablation des amygdales. Depuis plusieurs années, les médecins ont fait marche arrière et limité considérablement cette opération : ils ont constaté que les enfants privés d'amygdales étaient victimes d'infections graves des voies ORL et pulmonaires. On venait de découvrir que les tissus lymphoïdes des cavités oro-pharyngiennes sont des postes de défense placés à l'entrée des voies respiratoires, avec pour mission d'empêcher les infections pulmonaires (les amygdales fabriquent des globules blancs et d'autres substances protectrices des muqueuses ORL et respiratoires).
Les amygdales sont des organes barrières qui jouent un rôle de filtre ou d'éponge, qui sont donc très souvent sollicités par les micro-organismes de l'environnement. On considère à présent que cette opération est une amputation voire une mutilation, et elle n'est proposée désormais que dans des cas exceptionnels.

Et, lorsque ces traitements n'ont plus aucun effet ou s'ils provoquent des effets secondaires graves, le médecin peut proposer une intervention chirurgicale, en désespoir de cause.

Les médecines naturelles

Ces médecines de terrain ne s'intéressent pas seulement aux symptômes du malade, mais avant tout au « terrain », aux capacités réactionnelles du système immunitaire. Elles mettent en œuvre des traitements adaptés et individualisés, qui ont pour but de reconstituer ces défenses.

L'allopathie utilise les médicaments comme des moyens de substitution à des défenses organiques défaillantes. Les traitements qu'elle prescrit pour de longues périodes n'ont pas pour but de « guérir » la maladie (ce ne sont pas des traitements « curatifs » mais « symptomatiques »). Du reste, ces traitements ne doivent jamais être interrompus, sous peine de récidives. On est entré dans un cercle vicieux.

Les médecines naturelles, à l'inverse, cherchent à redonner une autonomie au malade, en lui permettant de reconstituer ses défenses naturelles. Lorsque le traitement est bien adapté, la guérison intervient rapidement.

L'hygiène alimentaire
pour éviter les maladies infectieuses

L'allaitement maternel

On a voulu nous faire croire que l'allaitement au sein était archaïque, et que l'allaitement au biberon était indispensable pour avoir des enfants sains et

---

Purifier l'atmosphère

Les appartements surchauffés en hiver dessèchent les muqueuses qui deviennent irritées et plus sensibles aux infections. Dans la chambre d'un enfant, la température ne devrait pas dépasser 15 ou 16 °C : il respirerait mieux.

Il faut aérer la maison pendant la journée car les rayons du soleil sont d'excellents désinfectants.

Les humidificateurs mal entretenus et l'air conditionné dispersent dans l'atmosphère des spores qui viennent contaminer les voies respiratoires.

en bonne santé ! L'expérience a fini par démontrer l'inverse, et, aujourd'hui, les jeunes mères prennent conscience que le lait maternel est irremplaçable. Il contient nombre de facteurs biologiques indispensables qui ne se trouveront jamais dans les laits artificiels, dont les immunoglobulines qui protègent l'enfant pendant plusieurs années contre les maladies infectieuses.

Le lait en poudre, constitué à partir de lait de vache déshydraté, est difficile à digérer par le nourrisson : il entraîne des désordres de la muqueuse digestive et est responsable d'un dérèglement du système immunitaire. Ces déficits entraînent des réactions allergiques et une mauvaise protection contre les infections. Tout se passe comme si l'inflammation du tube digestif entraînait un déséquilibre immunitaire permanent.

Éviter les surcharges alimentaires (le grignotage)

Les enfants qui font des infections ORL récidivantes ont généralement une alimentation trop riche, consomment du lait, des sodas et ont une surcharge digestive et hépatique chronique due à un grignotage permanent.

L'intoxication intestinale joue un rôle dans le déclenchement des maladies et en particulier dans les infections ORL. Lorsque la fine membrane de l'intestin a une structure normale, l'organisme est suffisamment protégé contre la résorption éventuelle de microbes et de toxines, mais lorsque nous nous alimentons mal, cette membrane délicate devient anormalement poreuse et laisse passer bactéries et poisons. Le foie est alors sollicité, l'organisme s'épuise et devient vulnérable.

En cas d'infection ORL, il convient donc tout d'abord de commencer par une diète hydrique ne comportant que des liquides peu nutritifs ; le jus de citron apparaît à cet égard souverain.

Des tisanes laxatives faciliteront le drainage (tisane de bourdaine, infusion de thym).

Dès qu'il ira mieux, le malade mangera des fruits, des légumes, des céréales, des soupes de légumes et renoncera aux éléments gras et difficiles à digérer comme les fritures, les charcuteries, les viandes grasses.

Une alimentation saine

Pour être en bonne santé, l'organisme a de nombreuses exigences nutritionnelles : vitamines, sels minéraux, oligo-éléments, acides gras essentiels, dont l'alimentation de nos enfants est souvent déficiente. Au cours de la petite enfance, le système immunitaire s'élabore et nécessite la présence de la plupart de ces facteurs biologiques présents dans une alimentation saine à base de fruits, de légumes et de céréales complètes. Seuls ces aliments de base contiennent en quantité suffisante les éléments qui évitent les carences.

Affections ORL : des moyens simples

Les affections ORL de l'enfance peuvent être combattues efficacement par des moyens naturels :
- Régime alimentaire très allégé pour soulager le foie.
- Nettoyage du nez et de la gorge avec du nitrate d'argent (Rhinargion).
- Huiles essentielles pour assainir l'atmosphère.
- Dormir dans une chambre fraîche.
- Adopter une alimentation saine à base de fruits (jus de citron le matin), de légumes crus et cuits, de céréales complètes, de graines oléagineuses et d'amandes, de pain complet.
- Suppression des viandes grasses, du lait de vache, de la charcuterie, des sauces, des fritures, du sucre raffiné.

Homéopathie

L'homéopathie dispose, dans sa matière médicale, de médicaments actifs contre les infections aiguës qui permettent au médecin d'agir en urgence, contrairement à une opinion trop souvent répandue dans les milieux médicaux tendant à laisser croire aux malades que cette médecine ne serait pas indiquée dans ces cas-là, et qu'elle serait inopérante et retarderait toute intervention efficace. Dans de nombreux cas, les infections ORL aiguës traitées uniquement par homéopathie sont soulagées en 1 ou 2 jours.

Un traitement de terrain est adapté et ne présente aucun risque de toxicité ou d'effets secondaires. Seul le médecin homéopathe peut définir le terrain spécifique de son patient et lui prescrire des remèdes de fond.

Ce type de traitement doit être donné en première intention, dès l'apparition des premiers symptômes de l'infection, et, s'il ne fait pas effet, il est toujours possible de le compléter par un traitement antibiotique, au bout de 24 ou 48 h.

Il est important de rappeler certaines notions pour que le traitement fasse effet : les médicaments doivent être pris dès l'apparition des premiers signes de la maladie, dès que l'enfant a le nez qui picote, dès qu'il commence à éternuer, dès qu'il ressent une petite irritation au fond de la gorge, une douleur à l'oreille.

Les familles qui se soignent par homéopathie appellent dans ces cas-là leur médecin par téléphone et lui décrivent la situation. En fonction de ces indications, celui-ci indique 2 ou 3 remèdes de première intention, avant de recevoir le malade en consultation.

Si les remèdes sont pris dans les heures qui suivent, les symptômes disparaissent dans les 48 h, et, dès lors, le malade est protégé de tout risque de rechute ou de récidive.

Phytothérapie & aromathérapie

La phytothérapie dispose de remèdes actifs contre les maladies infectieuses. Ces traitements ne comportent, aux doses prescrites, aucun risque toxique pour l'organisme.

Rappelons que les huiles essentielles qui recèlent des molécules aromatiques antibactériennes, anti-virales et antifongiques doivent être au centre de la stratégie anti-infectieuse.

Maladies aiguës

Le traitement donné est à visée symptomatique, c'est-à-dire que le médecin détermine les plantes en fonction de leurs propriétés pharmacologiques :
- anti-inflammatoire,
- anti-microbienne,
- antifongique (mycose),
- fébrifuge,
- sudorifique,
- émolliente ou adoucissante, etc.

Maladies chroniques

Quand ces maladies infectieuses deviennent chroniques, un traitement symptomatique ne peut plus suffire : le terrain du malade est fragilisé, et ses défenses immunitaires sont affaiblies. Il est donc nécessaire d'envisager un « traitement de terrain ». L'utilisation qui est faite des plantes est alors très différente et se rapproche, dans ses conceptions, de la démarche homéo-pathique ou oligo-thérapique, mais en utilisant une stratégie fondée sur la théorie neuro-endocrinienne du terrain.

Il se trouve en effet que les plantes peuvent avoir des affinités particu-lières avec certains organes ou être très proches sur le plan de la composi-tion chimique de certaines hormones (plantes *hormone-like*) ; le traitement institué vise alors à augmenter le potentiel de réaction de défense immuni-taire du malade et à rétablir des équilibres qui ont été fragilisés par la mala-die et les traitements antérieurs.

Nous reviendrons sur ces différents aspects, lorsque nous aborderons chacune de ces maladies.

Angine

Inflammation du pharynx et des amygdales, l'angine est soit une maladie à part entière, soit le symptôme révélateur d'une affection générale (fièvre éruptive, etc.). Son incidence varie avec l'âge : rare avant 3 ans, son époque de prédilection se situe entre 5 et 15 ans. Au-delà, sa fréquence diminue progressivement, jusqu'à presque totale disparition après 30 ans. Cette décroissance est due à l'involution, l'atrophie de l'amygdale avec le vieillissement.

2 types d'infection

L'angine est due à une infection bactérienne ou virale du pharynx et des amygdales. Cette distinction est importante : l'origine bactérienne reste dominée par la crainte du streptocoque et des complications qu'il peut induire.

L'angine virale

C'est l'angine rouge saisonnière : éternuements, toux, nez bouché, rhinorrhée. Le plus souvent banale, cette angine n'expose à aucune complication. Mais le virus peut faire le lit d'une surinfection bactérienne.

L'angine bactérienne

Parmi les bactéries incriminées, le streptocoque hémolytique demeure seul préoccupant. Faute de traitement adapté, ce germe provoque différentes complications dont le fameux RAA : le rhumatisme articulaire aigu.

Les résultats des examens complémentaires permettront de choisir les traitements les mieux adaptés au germe qui provoque l'infection. Il est possible de s'appuyer sur un antibiogramme.

Les médecins qui ont l'habitude de prescrire des médicaments homéopathiques, phytothérapiques ou oligothérapiques peuvent déjà entreprendre un premier traitement d'attaque pour aider le malade à résister.

Soigner une gorge sans recourir aux antibiotiques ?

Oui, mais il faut que les symptômes disparaissent en moins de 24 h : le médecin dispose toujours de quelques heures pour tenter un « traitement doux » de première intention, quitte à passer très vite aux antibiotiques si l'état ne s'améliore pas ou inspire une quelconque inquiétude.

Un complexe anti-infectieux naturel

On appliquera ce traitement dès le premier symptôme (fièvre, rhinorrhée, syndrome grippal, courbatures) :

- *Aconitum composé* 3 CH (contient, entre autres, *Aconit, Bryonia, Ferrum phosphoricum*) :

▸ 4 granules 2 fois par heure pendant 3 ou 4 h, ou 15 gouttes 3 fois par jour, ou 2 comprimés à sucer plusieurs fois.

- *Pyrogenium* 5 CH :

▶ 5 granules, 1 fois par jour en 1 prise, pendant quelques jours.

- *Lehning L 52* :

▶ 20 gouttes, dans 1/2 verre d'eau, 4 fois par jour.

- *Gouttes aux essences* :

▶ 5 fois 20 gouttes dans une tisane.

- *Cuivre* en oligo-élément :

▶ 3 ampoules par jour les 2 premiers jours puis 2 fois par jour pendant la durée de l'épisode infectieux.

- *Vitamine C naturelle* :

▶ adulte : 1 à 2 g par jour, enfant : 0,5 g, pendant 15 jours environ (camu-camu, acérola, ou agrumes).

Moyens locaux

Les moyens locaux sont classiques et intéressants :

La propolis, antiseptique naturel

La propolis est une gomme rougeâtre que les abeilles recueillent sur les écailles des bourgeons des marronniers, de saules, et sur les écorces, et utilisent pour obturer les fissures des ruches et lutter contre les invasions bactériennes et mycosiques.

▶ Au choix : gélules, poudre, spray, crème, comprimés, pâte à mâcher.

Feuilles de ronce & miel

Pour 1 tasse à thé d'eau bouillante :
- 1 cuillerée à soupe de feuilles de ronces,
- 1 cuillerée à soupe de miel.

Laisser infuser 10 min.

▶ Gargarismes dès le premier symptôme du mal de gorge, 3 fois par jour.

Phytothérapie & aromathérapie

Lorsque tout risque de complications a été écarté par le médecin, le traitement donné en phytothérapie a une action aussi efficace que les antibiotiques.

L'échinacée est intéressante pour ses propriétés anti-infectieuses et immunostimulantes. Vous pouvez la trouver sous la forme d'*Echinacea Complexe Lehning* n° 40 qui contient, entre autres, *Echinacea* 1 DH :

▶ adulte : 15 gouttes dans un peu d'eau, 3 fois par jour ;

▶ enfant : 8 gouttes, 3 fois par jour.

***Phytolacca, Calendula* (souci)** sont intéressants pour leur action locale. Faire préparer en pharmacie 1 flacon de 30 ml d'une teinture mère d'une de ces 2 plantes. Verser 10 gouttes dans 1/2 verre d'eau chaude, non brûlante, ou dans une tisane de camomille.

▶ 3 ou 4 gargarismes par jour.

Si vous n'avez pas de médicaments ou de plantes sous la main, vous pouvez faire des gargarismes avec de l'eau chaude simplement additionnée de 1 cuillerée de miel et de 1 jus de citron.

Racine de phytolaque et souci des jardins

• La racine de phytolaque, plante originaire d'Amérique du Nord, était utilisée par les Indiens pour soigner les plaies et les maladies de la peau. Elle est très efficace à la fois contre la douleur du mal de gorge et l'infection.

• Le souci des jardins, ou *Calendula officinalis*, est plus connu pour ses qualités ornementales que ses vertus médicinales pourtant bien réelles : il est à la fois un bon anti-infectieux et un remarquable cicatrisant.

1 cuillerée à soupe du mélange pour 1 tasse d'eau bouillante. Laisser infuser 10 min. Sucrer au miel.

▶ 3 tasses de cette tisane.

Angine rouge à streptocoque

C'est une angine dont les médecins redoutent les complications. Signes permettant d'assurer le diagnostic :

- Elle débute brutalement, la température monte rapidement à 40 °C. Le malade est pris de frissons, de maux de tête. Il ressent des douleurs au ventre, il peut avoir envie de vomir.

- Les amygdales sont très rouges, tuméfiées, recouvertes d'un enduit.

- Les ganglions du cou sont enflés, particulièrement sous la mâchoire.

Teintures mères & huiles essentielles

Demander au pharmacien 2 préparations :

- *Agrimonia eupatoria* (teinture mère), *Ribes nigrum* en bourgeons macérat glycériné 1D + *Rubus fructicosus* en teinture mère :

▶ 2 fois 40 gouttes du mélange.

- Huiles essentielles de thym, d'eucalyptus, de niaouli : 10 gouttes de chaque dans 1 flacon de 60 ml d'élixir de papaïne.

▶ 30 gouttes dans 1 verre d'eau citronnée tiède, 10 min avant les 3 repas.

Tisanes & décoctions

La saponaire en décoction s'utilise à raison de 1 cuillerée à soupe pour 1 tasse d'eau froide. Faire bouillir 5 min. Laisser infuser 10 min. Ajouter 1 cuillerée à soupe de miel.

▶ 4 tasses par jour.

Vous pouvez également utiliser une infusion de mûrier noir, de réglisse et de plantain, à raison de 50 g de chaque, pour 1/3 de litre d'eau.

▶ 3 tasses.

Autres huiles essentielles

• Bois de rose, sarriette des montagnes, thym vulgaire : pour leurs vertus anti-infectieuses.

▸ 2 gouttes de chaque, dans 1 cuillerée de miel, 2 fois par jour.

• Menthe citronnée, tea-tree, romarin : pour leurs vertus dynamisantes.

▸ Même posologie.

• *Eucalyptus radiata*, girofle, thym à linalol peuvent être utilisés chez l'enfant.

▸ Même posologie.

• Sauge sclarée, lavande aspic selon le mélange suivant : 2 gouttes d'huile essentielle de sauge, 1 goutte de lavande dans 1 bol d'eau tiède additionnée de 1 cuillerée de miel.

▸ 4 ou 5 gargarismes par jour.

La sauge sclarée

La sauge sclarée est une plante vivace, visqueuse, odorante qu'on trouve sur les chemins arides du Midi. Son huile essentielle possède une action plus douce, principalement antispasmodique, que celle de la sauge officinale qui est toxique et convulsivante.

• *Eucalyptus radiata*, ravensare et citron
Mettre 10 gouttes d'huiles essentielles d'*Eucalyptus radiata*, de ravensare et de citron dans un diffuseur.

▸ En inhalation, 20 min, 3 fois par jour.

Angine phlegmoneuse

Teintures mères

• *Rubus fructicosus*, *Inula Helenium*, *Althaea officinalis* : 1 flacon de 125 ml.

▸ 3 fois 30 gouttes dans de l'eau.

Huiles essentielles

Huiles essentielles déterminées par l'aromatogramme : dans 1 flacon de 125 ml d'élixir de papaïne.

▸ 40 gouttes de chaque aux 3 repas.

Autres traitements

• Extranase (enzymes protéolytiques anti-inflammatoires, extrait d'ananas) :

▸ 3 comprimés, 2 fois par jour.

• Imudon (lysats d'antigènes bactériens) :

▸ 8 comprimés par jour, pendant 10 jours, à laisser fondre dans la bouche.

• *Hepar sulfur*, *Pyrogenium* 7 CH :

▸ *Hepar* : 1 dose en 9 CH le 1er jour, 12 CH le 2e jour, 15 CH le 3e... ; *Pyrogenium* : 3 granules.

Angine aiguë

Remèdes d'attaque dans tous les cas :

• Chlorure de magnésium : évite toutes complications. Se trouve en sachets de 20 g en pharmacie, à diluer dans 1 l d'eau :

▸ 1/3 de verre (40 ml) toutes les 3 h (une diarrhée peut s'ensuivre, ce n'est pas grave).

• Mettre 1 compresse froide autour du cou pendant 20 min (la changer toutes les 5 min) ou sucer des glaçons. Résultat en 1 h pour l'extinction de voix.

▸ 2 ou 3 fois dans la journée.

• Extrait de pépins de pamplemousse (le meilleur antibiotique naturel) :

▶ 3 fois 30 gouttes par jour.

• Teinture mère : *Calendula* ou *Phytolacca* ou *Ecchinacea* : 1 cuillerée à soupe dans 1 verre d'eau.

▶ En gargarismes.

Angine grippale

Avec état fiévreux et courbatures. Faire une décoction de bourrache : 20 g dans 1 l d'eau. Faire bouillir 3 min. Laisser infuser 15 min.

▶ 4 tasses par jour.

Homéopathie

Les signes définis classiquement en médecine ne suffisent pas au médecin homéopathe pour choisir le traitement le mieux adapté au malade, même si c'est un traitement symptomatique. Il va donc rechercher d'autres signes (appelés « modalités » dans son jargon).

Voici quelques exemples des remèdes les plus souvent prescrits en fonction des symptômes ou des modalités.

Les remèdes qui peuvent être employés en même temps sont :

• *Belladonna* en 4 CH si le pharynx est rouge brillant,

• *Mercurius* en 4 CH s'il est sombre et parsemé de points blancs.

Quelle que soit l'origine de l'angine, il faut réduire immédiatement l'alimentation qui doit être semi-liquide.

Angines virales

Belladonna. L'angine débute brutalement, la fièvre reste peu élevée (ne dépasse pas 38,5 °C). Le malade a très envie de boire. Sa peau est rouge et chaude. Il présente une sensibilité inhabituelle à la lumière et aux bruits. La douleur dans la gorge irradie jusqu'à la région de l'oreille.

▶ 3 granules en 7 CH toutes les heures.

Apis. L'angine débute brutalement, comme dans le cas précédent, mais le malade ne ressent pas cette envie fréquente de boire. Il transpire. Ses douleurs à la gorge sont aggravées lorsqu'il avale des boissons chaudes, et apaisées au contraire lorsqu'il prend des boissons fraîches. Signe très particulier : la douleur dans la gorge est ressentie comme une arête avalée de travers et qui obstrue le passage.

▶ 3 granules en 7 CH toutes les heures.

Ferrum phosphoricum. La fièvre est peu élevée, elle ne dépasse pas 38 - 38,5 °C, mais le malade est abattu. Il transpire la nuit et peut saigner du nez. La douleur à la gorge est plutôt brûlante et s'étend jusqu'à la région de l'oreille.

▶ 3 granules en 7 CH toutes les 2 h.

Phytolacca. La fièvre est élevée et monte à 39-40 °C. Le malade se sent fatigué, courbatu. Il ne transpire pas. La douleur dans la gorge est ressentie comme une « boule de feu ». Elle s'étend jusqu'à l'oreille. La déglutition est douloureuse. Signe très caractéristique pour le choix de ce médicament : le malade serre les dents pour apaiser la douleur.

▶ 3 granules en 5 CH, 3 fois par jour.

Capsicum. La fièvre est intermittente. Le malade transpire dès qu'il remue un peu dans son lit. Son visage est cramoisi. La douleur ressemble à la brûlure ressentie après avoir absorbé un mets très épicé. Elle s'apaise à la déglutition ou en buvant des boissons chaudes.

▶ 3 granules en 5 CH, 3 fois par jour.

Lycopodium. La douleur apparaît d'abord à l'amygdale droite qui, à l'examen, est enflée. Puis elle s'étend au côté gauche.

▶ 3 granules en 7 CH, 3 fois par jour.

Lachesis. C'est au contraire l'amygdale gauche qui est enflée et douloureuse. La douleur s'étend ensuite au côté droit. Le malade ne peut pas supporter les boissons chaudes.

▶ 3 granules en 7 CH 3 fois par jour.

Angines bactériennes

Les amygdales sont parsemées de minuscules points gris ou jaunâtres.

Le patient perd l'appétit. La fièvre est plus modérée. On remarque des ganglions du cou enflés ce qui correspond à une augmentation des globules blancs circulant dans le sang.

Si l'inflammation ne disparaît pas au bout de 2 ou 3 jours, il faut préciser la nature de l'angine (diphtérique, ulcéreuse de Vincent, etc.).

Si les récidives sont fréquentes, il est conseillé d'entreprendre un traitement de terrain.

Mercurius solubilis. Signes : fièvre modérée, pâleur du visage, fatigue générale, sensibilité au froid, sueurs nocturnes, envies fréquentes de boire, douleur qui irradie jusqu'à l'oreille, aggravée par la déglutition. Signe caractéristique : langue chargée et qui garde l'empreinte des dents.

▶ 3 granules en 5 ou 7 CH, 3 fois par jour.

Mercurius cynanatus. La fièvre est peu élevée mais le malade est prostré dans son lit. Il a le visage terreux. Son haleine est fétide. À l'examen, ses amygdales sont couvertes d'une substance grisâtre.

▶ 3 granules en 7 CH, 3 fois par jour.

« *Remèdes de bonne femme* »

Lavages & gargarismes

Eau oxygénée

Faire des lavages fréquents de la gorge avec une solution d'eau oxygénée : 2 verres à liqueur d'eau oxygénée du commerce à 12 volumes dans 1/2 l d'eau bouillie tiède.

Alterner avec des gargarismes émollients par exemple avec les préparations suivantes qui sont particulièrement efficaces :

Racine de guimauve & tête de pavot

Pour 1/2 l d'eau :
- 10 g de racine de guimauve
- 1 tête de pavot bien sèche et concassée

Faire bouillir 30 min et ajouter 3 cuillerées à soupe de miel.

▶ En gargarismes.

Feuilles de ronce & alun

Décoction :
- feuilles de ronce (1 poignée dans 200 g d'eau)
- 5 g d'alun
- 3 cuillerées à soupe de miel.

▶ En gargarismes.

Eau salée, jus de citron & miel

- 1 cuillerée à soupe de sel marin par verre d'eau tiède.
- 1 jus de citron par verre d'eau tiède.
- 1 cuillerée de miel par verre d'eau chaude.

▶ en gargarismes, en alternance.

Cataplasmes

Il est également possible d'utiliser la pomme de terre en cataplasmes. Cette plante, de la famille des solanacées, contient de l'amidon, substance qui détend les tissus et atténue leur inflammation.

Éplucher 1 pomme de terre crue ; la râper et la délayer dans une quantité égale d'eau froide ; porter à ébullition ; laisser refroidir et étaler cette pâte sur la gorge.

Restaurer l'intestin et sa flore

Les angines, surtout à répétition, témoignent souvent d'une intoxication des intestins. Les vieux médecins savaient cela. La première orientation est d'arrêter de polluer l'intestin avec des sucreries et gourmandises bourrées de produits chimiques. Puis, pour aider l'organisme à se désintoxiquer, on peut s'aider avec :

- Lactéol comprimés : 1 tube par jour en 3 fois pendant 1 semaine.
- Charbon de Belloc : 2 comprimés aux repas pendant 4 à 5 jours.

Bronchites

Les bronchites sont des inflammations de la trachée et des bronches qui se traduisent par l'épaississement de leur paroi, l'abondance du mucus sécrété et la paralysie des petits cils vibratiles chargés d'éliminer ce mucus vers l'extérieur. Il s'ensuit une accumulation des mucosités chargées de poussières et de microbes, qui déclenche les efforts de toux.

Bronchite ou broncho-pneumonie ?

Les termes *bronchite* et *broncho-pneumonie* correspondent à des maladies fort différentes. La broncho-pneumonie est en effet une affection microbienne violente et grave, due souvent au streptocoque. Le malade étant en péril mortel, le médecin a généralement recours aux antibiotiques. Lui seul peut traiter cette affection aux conséquences graves.

Les remèdes homéopathiques sont :

- dans la période de début : *Aconitum* 4 CH, *Belladonna* 4 CH et *Ferrum phosphoricum* 4 CH ;

- dans la période d'état : *Bryonia* 4 CH ou *Ipeca* 4 CH.

Si la broncho-pneumonie est d'emblée très grave (malade abattu et prostré, température très élevée), donner immédiatement *Arum triphyllum* 4 CH, puis *Antimonium tartaricum* 4 CH si le malade suffoque et a les lèvres cyanosées, ou *Phosphorus* 15 CH en dose, et appeler sans délai le médecin.

La toux n'est pas simplement le symptôme d'une bronchite. Elle peut être provoquée par des causes différentes ou être le signe d'une infection d'origine virale ou bactérienne.

Bronchite aiguë

La bronchite aiguë se caractérise par une inflammation ou une infection des bronches qui peut être provoquée par des virus ou des bactéries très variées. Elle survient souvent à la suite d'une première infection des voies aériennes supérieures (nez, gorge, trachée) ou encore d'une maladie infantile (coqueluche ou rougeole par exemple). Il s'agit d'une maladie bénigne qui peut guérir en quelques jours seulement.

La bronchite aiguë est généralement la complication d'un rhume ou d'une grippe ; elle se manifeste par une fièvre à 38°-38,5 °C et par une toux persistante d'abord irritative et progressivement productive qui peut durer plusieurs semaines.

Bronchite chronique

Lorsque la maladie s'installe durablement, quand l'inflammation des bronches est entretenue pendant des mois, la toux peut entraîner un risque de surinfection.

Les traitements répétés d'antibiotiques n'ont, dans ces cas-là, qu'un effet très limité, et il est conseillé de se tourner vers des traitements de terrain.

Les médicaments donnés en médecines naturelles doivent être pris pendant une plus longue période (de 2 à 3 mois) avant de pouvoir exprimer leur effet.

La bronchite chronique se manifeste par une toux, accompagnée d'expectorations jaunes, verdâtres, qui dure des mois et récidive. Il s'agit d'une irritation permanente des voies respiratoires souvent due au tabagisme.

Phytothérapie & aromathérapie

Échinacée

L'échinacée est une plante majeure dans la stimulation des défenses immunitaires ; elle accélère la guérison et contribue à espacer les crises.

• En cas de bronchite aiguë :

▶ 200 mg d'extrait sec, 4 fois par jour (gélules ou comprimés).

• En cas de bronchite chronique :

▶ 200 mg, 2 fois par jour, 3 mois sur 4, pendant plusieurs mois.

Hysope, thym & plantain

Ces 3 plantes peuvent également être prises en infusion, en alternance.

▶ 3 ou 4 tasses par jour.

Huiles essentielle

• Inhaler le parfum de plusieurs (3 à la fois) ou de chacune de ces huiles essentielles : benjoin, cèdre, citron, encens, eucalyptus, marjolaine et menthe poivrée.

• Puis faire un massage de la poitrine à l'aide de l'huile de massage : huile de germe de blé, amandes douces, macadamia.

• Pour un bain, verser 10 gouttes d'huiles essentielles (ravensare, niaouli, thym vulgaire) dans l'eau tiède, avec un dispersant, puis agiter pour bien disperser le produit.

▶ Rester 30 min dans ce bain, en utilisant les gouttelettes en suspension pour masser le corps.

• Diffusion atmosphérique : 10 gouttes d'*Eucalyptus radiata*, 10 gouttes de citron, 10 gouttes de *Ravensara* dans un inhalateur.

▶ 2 à 3 séances de 20 min.

Homéopathie

Dans tous les cas, associer *Hepar sulfur* (en échelle : 1 dose en 9 CH le 1er jour, puis 12, 15, 30 CH les jours suivants), *Antimonium tartaricum* 5 CH, *Ipeca* 9 CH et *Bryona alba* 7 CH :

▶ 3 granules, toutes les 2 h, pour les bronchites aiguës.

Les remèdes homéopathiques de la bronchite aiguë banale sont au début :

- *Aconitum* 4 CH si le sujet est agité et *Belladonna* 4 CH s'il est abattu ;

- ensuite, au second stade de la maladie, *Bryonia* 4 CH ou *Mercurius solubilis* 4 CH conviennent mieux ;

- enfin, *Sulfur* 5 CH alterné avec *Pulsatilla* 4 CH sont indiqués au troisième stade. Lorsque la bronchite a tendance à évoluer vers la congestion pulmonaire ou vers la broncho-pneumonie, *Ferrum phosphoricum* 4 CH ou *Phosphorus* 4 CH permettent de prémunir le malade contre ces complications.

Selon les circonstances, ajouter :

- *Mercurius solubilis* 5 CH si les crachats sont gros et jaunâtres ;

- *Kalium bichromicum* 5 CH s'ils sont verdâtres et filants.

▶ 1 granule matin et soir.

« Remèdes de bonne femme »

Contre la toux et les enrouements

Pour 1 l d'eau, 30 g en tout :
- racine de pimprenelle
- fenouil
- réglisse
- inflorescences de thym
- semences d'anis vert
▶ En infusion (à quantité égale).

Ou, au cours de la période aiguë, quand les quintes de toux s'espacent :
- tussilage : 50 g de fleurs
- lierre terrestre : 20 g de feuilles, pour 1 l d'eau.

Bronchite aiguë : le miel

Très efficace pour dégager les bronches. Autrefois, tous les sirops étaient édul-

Le miel

Le miel a fait scientifiquement ses preuves dans le traitement des laryngites, pharyngites et trachéo-bronchites. Mais on n'a pas attendu les résultats d'études scientifiques pour le savoir : utilisé depuis la nuit des temps, le miel est pour de nombreux peuples une nourriture sacrée liée à l'énergie et à la longévité.

Riche en sels minéraux, en oligo-éléments, en glucides, en vitamines B2, B3, B5, B6, B9, C et en acides aminés, il fait aujourd'hui l'unanimité des scientifiques autour de ses vertus thérapeutiques. C'est donc un aliment très sain, et les substances antibiotiques naturelles qu'il contient le protègent contre toute contamination extérieure. Il peut donc se conserver indéfiniment.

corés au miel, maintenant remplacé par le sucre, probablement pour des raisons économiques, le miel étant plus cher que le sucre tiré de la betterave.

▶ En infusion.

Bronchite chronique : l'oignon & le chou

L'oignon favorise le rejet des produits formés dans les voies respiratoires et empêche ou diminue l'infection.

Hacher 1 oignon cru et 1 ou 2 feuilles de chou cru. Mélanger, saupoudrer de sucre roux et laisser macérer 48 h. Il se forme alors une sorte de sirop qu'on donne à boire plusieurs fois dans la journée au malade.

Si l'affection est rebelle

Pour 1 l d'eau :

- bourgeons de pin ou de sapin : 30 g.
► En infusion.

Ventouses, sinapismes...

• Applications de ventouses sèches, de sinapismes ou de cataplasmes à la farine de moutarde.

• Compresses d'alcool camphré sur la poitrine.

• Bains de pieds sinapisés à la farine de moutarde.

Conseils d'hygiène

Que la bronchite soit aiguë ou chronique, il faut arrêter de fumer et éviter les lieux enfumés. Il faut également boire beaucoup (tisanes, jus de fruits dilués, eau du mont Roucous…) pour accélérer l'expectoration rendue difficile par l'épaisseur du mucus. L'alimentation sera légère. En cas de bronchite chronique, il faut éviter de sortir les jours de forte pollution atmosphérique. Le repos au lit est nécessaire, même si le malade n'en éprouve pas le besoin. La chambre doit être maintenue aux environs de 18 ou 20 °C. On y fera bouillir, dans une casserole, un mélange de baies de genièvre, de feuilles d'eucalyptus, de bourgeons de peuplier noir et de sapin. On ajoutera ensuite goutte à goutte, dans l'eau bouillante, 1 cuillerée à café d'essence de térébenthine et on laissera s'évaporer. Véritable aérosol, les vapeurs balsamiques soulagent considérablement le malade et lui permettent de bien respirer.

Conjonctivite

Les infections usuelles de l'œil sont la conjonctivite, atteinte de la muqueuse des paupières, la blépharite, qui touche le bord des paupières, et l'orgelet, petit furoncle centré sur un cil. Les virus et les bactéries sont les agents de ces affections souvent bénignes mais très gênantes.

La conjonctivite est due à la congestion d'une muqueuse, la conjonctive, qui tapisse non seulement l'intérieur des paupières, mais aussi toute la partie extérieure du globe oculaire, cornée transparente non comprise. Cette affection est caractérisée par la rougeur du « blanc de l'œil » et par la sensation d'avoir les paupières pleines de sable. La conjonctivite se soigne par l'application d'un collyre. On identifiera une conjonctivite allergique par la numération des éosinophiles du frottis conjonctival (les éosinophiles « matérialisent » l'allergie).

Phytothérapie

Pour traiter les infections de l'œil, 2 plantes sont très efficaces :

- L'euphraise : 1 cuillerée à café de plante séchée en infusion, 10 min, dans 1/2 l d'eau bouillie.
- La camomille : 2 ou 3 cuillerées à café de plante séchée en infusion, 10 min, dans 1/4 de litre d'eau bouillie.

► Baigner l'œil 3 fois par jour.

Ces 2 préparations sont à maintenir à température ambiante dans un récipient fermé et ne doivent pas être conservées plus de 24 h. On peut les utiliser en alternance.

Aromathérapie

L'aromathérapie permet d'apporter un rapide soulagement.

Compresses

Dans un bol, verser :
- 1 goutte d'huile essentielle de citron
- 1 goutte d'huile essentielle de camomille noble
- 1 cuillerée à soupe d'eau distillée d'hamamélis
- 1 cuillerée à soupe d'eau glacée
► Appliquer sur l'œil en compresse (bien l'essorer afin qu'elle ne goutte pas), paupière bien fermée.

Bains oculaires

Ces bains peuvent être pratiqués avec une petite coupe appelée *œillère* ou, à défaut, en faisant goutter dans l'œil une compresse imbibée de la préparation.

Orgelet (ou compère-loriot)

C'est un petit bouton enflammé, un furoncle gros comme un grain d'orge sur le bord externe de la paupière. Il faut le distinguer du chalazion, petite tumeur non inflammatoire située dans l'épaisseur même de la paupière et produite par l'oblitération d'une glande. Il produit une douleur vive et lancinante pendant 2 à 3 jours, puis une petite pointe blanche se forme au sommet alors que la douleur s'atténue. Enfin, la pointe crève et le bourbillon s'évacue.

Un orgelet doit disparaître dans les 3 ou 4 jours suivant le traitement. Si la douleur, la gêne et l'orgelet persistent, consulter un ophtalmologiste, d'autant que les récidives peuvent être fréquentes.

• **Tisane pour bains oculaires :** bleuet (pétales), mélilot, guimauve (racines), sureau (fleurs), euphraise : ââ 20 g : 1 cuillerée à soupe de ce mélange pour 1 l d'eau bouillante. Laisser infuser 10 min. Filtrer très soigneusement.

► Bain, lavage, compresse tiède, 3 fois par jour.

• **Les pouvoirs de l'or.** Passer une alliance en or délicatement sur le bord de la paupière à plusieurs reprises, et l'orgelet disparaîtra peu après. L'or a une affinité particulière pour certains tissus, dont la peau : il est considéré comme un élément minéral-trace, capable de ralentir le processus de toute inflammation.

• **Cataplasmes d'amidon ou de maïzena.** L'amidon, fécule extraite de la pomme de terre, détend les tissus en atténuant leur inflammation. La maïzena, fécule de maïs, calme aussi l'inflammation

- Bleuet, matricaire, euphraise : ââ 30 g
- mélilot, plantain : ââ 50 g

1 cuillerée à soupe du mélange par tasse d'eau bouillante, laisser reposer, filtrer.

▶ En bains oculaires plusieurs fois par jour.

Gélules

Si infection : huile essentielle de cannelle et de thym : ââ 50 mg.

▶ 2 gélules, 3 fois par jour avec 1 grand verre d'eau.

Inhalations

Pour désinfecter les fosses nasales, utiliser ces 5 huiles essentielles :
- eucalyptus
- lavande
- niaouli
- pin
- thym
- alcool à 90° : qsp 125 ml

▶ 20 gouttes sur un mouchoir, à respirer pendant 2 à 3 min plusieurs fois par jour.

Homéopathie

Conjonctivite

Apis mellifica 9 CH, *Belladonna* 5 CH et *Euphrasia* 5 CH :

▶ 3 granules de chaque, 6 fois par jour pendant la durée de l'affection.

Blépharite et orgelet

Pulsatilla 5 CH et *Hepar sulfur* en échelle (9 CH le 1er jour, puis 12, 15, 30 CH les jours suivants) :

▶ 3 granules de chaque, 6 fois par jour pendant la durée de l'affection.

« Remèdes de bonne femme »

On traite la conjonctivite par des bains oculaires avec des infusions concentrées de camomille et de mélilot.

Si l'infection n'a pas cessé au 3e ou 4e jour, consulter le médecin.

Camomille : 1 cuillerée à soupe de fleurs dans 100 g d'eau bouillante ; laisser en contact 1 h puis exprimer les fleurs).

Mélilot : 20 g dans 100 g d'eau bouillante.

Mélanger ces 2 infusions. Préparation à utiliser tiède.

▶ Baigner l'œil, matin et soir, pendant 3 min.

Enrouement

L'enrouement est une altération de la voix qui devient rauque, sourde et voilée. Il est dû à un épaississement des cordes vocales par un dépôt de mucosités ou sous l'influence d'une laryngite (voir *Laryngite*). L'inflammation du larynx est provoquée par diverses causes : alcoolisme, abus de tabac, exercice prolongé de la voix, respiration de vapeurs irritantes ou de fumée...

La persistance des signes cliniques impose la consultation d'un médecin.

Phytothérapie & aromathérapie

Traitement local

Gargarismes

- plantain
- ronce : ââ 100 g
- violette (fleurs) : 50 g

1 cuillerée à soupe par tasse d'eau bouillante. Laisser reposer 10 min puis filtrer. Ajouter le jus de 1/2 citron et 1 cuillerée à café de miel.

▶ En gargarisme, 4 fois par jour.

Huiles essentielles

- eucalyptus
- lavande
- menthe
- pin
- thym : ââ 1 g
- alcool à 90° : qsp 125 ml.

▶ 20 gouttes sur un mouchoir, à respirer 2 à 3 min, plusieurs fois par jour.

Traitement général

Huiles essentielles

- citron
- lavande
- lemon-grass
- thym : ââ 25 mg
- lactose : qsp 1 gélule n° 45.

▶ 1 gélule, 3 fois par jour avec 1/2 verre d'eau, 30 min avant les repas.

Teintures mères

- cassis
- drosera

Pour l'enfant : l'ananas

Les glaires sont très ennuyeux chez l'enfant. Celui-ci ne pouvant ni avaler, ni cracher, ils entraînent parfois des spasmes. Le jus d'ananas peut le soulager rapidement car il contient une enzyme à forte action anti-inflammatoire qui peut résorber un œdème localisé.

▶ 1 cuillerée à café de jus d'ananas frais, bien mûr, toutes les 2 h. Pour les nourrissons : 3 fois par jour seulement.

Si, malgré ce traitement, les spasmes augmentent, si la gêne à la déglutition s'accentue, un avis médical doit être pris rapidement.

Les adultes contrôlent mieux ce genre de spasmes, mais il vaut mieux cracher qu'avaler. Ce n'est peut-être pas très élégant, mais bien meilleur pour la santé.

- eupatoire
- plantain : ââ 30 g

▶ 70 gouttes, 3 fois par jour dans 1/2 verre d'eau, avant les repas.

« Remèdes de bonne femme »

Infusions

Tisane aux 7 plantes
- bouillon-blanc
- coquelicot
- guimauve
- mauve
- pied-de-chat
- tussilage
- violette : ââ 50 g

3 cuillerées à soupe par litre d'eau bouillante, laisser reposer 10 min, filtrer.

Erysimum
En cas de réveil avec une voix d'outre-tombe, essayer l'erysimum (herbe au chantre) : 1 cuillerée à soupe pour 1 tasse à thé d'eau bouillante ; laisser infuser 10 min ; sucrer au miel.

▶ 3 ou 4 tasses par jour, bien chaudes (avant de déglutir, conserver un peu de liquide au fond de la bouche).

Bain de pieds
Pour décongestionner les cordes vocales. Ajouter à l'eau bien chaude 1 verre à moutarde de vinaigre de vin.

Gingivite

Les gencives peuvent être le siège d'inflammations, fréquemment accompagnées de saignements, appelées gingivites aiguës ou chroniques. Mal soignées, elles peuvent évoluer vers une parodontite : la pyorrhée alvéolo-dentaire finit par attaquer la mâchoire et entraîne une résorption de l'os et un déchaussement des dents.

Les causes sont, avant tout, une mauvaise hygiène bucco-dentaire qui entraîne un déséquilibre de la flore bactérienne de la bouche et des gencives.

Ces inflammations peuvent être un signe précurseur de maladies plus graves, comme le diabète ou une leucémie. Négligées, aboutissent, à plus ou moins longue échéance, à la perte de l'organe dentaire.

Les signes cliniques :

- liseré rouge ou pigmenté sur les bords de la dentition ;
- gonflement des gencives avec rougeur ;
- pellicule blanchâtre sur la gencive elle-même ;
- saignement à la moindre pression ou au brossage des dents.

La mauvaise haleine est souvent due à une gingivite infectée.

Avant tout traitement, consulter un spécialiste.

Phytothérapie & aromathérapie

Prévention

Le brossage de dents est la meilleure prévention et l'un des meilleurs traitements des gingivites. Il doit durer de 3 à 5 min (c'est long mais indispensable), être fait 2 fois par jour et concerner les gencives aussi bien que les dents. Cette pratique doit être une véritable habitude.

Pour cela, utiliser des brosses classiques et les brossettes interdentaires qui passent entre les dents et délogent les restes alimentaires de tous les recoins (le fil dentaire est également très efficace).

Ne pas oublier de gratter la langue avec la brosse à dents ou une raclette métallique, car la langue contient, dans le dépôt blanchâtre qui la recouvre, de très nombreuses bactéries qui peuvent s'installer sous les gencives. Ne pas oublier non plus de se brosser les dents 2 fois par semaine avec du jus de citron.

Les brosses électriques et les jets dentaires sont également très performants pour enlever la plus grande partie du tartre qui s'est formé dans la journée.

Il faut noter enfin que le dentifrice a une importance très limitée par rapport au brossage. On peut même s'en passer : le résultat est identique si on consacre les 3 à 5 min indispensables à cette opération essentielle.

Des recommandations

- Bannir le tabac et l'abus d'alcool qui sont de grands ennemis des gencives.
- Faire vérifier que vous ne souffrez pas d'un trouble de l'occlusion dentaire (les dents ne s'emboîtent pas bien lorsque vous serrez les mâchoires) ou que votre appareil n'est pas défectueux.
- Faire faire un détartrage tous les 6 mois : c'est le meilleur moyen de soigner une gingivite chronique. Un appareil à ultrasons permet de débusquer le tartre caché au fond du sillon gingivo-dentaire.

Bains de bouche

- 1/2 verre de bicarbonate de soude
- 1/4 de verre de sel de mer fin
- 1 cuillerée à soupe de poudre de zeste de citron déshydraté
- 1 cuillerée à soupe de poudre de feuille de sauge déshydratée
- 3 gouttes d'huile essentielle de citron
- 2 gouttes d'huile essentielle de menthe poivrée

Mélanger les ingrédients en poudre dans un bol, puis passer au tamis fin. Ajouter les huiles essentielles goutte à goutte, en remuant constamment pour éviter la formation de grumeaux. Conserver dans de petits flacons hermétiques ou des sachets sous vide individuels.

▸ En bains de bouche pour prévenir l'infection bucco-dentaire.

Un fortifiant : le fenouil

La graine de fenouil est un fortifiant des gencives : faire préparer en pharmacie, à parts égales : semences de fenouil, charbon de peuplier et quinquina gris (formule de Jean Valnet).

▸ En brossage, 2 à 3 fois par semaine.

Un anti-plaque dentaire

- 1/2 verre de xérès ou de vin blanc
- 2 cuillerées à soupe d'eau-de-vie
- 1 cuillerée à café de glycérine
- 8 gouttes d'huile essentielle de menthe poivrée
- 6 gouttes d'huile essentielle de thym
- 4 gouttes d'huile essentielle de myrrhe.

Mélanger les huiles essentielles dans un pot. Laisser reposer 4 jours avant utilisation, afin que les différentes substances potentialisent leurs effets.

▸ 1 cuillerée à café dans 1 verre d'eau tiède, en bain de bouche, plusieurs fois par jour.

Un bactéricide : l'eau oxygénée

L'eau oxygénée à 10 volumes est de plus en plus préconisée (diluée de moitié + poudre de bicarbonate), cette préparation détruit une grande partie des bactéries qui vivent dans le sillon entre la gencive et la dent et qui sont les agents de la déminéralisation progressive de l'os de la mâchoire.

▸ Se rincer la bouche avec 1 gorgée du mélange puis se brosser vigoureusement les dents avant de rincer abondamment à l'eau claire.

Précautions alimentaires

• Prendre l'habitude de manger un légume cru chaque jour. La mastication de ses fibres a un grand pouvoir de nettoyage des dents et apporte des molécules antioxydantes.

• Mâcher du cresson cru raffermit les gencives et les empêche de saigner. Le cresson est riche en iode et surtout en vitamine C, il joue donc un rôle anti-infectieux et antitoxique.

Attention, n'utiliser que du cresson provenant de cressonnière. Ne jamais cueillir de cresson sauvage : il peut contenir le parasite de la douve du foie.

Traitements locaux

Un cicatrisant : la sauge

La sauge est un excellent cicatrisant pour les gencives. Tisane : 20 g de fleurs et de feuilles pour 1 l d'eau bouillante ; laisser infuser 10 min ; conserver au réfrigérateur.

▸ à boire 2 à 4 fois par jour.

Un désinfectant

• Huiles essentielles :
- cannelle
- citron
- lavande

- romarin : ââ 1 g
• Teinture mère : rhubarbe : qsp 125 ml
▶ Massage au doigt des gencives, plusieurs fois par jour avec le mélange pur.

Traitement général aux huiles essentielles

En fonction des résultats de l'aromatogramme pratiqué sur frottis de gorge et de l'étude du terrain.
Huiles essentielles :
- citron
- géranium
- romarin
- sauge : ââ 25 mg
- lactose : qsp 1 gélule n° 45
▶ 1 gélule, 3 fois par jour, dans 1 grand verre d'eau, 30 min avant les repas.

Homéopathie

Gencives rouges, gonflées avec douleurs battantes : *Belladonna* 7 CH, flacon 30 ml.
▶ 20 gouttes, 3 fois par jour.

Gencives rouge vif, brûlantes, lèvres sèches : *Arum triphyllium* 15 CH, flacon 30 ml.
▶ 20 gouttes, 3 fois par jour.

Inflammation violente avec sensation de piment dans la bouche : *Capsicum annuum* 7 CH, flacon 30 ml.
▶ 20 gouttes, 3 fois par jour.

Gencives rosées, gonflées, douleur soulagée par le froid, aggravée par le chaud : *Apis Mellifica* 15 CH, flacon 30 ml.
▶ 20 gouttes, 3 fois par jour.

Gingivite à tendance ulcéreuse et production d'exudats pseudo-membraneux, hypersalivation, douleurs brûlantes aggravées par la chaleur, fétidité de l'haleine, langue jaunâtre gardant l'empreinte des dents, rougeur intense : *Mercurius corrosivus* 9 CH, flacon 30 ml.
▶ 20 gouttes, 3 fois par jour.

Tendance nécrotique et formation de fausses membranes grisâtres épaisses et atteinte de l'état général : *Mercurius cyanatus* 1000 K.
▶ 1 dose.

« Remèdes de bonne femme »

• Certaines plantes aident à calmer les douleurs des gingivites : lierre terrestre, jonc odorant, camphre, oignon ou pomme de terre crue, marjolaine, persil.
• Certains recommandent les bains de pieds chauds, l'argile et les compresses froides sur le cou.
• Pour un soulagement immédiat des douleurs dentaires : se gargariser avec du thé de valériane ou badigeonner les gencives avec de la teinture de fougère.

Grippe *(forme à prédominance ORL)*

Voir aussi le chapitre 7 réservé à cette infection virale.

Si cette infection survient très fréquemment, il faut penser à une cause allergique.

Une hypersécrétion permanente des mucosités dans la gorge génère l'éclosion bactérienne et virale.

Aromathérapie

Flacon de 4 huiles essentielles

- eucalyptus : 80 gouttes
- tea-tree : 60 gouttes
- cannelle : 40 gouttes
- thym : 20 gouttes

Verser les huiles essentielles dans un petit flacon et agiter vigoureusement. Laisser reposer 4 jours avant utilisation, afin que les différentes substances amplifient leurs effets par synergie.

Bain

Mélanger 1 cuillerée à café d'huile de pépins de raisin et 10 gouttes du flacon dans un bol. Verser le contenu dans un bain chaud, remuer l'eau pour bien disperser le produit.

▶ Rester 30 min dans la baignoire en inhalant profondément les vapeurs. Faire pénétrer le produit dans la peau en se massant avec les gouttelettes d'huile en suspension. Prendre une douche, verser 2 à 3 gouttes du flacon sur une serviette éponge chaude et s'en servir pour se frotter vigoureusement le corps. Tout de suite après, boire 1 verre de gingembre au miel.

Massage et inhalation

Mélanger 1 cuillerée à café d'huile de pépins de raisin et 5 gouttes du flacon dans un bol avec un peu d'eau tiède.

▶ Se masser le corps avec ce mélange en insistant sur la poitrine. Respirer souvent le contenu du flacon pour décongestionner les bronches.

Pulvérisations

Afin d'éliminer les germes en suspension, désinfecter l'air de la maison en pulvérisant régulièrement le contenu du flacon.

Homéopathie

À associer avec le médicament de fond choisi par votre médecin homéopathe : *Calcarea phosphorica, Pulsatilla, Silicea...*

Un excellent remède préventif des affections ORL, peu connu et révélé il y a des années par l'abbé Jurion : *Diphterotoxinum* 9 CH

▶ 3 doses à 3 jours d'intervalle.

Allium cepa, Hepar sulfur

Allium cepa est le médicament homéopathique de l'écoulement nasal irritant :

▶ 4 granules en 5 CH, 3 ou 4 fois par jour, en dehors des repas.

Hepar sulfur, fait d'un mélange de soufre et de calcaire d'huître, est le médicament homéopathique des infections avec suppuration :

▶ 1 dose par jour en échelle : 1er jour 9 CH, 2e 12 CH, 3e 15 CH et 4e 30 CH.

Compléments selon les circonstances

• Si la fièvre s'installe avec gorge rouge et sèche : *Belladonna* 7 CH.

• Avec éternuements et sensation de froid intense : *Camphora* 5 CH.

• Sécrétions abondantes et douleurs à la racine du nez : *Kalium iodatum* 5 CH.

• Le nez coule le jour mais est bouché la nuit : *Nux vomica* 7 CH.

• Présence de croûtes jaune verdâtre qui bouchent le nez : *Kalium Bichromicum* 7 CH.

• Nez totalement bouché avec sensations de pincement à la racine du nez : *Sticta pulmonaria* 5 CH.

• Pour les narines irritées : pommade Homéoplasmine.

• Si coup de froid humide : *Dulcamara* 15 CH :

▶ 1 dose.

• Si écoulement, toux, yeux rouges et engourdissement cérébral : *Euphrasia* 9 CH :

▶ 20 gouttes, 3 fois par jour.

• Si écoulement irritant : *Allium* 9 CH :

▶ 20 gouttes 3 fois par jour.

• Si perte d'odorat : *Pulsatilla* 15 CH :

▶ 20 gouttes, 3 fois par jour.

• Épaississement des mucus en fin de rhume (pour éviter que les sinus se bouchent et que le rhume ne dégénère en sinusite), alterner dans la journée :

- *Hydrastis* 15 CH

- *Kali bichromicum* 9 CH

▶ 20 gouttes de chaque, 3 fois par jour ;

- *Calyptol* inhalant

▶ Inhalation, 2 à 3 fois par jour.

• Pour clore : *Coryzalia* (contient, entre autres, *Allium cepa* 3 CH, *Belladonna* 3 ch, *Gelsemium* 3 CH, *Pulsatilla* 3 CH) :

▶ au début : 1 comprimé par heure, à sucer lentement ; espacer dès l'amélioration.

• Afin d'éviter les rechutes : *Tuberculine aviaire* 200 K :

▶ 1 dose.

Oligothérapie

Pour lutter contre la forme à prédominance ORL de la grippe, les apports d'oligo-éléments sont importants, tout particulièrement le cuivre et le zinc. Une alimentation riche et saine est normalement la meilleure source mais certaines personnes sont carencées. Pour y remédier, il est possible de les prendre sous forme de médicaments.

Cuivre

On trouve du cuivre dans presque tous les aliments : foie (veau, mouton), produits de la mer (algue, homard, huître, coquille Saint-Jacques, œufs de poissons), amandes, noix, avocat, champignons, blé entier, riz complet, fruits secs, soja, légumes verts, prune, cacao, thé…

Zinc

Les sources alimentaires du zinc sont dans les fruits de mer, les huîtres et les coquillages, le poisson. On le trouve aussi dans la viande, le jaune d'œuf, les céréales, le pain complet, la levure de bière, les noix, quelques légumes (brocoli, champignon, épinard, haricot)…

Conseils d'hygiène

• Boire abondamment. Un des meilleurs breuvages : le bouillon de poulet qui a des vertus pour décongestionner les voies nasales, accélérer l'écoulement donc éliminer les virus.
• Se moucher aussi souvent que possible, une narine après l'autre, en utilisant de préférence un mouchoir jetable en papier.
• Éviter de renifler car cela entretient le rhume.
• Rester au chaud, sans surchauffer l'habitation. Une atmosphère très sèche aggrave la rhinorrhée : humidifier l'atmosphère.
• Maintenir à l'écart les personnes à risques : nouveau-nés, personnes âgées, malades sous traitement qui déprime l'immunité (cancers, leucémies…). Les minuscules gouttelettes émises en parlant ou en éternuant sont projetées à plus de 1 m et peuvent donc contaminer votre entourage.

Laryngite

Il ne sera question ici que la banale laryngite, ou enrouement (voir aussi *Enrouement*) qui survient à la suite d'un refroidissement. Après une nuit marquée par de l'insomnie et un peu de fièvre, la voix est rauque et les cordes vocales sont sensibles.

Recommandation

Ne jamais prendre une laryngite à la légère, même si elle semble d'apparence banale. En effet, mal soignée ou négligée, elle peut entraîner diverses complications sur les articulations, les poumons, le cœur ou les reins. Mal soignée, une laryngite aiguë peut passer à l'état chronique et entraîner une modification définitive de la voix. Il est donc prudent de consulter un médecin si les signes pathologiques se prolongent.

Phytothérapie

En phytothérapie, 3 plantes guérissent rapidement cette petite mais désagréable affection : l'erysimum, la réglisse et le polygala.

L'erysimum

« *Appelé à soigner des malades que leur profession expose à fatiguer l'organe de la phonation, prédicateurs, acteurs, professeurs, écrit le docteur Henri Leclerc, j'ai vu ce simple remède leur procurer un réel soulagement : diminution de l'enrouement, atténuation des symptômes douloureux, de la sécheresse et de l'inflammation du pharynx.* »

Tisane d'erysimum (appelé aussi vélar) : 6 g de la plante sèche pour 1 tasse d'eau bouillante ; laisser infuser 20 min. Pour renforcer l'action du breuvage : sucrer chaque tasse avec 1 cuillerée à soupe de sirop d'*erysimum composé*.

▶ 3 ou 4 tasses, l'une d'elles 30 min avant tout effort vocal.

La dessiccation fait perdre une grande partie de son efficacité à l'erysimum, il est donc préférable d'employer le végétal frais. Sinon utiliser une plante récoltée au moment de la fructification (juillet-août) et conservée soigneusement à l'abri de l'air et de l'humidité.

La réglisse

La réglisse est également précieuse dans les laryngites et les pharyngites. On utilise la macération : 50 g de racine râpée dans 1 l d'eau chaude ; laisser en contact pendant 24 h.

Le polygala

Le polygala ou « herbe au lait », pris sous forme d'infusion à 30 g par litre d'eau, ou employé en décoction concentrée (200 g pour 1 l d'eau) calme les gorges irritées.

Homéopathie

• **Aconitum** 4 CH est le remède qu'on peut donner dès le début d'une laryngite aiguë. Il est particulièrement indiqué chez les enfants.

• **Belladonna** 4 CH convient lorsque l'enrouement s'accompagne d'une toux sèche, spasmodique, et quand l'aphonie est très marquée.

• **Spongia** 5 CH est le médicament habituellement donné dans les laryngites aiguës des tuberculeux. Il en est de même d'*Arum triphyllum* 4 CH.

• **Hepar sulfur** 5 CH est prescrit dans l'enrouement avec toux profondes et croupales.

• **Allium cepa** 4 CH est le remède des

Conseils en cas de laryngite

En même temps que les remèdes phytothérapiques et homéopathiques :

• Appliquer des compresses humides et chaudes sur l'avant du cou.

• Prendre des bains de pieds chauds et sinapisés.

• Faire quelques inhalations d'eucalyptus ou de pin sylvestre.

• Séjourner dans une température constante (18 °C), à atmosphère plutôt humide et à l'abri des poussières.

• Tabac et alcool interdits.

• Garder le plus possible le silence et ne parler qu'à voix basse.

laryngites aiguës précédées ou accompagnées d'un violent coryza.

• *Arnica* 5 CH est indiqué quand l'enrouement est le résultat d'un effort oratoire prolongé.

• *Rhus toxicodendron* 5 CH est le traitement de choix du « larynx forcé » des chanteurs et des orateurs de réunions publiques.

• *Apis* 5 CH s'il y a œdème aigu du larynx avec une respiration difficile.

« *Remèdes de bonne femme* »

La mûre

La ronce et ses fruits, les mûres, sont spécialement indiqués dans cette affection. Depuis l'Antiquité, on leur attribue la propriété de resserrer les tissus et les vaisseaux capillaires, et de diminuer les sécrétions muqueuses. La feuille et les fruits de la ronce sont très riches en tanin, qui a un effet bénéfique sur les petits vaisseaux, lutte contre les bactéries et empêche les mycoses.

Décoction

50 g de feuilles de ronce dans 1 l d'eau froide. Couvrir, porter à ébullition et laisser bouillir à feu doux 15 min. Passer.

▶ En gargarisme le plus souvent possible, toutes les heures si nécessaire.

Sirop

Écraser suffisamment de mûres pour obtenir 1/2 l de jus. Laisser reposer au frais pendant 24 h. Exprimer le jus, ajouter 800 g de sucre et faire chauffer. Dès le début de l'ébullition, passer après avoir écumé. Mettre en bouteille dès que le sirop est froid.

▶ En gargarisme plusieurs fois par jour.

Laryngo-trachéite

La laryngo-trachéite est une inflammation virale ou bactérienne de la muqueuse tapissant le larynx, les cordes vocales et la trachée. Elle est favorisée par l'allergie, la pollution atmosphérique, le tabagisme. La voix est enrouée, rauque, sourde. Parfois, c'est l'aphonie complète (extinction de voix).

Autre signe : la sensation d'un corps étranger dont on essaye de se débarrasser en raclant la gorge. La toux quinteuse et pénible ne se calme qu'au bout de quelques jours.

Dès les premiers symptômes, mettre en œuvre le complexe anti-infectieux naturel (voir p. 153).

Phytothérapie & aromathérapie

Eucalyptus, marrube blanc, plantain

• L'eucalyptus est connu depuis toujours pour son action pulmonaire.

• Le plantain a des vertus anti-infectieuses, antitussives et antiallergiques même si son pollen est souvent responsable de rhinites allergiques.

• Le marrube blanc est employé depuis l'Antiquité contre la toux et les problèmes respiratoires. Il a longtemps fait partie du traitement de la tuberculose, avant l'avènement des antibiotiques.

Utiliser l'une de ces plantes en teinture mère.

▶ 25 gouttes, 3 fois par jour dans un peu d'eau.

L'huile essentielle des voies respiratoires

Parmi les très nombreuses variétés d'eucalyptus, *Eucalyptus radiata* donne une huile essentielle spécifique de la sphère rhino-pharyngée. Elle agit principalement comme décongestionnant, expectorant et anti-infectieux.

▶ 2 gouttes, 2 fois par jour dans un peu de miel.

Coquelicot, bouillon-blanc, lierre terrestre, thym

En cas de crises de toux :

• Tisanes en remède de fond :
- coquelicot (fleurs) : infusion 10 min
- bouillon-blanc (fleurs) : infusion 10 min
- lierre terrestre (plante entière) : infusion 10 min

▶ 3 à 4 tasses par jour. Toutes ces tisanes peuvent être miellées.

• Décoction de thym : 10 branches dans 1 l d'eau. Faire bouillir jusqu'à réduction de moitié.

▶ 1 tasse miellée.

Homéopathie

Il existe 3 remèdes homéopathiques fondamentaux pour traiter l'irritation des muqueuses respiratoires.

Arum triphyllum, Bryonia alba, Coccus cacti

▶ 4 granules de 1 ou des 3 médicaments en 5 CH, en dehors des repas, toutes les 2 heures au début puis en espaçant dès l'amélioration.

• Arum triphyllum

C'est le médicament homéopathique de l'inflammation des muqueuses, bien connu des chanteurs et des orateurs. Il est élaboré à partir de la racine fraîche d'une plante d'Amérique du Nord appelée « navet indien ».

• Bryonia alba

C'est le médicament homéopathique de la toux sèche avec soif vive. Il est élaboré à partir de la racine de bryone blanche, plante grimpante, de la famille des cucurbitacées, à fleurs en étoiles, dont la racine et les baies sont toxiques.

À associer avec *Sticta pulmonaria*.

• Coccus cacti

D'origine animale (cochenille), c'est le médicament homéopathique de l'inflammation du larynx avec mucosités abondantes et épaisses.

Remèdes de fond

• *Trachyte* D8 :
▶ 1 ampoule au lever, durant 2 semaines.
• *Diphterotoxinum* 200 K :
▶ 1 dose le dimanche soir.

Remèdes symptomatiques

Crise de toux
Cuprum arsenicosum 7 CH
▶ 30 gouttes.

Cessation de la toux
Lors de la rémission de la toux, pour éviter qu'elle revienne dans 15 jours ou 1 mois et se transforme en maladie chronique :
- *Tuberculine aviaire* 15 CH :
▶ 1 dose.
- *Sulfur* 9 CH (enfant fort ou carbonique) ou *Sulfur iodatum* 15 CH (enfant frêle) :
▶ 1 dose (après épisode infectieux).
Cure de manganèse-cuivre :
▶ 1 ampoule au lever pendant 15 jours.

Toux chronique
Dans ce cas, il faut aller voir plus loin que le symptôme. Il peut s'agir :
- d'un encombrement hépatique,
- d'une intoxication intestinale,
- d'une allergisation vaccinale,
- d'une somatisation psychologique.
• **Pour la cible du foie**. De simples applications de serviettes humides à

40 °C pendant 20 min, 1 fois par jour, peuvent suffire pour relancer la machine.

Compléter par :

- *Chelidonium* 9 CH
- *Nux vomica* 15 CH.

▶ 20 gouttes avant les repas en alternance.

• **Pour la cible intestinale**. Nettoyer et relancer la flore avec du charbon activé :

▶ 2 cuillerées à soupe rases dans de l'eau froide, 2 à 3 fois par jour pendant 10 jours minimum.

• **Pour l'allergie vaccinale**. La méthode Elmiger consiste à reprendre chaque vaccin reçu en doses homéopathiques en partant du dernier vers le premier.

Otites

Ce terme définit toutes les atteintes inflammatoires de l'oreille, qu'il s'agisse de la partie externe du conduit auditif, de sa partie moyenne ou interne. Très fréquentes chez l'enfant, les otites sont dues à des infections, et les germes responsables sont parfois résistants à certains antibiotiques, ce qui implique un suivi du traitement. En effet, les complications de l'otite sont rares mais très graves : méningites ou mastoïdites.

Le recours au médecin est un bon réflexe car cette affection banale n'est pas forcément bénigne.

Les germes les plus fréquemment rencontrés dans les otites moyennes aiguës de l'enfant sont les streptocoques, les pneumocoques, les staphylocoques et les *Haemophilus*.

En cas de douleurs très violentes lors d'une otite suppurée, une paracentèse peut être nécessaire. Elle consiste en l'incision du tympan à l'aide d'une lancette, ce qui permet l'aspiration des sécrétions purulentes situées derrière celui-ci. Elle sera toujours pratiquée par un spécialiste ORL, sous anesthésie chez l'enfant.

L'otite peut devenir une affection grave. Elle est responsable de 4 millions de prescriptions par an, dont les 2/3 chez des enfants de moins de 3 ans.

L'otite est l'équivalent d'une rage de dents dans l'oreille. La suppuration de l'oreille interne, résultat de la migration inflammatoire de la gorge par la trompe d'Eustache, pousse sur le tympan jusqu'à le faire éclater. Elle est très douloureuse, survient fréquemment après avoir démarré comme un rhume, un mal de gorge, ou n'importe quel épisode infectieux. Les symptômes consistent en une douleur violente, de la fièvre pouvant atteindre 39°5, une impression de surdité, un écoulement muqueux ou purulent de l'oreille. Il existe parfois des bourdonnements d'oreille surtout chez les adultes, et des vomissements chez les enfants. La plupart des cas se résolvent sans complications, la plus grave heureusement rare étant la méningite. L'audition est rarement affectée de façon durable... à condition que le traitement ait été institué rapidement et prolongé suffisamment longtemps.

La crise démarre, en règle générale entre 21 h 30 et minuit. L'enfant hurle. Le médecin va donner des calmants et des anti-inflammatoires, mais ne va généralement pas soigner réellement l'otite. Il faudra faire un paracentèse le lendemain.

Les séquelles des otites de l'enfant sont malheureusement trop fréquentes : il s'agit de baisses de l'acuité auditive dues à des diagnostics tardifs, à une mauvaise surveillance du traitement ou à une prescription inefficace d'antibiotiques.

Inflammation de l'oreille interne

Phytothérapie & aromathérapie

Pour les adultes, le citron et l'ail sous toutes leurs formes sont conseillés pour leurs vertus antiseptiques.

Huiles essentielles anti-infectieuses

Cannelle de Ceylan, *Eucalyptus radiata*, girofle, *Melaleuca alternifolia*, niaouli, origan d'Espagne, sarriette des montagnes, thym vulgaire pour leur activité anti-infectieuse.

▶ 1 goutte de 1 de ces huiles dans 1 cuillerée de miel, 2 fois par jour.

Huiles essentielles en usage local

Faire préparer le mélange suivant d'huiles essentielles :
- 0,25 g de lavande
- 0,25 g de girofle
- 10 g de glycérine
- huile d'amande douce qsp 1 flacon de 30 ml

▶ 5 gouttes dans l'oreille, 2 ou 3 fois par jour.

Huiles essentielles en complément de traitement

Les huiles essentielles de niaouli et de cajeput peuvent être prises en complément de tout traitement, pendant la maladie :

▶ 2 à 3 gouttes mélangées à 1 cuillerée à soupe de miel, 2 à 3 fois par jour.

Huiles essentielles à titre préventif

Climarome, mélange d'huiles essentielles, peut être utilisé à titre préventif :

▶ frotter le thorax et le cou de l'enfant avec quelques gouttes, 2 fois par jour.

―――

Homéopathie

Les remèdes homéopathiques peuvent toujours être donnés, seuls, en attendant le médecin ou en association avec les antibiotiques.

L'apport de magnésium n'est pas à négliger : diluer 1 sachet de 20 g de chlorure de magnésium dans 1 l d'eau :

▶ 20 ml toutes les 2 heures.

Otite prise au début

- *Aconitum napellus* 7 CH
- *Ferrum phosphoricum* 7 CH
- *Belladonna* 7 CH

▶ 1 granule de chaque, 6 fois par jour.

Après 24 à 48 h d'évolution

Arrêter *Aconitum napellus* 7 CH et ajouter :

- *Capsicum* 7 CH
- *Arsenicum album* 7 CH

▶ 1 granule de chaque, 6 fois par jour.

Rougeur, chaleur, douleur...

En alternance :
- *Belladonna* 9 CH

▶ 20 gouttes, 3 fois par jour.
- *Capsicum annuum* 15 CH

▶ 20 gouttes, 3 fois par jour (pour déboucher les trompes).

Pour améliorer le terrain

Biothérapique obtenu à partir du bacille diphtérique : *Diphterotoxinum*.

▶ 1 dose 30 CH dès que possible.

En cas de fièvre

Biothérapique obtenu à partir d'une putréfaction de viande : *Pyrogenium*

▶ 5 granules 7 CH, matin et soir.

Pour verrouiller la guérison

Biothérapique obtenu à partir du bacille de Koch : *Tuberculine aviaire*.

▶ 1 dose 15 CH, au lever, 1 fois.

―――

« Remèdes de bonne femme »

• Dans le conduit auditif externe, mettre 5 gouttes d'huile d'amande douce et fermer avec de la ouate.

• Faire tous les jours 4 ou 5 cataplasmes d'argile sur le cou et l'oreille.

• Placer des compresses froides sur l'abdomen, pour calmer la fièvre (renouveler toutes les 30 min).

• Appliquer des cataplasmes très épais de graines de lin et de fenugrec sur l'oreille malade, et coucher le malade.

• Quand il y a suppuration, coucher le malade sur le côté atteint et essuyer le pus avec de la ouate.

• Gargarismes fréquents avec 1 tisane froide de sauge, et rincer l'oreille avec 1 infusion de prèle.

• Le repos au lit est absolument nécessaire.

Otalgie
(douleur de l'oreille)

Aromathérapie & homéopathie

Pour bébé : tea-tree et camomille

Verser de l'huile d'olive dans 1 cuillerée à soupe préalablement chauffée à la flamme de la cuisinière (l'huile est ainsi immédiatement à bonne température). Ajouter 1 goutte d'huile essentielle de tea-tree et 1 goutte d'huile essentielle de camomille.

À l'aide d'un compte-gouttes ou d'une pipette, déposer quelques gouttes du mélange dans l'oreille de l'enfant. Boucher ensuite le conduit auditif à l'aide de gaze.

Douleur violente

• La douleur est violente, insupportable, déchirante. Elle empire pendant la nuit. Le sommeil est agité. L'enfant se met en colère et crie. Il est apaisé quand sa mère le prend dans ses bras ou le berce.

▶ *Chamomilla* 9 CH, 3 granules toutes les heures.

• La douleur est également déchirante, brûlante. L'enfant est très sensible à sa mastoïde. La douleur le fait hurler et empourpre son visage.

▶ *Capsicum* 7 CH, 3 granules, 3 fois par jour.

• La douleur est aiguë, lancinante. Elle est aggravée par les courants d'air. L'enfant est hypersensible au froid. Il devient irascible.

▶ *Hepar sulfur* en échelle : 9 puis 15 puis 30 CH, 3 granules de chaque à 6 h d'intervalle.

Douleur pulsatile

• La fièvre est élevée. L'enfant est abattu. Il demande très souvent à boire. Il transpire. Il ne supporte pas le bruit ni qu'on le touche. La douleur est pulsatile.

▶ *Belladonna* 9 ou 15 CH, 3 granules toutes les heures.

• La fièvre est peu élevée. L'enfant est abattu. La douleur passe d'une oreille à l'autre.

▶ *Ferrum phosphoricum* 5 à 9 CH, 3 granules toutes les heures.

Otorrhée
(écoulement de pus)

C'est la 2e phase de la maladie, et les traitements sont choisis selon la nature du pus (son épaisseur, sa couleur, sa viscosité, son odeur caractéristiques) et des modalités exprimées par le malade.

Aromathérapie

Masser le contour de l'oreille avec 2 gouttes de romarin et 2 gouttes de niaouli.

« Remèdes de bonne femme »

• Tremper un torchon dans de l'eau très froide et l'entortiller autour du cou du malade. Placer aussitôt un mouchoir plié trempé dans de l'eau chaude (40-43 °C) sur l'oreille. Changer le tout toutes les 5 min car le chaud refroidit et le froid se réchauffe. Faire 4 passes, soit 20 min. Généralement, au bout de 5 min, l'enfant se calme.

• Procéder à des bains de bras (stimulation des vaisseaux), durant 20 min (voir p. 239). Mettre ensuite 2 gouttes de jus de citron dans l'oreille.

• Boire tous les jours 2 tasses de tisane de 4 g de feuilles de noyer, de prêle et de sauge.

• Rincer l'oreille avec une tisane de prêle, de plantain ou d'absinthe, additionnée d'un peu d'alun (0,25 g pour 1 tasse).

Oreilles bouchées (cérumen)

Les oreilles « bouchées », si désagréables, sont souvent dues à une accumulation de cérumen, matière cireuse, onctueuse et jaunâtre, sécrétée dans le conduit de l'oreille externe par certaines glandes (cérumineuses et sébacée). Cette substance joue un rôle de protection mais son accumulation peut entraîner une obstruction du conduit auditif, diminuant l'audition, provoquant des bourdonnements et parfois, mais rarement, une gêne et des étourdissements.

▶ Mettre chaque soir 1/2 cuillerée d'huile d'olive chauffée sur une petite boule de coton et introduire celle-ci dans l'oreille. L'huile d'olive ramollira le bouchon de cérumen. Le matin, rincer avec le jus de 1 citron. Si après 4 ou 5 jours de ce traitement l'oreille est encore bouchée, faire quelques injections d'eau tiède avec une petite poire. Le bouchon finira par s'évacuer petit à petit. Il est bien entendu strictement interdit de pratiquer ce genre de traitement sur un tympan perforé.

Ne pas se servir de coton-tiges pour nettoyer l'oreille : ils peuvent refouler le cérumen en profondeur et parfois le perforer. Si le bouchon de cérumen n'est pas dissout par l'huile, il faudra le faire enlever par un médecin.

Rhumes

Un rhume est une tempête hormonale salutaire visant à désintoxiquer l'organisme. C'est une réaction centrifuge témoignant d'une énergie vitale suffisante.

Le coryza

Le coryza, plus communément appelé « rhume de cerveau », est une affection virale (plus de 200 virus différents, répartis en 4 familles, dont la principale est celle des rhinovirus) qui se caractérise par l'apparition simultanée de plusieurs symptômes : nez bouché ou nez qui coule, congestion de toute la face, maux de tête, gorge douloureuse, toux irritative, frissons, pas de fièvre ou fièvre légère.

Le début est brutal avec éternuements en salve, picotements du nez et du pharynx, mal de tête et écoulement d'un liquide clair (rhinorrhée), fluide et abondant par les narines.

L'évolution se fait vers une amélioration générale en 1 semaine ou plus. Il arrive que les sécrétions s'épaississent et deviennent jaunâtres, muco-purulentes par surinfection.

Quelques conseils :

- Ne pas encombrer l'organisme avec une nourriture encrassante.

- Exercices physiques d'entretien : 1 séance journalière de 15 min au moins.

- Lavages du nez au sérum physiologique (ou à l'eau salée, selon la méthode du néti, sauf pendant la période d'irritation des muqueuses).

La rhino-pharyngite

On peut dire pour simplifier que le nourrisson fait plutôt des rhumes simples, l'enfant des rhino-pharyngites et l'adolescent des angines.

La rhino-pharyngite est une inflammation simultanée du nez et de la gorge, d'origine virale ou bactérienne, parfois allergique. Elle entraîne un écoulement nasal, de la fièvre, parfois, élevée, un mal de gorge, une toux d'irritation déclenchée par l'écoulement…

Elle est fréquente dans les crèches et les collectivités car très contagieuse.

L'un des traitements abortifs allopathiques : faire inhaler quelques gouttes d'un mélange en parties égales d'ammoniaque, de teinture d'iode et d'acide phénique. Mais on utilisera de préférence l'eucalyptus, le sureau et l'erysimum.

• L'eucalyptus en inhalations : 1 dé à coudre de gomme pulvérisée dans un bol d'eau bouillante.

▸ 4 fois par jour.

• Le sureau en lotions nasales : 1 l d'infusion concentrée (50 g de fleurs par litre d'eau), tiède, dans un bock à injections ; placer le tuyau en caoutchouc dans la narine la moins atteinte, élever le bock à 50 cm au-dessus du nez et laisser couler doucement l'infusion qui ressort par l'autre narine.

▸ Matin et soir jusqu'à guérison.

• L'erysimum

Infusions chaudes : 6 g de plante (fraîche de préférence) pour 1 tasse d'eau bouillante, laisser infuser 20 min, aromatiser au miel.

- Éviter les gouttes nasales vasoconstrictrices qui débouchent momentanément le nez mais aggravent, par la suite, les symptômes.
- Prendre chaque jour 1 à 2 g de vitamine C naturelle.

Le complexe anti-infectieux naturel doit être mis en œuvre dès les premiers symptômes (voir *Angine*).

Le néti

Cette méthode, utilisée en yoga, permet de maintenir un cavum propre (fond de la gorge) :
- remplir d'eau un « lota » (vendu en magasin de diététique) ou dans une théière ;
- y diluer 1 cuillerée à café de sel de mer non raffiné ;
- se pencher au-dessus du lavabo en tournant la tête sur le côté ;
- appliquer le goulot contre la narine supérieure et verser l'eau : un circuit interne s'établit, et l'eau salée sort par la narine inférieure ;
- recommencer dans le sens inverse ;
- se moucher pour vider le nez (le circuit s'établit mieux si on entrouvre la bouche).

Phytothérapie

Stopper le processus de l'infection
Infusion de camomille : 8 têtes (fleurs sèches) pour 250 cm³ d'eau bouillante.

Transpirer
Infusion de sureau (fleurs) : 10 min.

▶ 4 à 5 tasses par jour et avant de se coucher.

Stimuler les défenses immunitaires
L'échinacée est une plante majeure contre les maladies infectieuses, particulièrement contre les rhumes : gélules ou comprimés (choisir une préparation titrée à 3,5 % au moins d'échinacosides).

▶ 100 mg d'extrait sec 4 fois par jour.

Décongestionner la muqueuse
Tisanes de pin, de lavande et de sarriette : 1 cuillerée à dessert dans 250 cm³ d'eau bouillante, 10 min en infusion.

▶ Plusieurs fois par jour, en alternance.

Aromathérapie

Décongestionner
• Inhalations d'huiles essentielles (Balsofumine, Fumigalène, Aromasol...) : 10 gouttes dans un bol d'eau bouillante.

▶ 2 ou 3 fois 10 min par jour (ne pas utiliser chez l'enfant de moins de 30 mois).

Lutter contre l'infection
Huiles essentielles de niaouli, sarriette des montagnes, thym vulgaire.
▶ 2 gouttes de chaque dans 1 cuillerée de miel, 2 fois par jour.

Dynamiser

• Pour l'adulte : huiles essentielles de menthe, ravensare, romarin.

▶ 2 gouttes de chaque dans 1 cuillerée de miel, 2 fois par jour.

• Pour l'enfant : huiles essentielles d'*Eucalyptus radiata*, niaouli, thym à linalol.

▶ 1 goutte de 1 d'elles dans 1 cuillerée de miel, 2 fois par jour.

Homéopathie

Les remèdes homéopathiques du coryza sont *Camphora* 4 CH au début, puis *Allium cepa* 4 CH ou *Mercurius* 4 CH ou encore *Nux vomica* 5 CH.

Ceux du coryza chronique sont :

• en cas de coryza continu : *Pulsatilla* 5 CH et *Kali sulfuricum* 5 CH si l'écoulement est épais et jaune ; *Kali bichromicum* 5 CH s'il donne lieu à des bouchons de mucosité ; *Thuya* 5 CH et *Kali iodatum* 4 CH si l'écoulement est jaune, verdâtre et fétide ;

Bains de bras

La capillarothérapie du Dr Salmonoff. Tremper les bras dans de l'eau à 37 °C et ajouter de l'eau chaude pour monter progressivement en 5 min la température à 43-44 °C. Maintenir cette température pendant 20 min avec un thermomètre de bain. Cela fait transpirer abondamment le visage et le cou. La tête est décongestionnée et le soulagement est immédiat.

• en cas de coryza à répétition avec écoulement intermittent : alternativement *Lycopodium* 5 CH, *Sulfur* 7 CH et *Psorinum* 7 CH.

Rhume des foins

Le rhume des foins est le plus souvent lié à une allergie à certaines plantes et aux pollens des fleurs des champs ou des arbres. Pendant plusieurs mois, généralement au printemps, les personnes souffrant de cette affection sont sujettes aux éternuements à répétition, au nez qui coule, aux maux de gorge, aux yeux qui piquent, à une toux... Les crises se succèdent pendant toute la saison pollinique, augmentant progressivement l'inflammation de la muqueuse et par conséquent l'obstruction nasale.

Mais ces symptômes peuvent aussi manifester des allergies à la poussière, aux acariens, aux poils de chat, à certaines moisissures ou champignons. Le rhume des foins n'est pas, contrairement à l'opinion courante, un trouble exclusivement local. Il exprime, en réalité, un état général plus ou moins défectueux résultant d'une élimination imparfaite des déchets organiques qui, normalement, doivent être rejetés par le foie, les reins et la peau.

Autrement dit, il traduit une auto-intoxication dont l'organisme cherche à se défendre par l'écoulement nasal, le nez jouant, en quelque sorte, le rôle d'une soupape de sûreté (on appelle *émonctoire* tout organe permettant l'élimination des toxines). Du reste, après l'épisode de rhume des foins, le malade se sent allégé et en forme. Ce rhume particulier est déclenché par la variété de pollen à laquelle le malade est allergique. En France, ce sont surtout les pollens du *dactyle aggloméré*, graminée sauvage très commune, de l'agrostis blanche, de la fléole des prés, du pâturin, du seigle, du blé, du maïs et de l'avoine.

Aromathérapie

Inhalations d'huiles essentielles

• Camomille noble, *eucalyptus radiata*, citron : 20 gouttes de chaque.
• Lavande vraie : 20 gouttes ; géranium : 10 gouttes ; tanaisie : 20 gouttes ; citron : 10 gouttes.
Verser les huiles sur un peu de gros sel. Transvaser dans un pot muni d'un couvercle ou répandre la poudre sur des lingettes qui seront conservées dans une boîte bien hermétique.
Les vapeurs des huiles atténuent les différents symptômes de l'allergie.

Massages aux essences

Niaouli, ravensare, thym satureoïde, menthe poivrée :
▶ 2 gouttes de chaque, en massage sur le thorax et le haut du dos.

Huile de massage

- 1 cuillerée à soupe d'huile de pépins de raisin
- 10 gouttes d'huile essentielle de camomille noble
- 4 gouttes d'huile essentielle d'estragon
- 2 gouttes d'huile essentielle de tanaisie
Verser les huiles dans un flacon et agiter vigoureusement. Laisser reposer 4 jours avant utilisation, afin que les différentes substances amplifient leurs effets par synergie.
Pour soigner un rhume des foins avec le maximum d'efficacité, il faut faire en alternance des inhalations et des massages avec cette huile : les vapeurs d'huiles essentielles soulagent les symptômes de l'allergie, tandis que le massage de la poitrine et du haut du dos traite le mal en profondeur.

Homéopathie

• Troubles aggravés par le froid : *Sabadilla* 4 CH (l'un des meilleurs médicaments homéopathiques du rhume des foins).
• Troubles aggravés par le chaud : *Allium cepa* 4 CH.
• Larmoiement important : *Euphrasia* 4 CH.
• Signes pulmonaires prédominants : *Sanguinaria* 4 CH.
• Crises d'oppression pendant la nuit : *Solidago virga* 4 CH.
• Avec asthme : *Aralia racemosa* 4 CH.

« Remèdes de bonne femme »

Miel de romarin

Pour « endiguer » un rhume des foins :

▶ 5 fois par jour 2 cuillerées de miel liquide de romarin, pendant 2 jours, puis 3 fois par jour jusqu'à disparition des symptômes.

Le miel agit contre les bactéries et détruit les micro-organismes. Il prévient les infections grâce à l'acide formique que l'abeille ajoute au miel pour assurer sa conservation.

Le romarin a notamment des propriétés anti-infectieuses (bactéricide et fongicide) et expectorantes.

En général, le larmoiement disparaît très vite. Les narines se dégagent peu à peu, le nez cesse de couler et l'irritation de la gorge disparaît.

Huile d'olive

En prévention : badigeonner les narines d'huile d'olive tous les jours, 2 mois avant l'apparition des crises (à partir de février).

Prudence !

Attention, le rhume des foins peut se compliquer d'une crise d'asthme sévère qui constitue une urgence médicale. Cette crise dépend de l'état du patient ou de l'importance de la cause (pollen, animaux…).

Sinusite

La sinusite est l'inflammation aiguë ou chronique des sinus — cavités des os de la face communiquant avec les fosses nasales — colonisés par le virus d'un rhume et présentant une surinfection bactérienne. Le plus souvent, elle suit un rhume banal, congestionne la muqueuse et atteint le sinus maxillaire. Elle se manifeste par une douleur assez forte, unilatérale, au niveau de la joue (sinusite maxillaire) ou au-dessus de l'orbite (sinusite frontale), continue, pulsatile comme un élancement, accentuée par les mouvements en avant ou la toux, et s'accompagne souvent d'un écoulement purulent ou d'une obstruction du nez, parfois d'un peu de fièvre.

Elle survient généralement l'hiver et dure 2 à 3 semaines, mais peut devenir chronique avec des rechutes fréquentes.

Le traitement doit éliminer le germe de l'infection, diminuer l'inflammation, décongestionner (vider le sinus infecté), et éviter ainsi les complications et la chronicité.

Le diagnostic de sinusite est trop souvent porté chez les enfants : avant 5-7 ans, cette affection est rare car seuls les sinus ethmoïdaux existent dès la naissance (les sinus frontaux ne sont pas encore formés, les sinus maxillaires très peu développés).

Phytothérapie & aromathérapie

Une tisane

- Eucalyptus : 20 g
- Thym : 30 g
- Genièvre : 20 g
- Myrte : 10 g
- Bourgeons de pin : 20 g

1 cuillerée à soupe pour 1 bol d'eau bouillante. Laisser infuser 10 min.

▶ 3 à 4 tasses par jour, chaudes, avec 1 cuillerée de miel.

Des huiles essentielles

Traitement local
- Eucalyptus radié
- Menthe
- Origan
- Pin
- Thym : ââ 1 g
- Alcool à 90° : qsp 125 ml

▶ 20 gouttes sur un mouchoir, à respirer pendant 2 à 3 min, plusieurs fois par jour.

À compléter avec Rhinargion (nitrate d'argent) (1 flacon) :

▶ 4 pulvérisations nasales par jour.

Traitement général
- Myrte
- Origan
- Pin
- Thym : ââ 25 mg
- Lactose : qsp 1 gélule n° 60

▶ 1 gélule, 3 fois par jour avec 1 grand verre d'eau, avant les repas.

À compléter avec Extranase comprimés (2 boîtes de 60) :

▶ 3 comprimés, 3 fois par jour.

Traitement associé
- Granions de cuivre :

▶ 1 ampoule, matin, midi et soir, loin des repas (2 boîtes).

Autres huiles essentielles
- **Contre l'infection :** niaouli, sarriette des montagnes, thym vulgaire.
- **Pour dynamiser :** menthe, muscade...
▶ 2 gouttes de chaque, 2 fois par jour, dans 1 cuillerée de miel chez l'adulte.
- **Pour l'enfant :** eucalyptus, girofle, thym à linalol.
▶ 1 goutte de 1 d'elles dans 1 cuillerée de miel, 2 fois par jour.
- **Usage local :** 1 goutte d'huile essentielle de bouleau ou de winter-green :
▶ sur un mouchoir, 2 ou 3 fois par jour.
Ou Aromasol : huiles essentielles de cannelle, girofle, menthe, romarin... :
▶ quelques gouttes pour aérosols ou inhalations (à partir de 12 ans).

Homéopathie

Médicaments spécifiques

À associer avec le médicament de fond prescrit par l'homéopathe (*Calcarea carbonisa, Calcarea phosphorica, Sulfur...*) en doses en 9 ou 15 CH, 1 fois/semaine.

• **Hepar sulfur, Hydrastis canadensis, Kalium bichromicum :**

▸ 4 granules de 1 ou des 3 médicaments en 5 CH, 3 ou 4 fois par jour, en dehors des repas, pendant quelques jours.

Hepar sulfur est le médicament homéopathique des infections avec suppuration.

Hydrastis canadensis est le médicament homéopathique des écoulements de mucus épais, visqueux, encore jaune.

Kalium bichromicum est le médicament homéopathique des suppurations de mucus épais, adhérent, sale, déjà verdâtre.

• **Sinuspax** (contient entre autres *Belladonna* D3, *Calcarea carbonisa* D3, *Hepar sulfur* D3, *Hydrastis* D3, *Silicea* D5...) :

▸ 1 comprimé à sucer en dehors des repas, 4 à 6 fois par jour.

Modalités de prescription

Commencer rapidement le traitement car la douleur peut être très vive à cause de l'accumulation de sécrétions dans le sinus, sans possibilité d'élimination facile.

• **Sinusite aiguë**
- Oligo-éléments : soufre et argent (en pharmacie, Granions ou Microsol).
▸ 1 ampoule dans chaque narine, au lever, en alternance.

- *Hepar sulfuricum* 9 CH, flacon de 30 ml.
▸ 20 gouttes avant les repas.

• **Sinusite chronique**
Oligo-éléments : soufre et manganèse-cuivre.
▸ 1 ampoule au lever, en alternance.

• **Dès l'apparition des premières douleurs** et d'un début d'écoulement, selon les circonstances :
- Pus jaune verdâtre, adhérent, visqueux, difficile à expulser avec obstruction du nez et éternuements au grand air : *Kalium bichromicum* 7 CH.
- Pus jaune, épais, visqueux avec obstruction du nez à la chaleur et écoulement important dans l'arrière-gorge : *Hydrastis* 7 CH.
- Pus jaune verdâtre, strié de sang avec écoulements plus importants la nuit : *Mercurius solubilis* 7 CH.
- Écoulement aqueux, abondant et irritant : *Kalium iodatum* 7 CH.
- pus jaunâtre avec douleurs brûlantes au niveau des sinus : *Mezereum* 7 CH.
▸ 3 granules, 6 fois par jour.

• **Si les poussées de sinusite se répètent**, consulter un homéopathe pour faire une évaluation radiologique de la situation et commencer un traitement de terrain. Les remèdes homéopathiques sont toujours compatibles avec un traitement allopathique.

• **Dans tous les cas,** en même temps, *Hepar sulfur* 15 CH (voir p. 153) :
▶ 10 granules, 2 fois par semaine.

« *Remèdes de bonne femme* »

Fumigations

Pour soulager l'inflammation : faire bouillir la valeur d'un bol d'eau, y ajouter le jus de 2 citrons, du poivre et 1 pincée de gros sel de cuisine ; se couvrir la tête d'une serviette et inhaler la vapeur.

On peut aussi ajouter 5 gouttes d'huiles essentielles d'*Eucalyptus radiata* et de romarin dans l'eau très chaude. Elles désinfectent les sinus.

Rayons de miel

Découper 1 morceau de rayon de miel en fragments de 1 à 2 cm. Mastiquer un morceau toutes les 15 min jusqu'à ce qu'il ne reste plus que la cire. Le 3e jour, le nez doit être débouché, et le sinus moins douloureux.

Cataplasmes

Cataplasmes chauds sur les sinus : 1 cuillerée de fenugrec réduit en poudre à mélanger à l'eau bouillante pour en faire une pâte épaisse ; à conserver en place 10 min.

Autres techniques pour traiter la sinusite

Méthode du néti
Voir p. 238.

Acupuncture
Elle s'impose surtout lorsque les douleurs sont au premier plan. Son association avec l'homéopathie, elle-même très performante sur l'écoulement, représente une des meilleures façons de traiter la sinusite.
▶ 4 ou 5 séances (2 par semaine). Traitement d'entretien : 1 séance toutes les 3 semaines, pendant les périodes critiques.

Silice
Avant les repas principaux : *Silicea* :
▶ 20 gouttes.

Frictions des sinus
Avec niaouli, huile essentielle à diluer à 50 % dans l'huile d'amande douce.

Mésothérapie
Des injections locales d'immuno-stimulants (par ex. : Ribomunyl dilué) sont un appoint appréciable au traitement.
▶ 1 injection intradermique tous les 15 jours pendant 2 à 3 mois.

Sympathicothérapie endonasale
Avec un stylet souple trempé dans quelques gouttes d'huiles essentielles (eucalyptus, pin, lavande), stimuler les méats des sinus atteints. Un éternuement signifie leur ouverture ; celle-ci est suivie d'un écoulement.

Chapitre 10

Les maladies gastro-intestinales

Appendicite • Colite • Diarrhées
Gastro-entérite épidémique
Hémorragies intestinales • Hépatites
Maladie de Crohn • Recto-colite hémorragique

De la colite à l'appendicite en passant par la diarrhée ou la gastro-entérite, chacun a connu un jour ou l'autre ce genre de petits problèmes digestifs. L'alimentation étant très souvent en cause, on ne répétera jamais assez qu'il faut toujours manger équilibré. Avec une bonne hygiène alimentaire et un apport quotidien de fibres sous forme de légumes ou de fruits frais, la plupart de ces petits bobos appartiendront au passé !

Appendicite

L'appendicite est la manifestation locale d'un tube digestif défectueux dont le médiocre état est entretenu par une alimentation trop riche et surtout trop carnée. Mais, lorsque la crise aiguë éclate, les moyens hygiéniques et médicamenteux ne peuvent plus rien, et il faut s'adresser au chirurgien. Afin de ne pas perdre de temps en hésitations dangereuses pour la vie du malade, il est utile de savoir faire le diagnostic de l'affection. Les principaux symptômes en sont : douleurs abdominales à droite, un peu en dessous de l'ombilic (nombril), nausées, langue chargée, constipation inhabituelle fébricule (38 °C).

Mais rien n'est plus difficile qu'un diagnostic d'appendicite, même pour un chirurgien entraîné. Le risque est de faire opérer une fausse appendicite ou de laisser évoluer une vraie appendicite vers la péritonite. Un moyen simple permet cependant de confirmer le diagnostic : faire allonger le patient et réunir par un trait l'ombilic à l'épine iliaque du bassin (os de la hanche) ; appuyer fortement avec un doigt au milieu de cette ligne (point de Mac Burney), qui mesure environ 30 cm : s'il s'agit d'une colique vulgaire, le malade gémit faiblement, s'il s'agit d'appendicite, la douleur est violente. Si on pense à une fausse appendicite et si le cas n'est pas trop aigu, on peut attendre quelques heures en prenant *Ignatia* 9 CH, *Belladonna* 4 CH et *Colocynthis* 4 CH :

▶ 3 granules toutes les heures.

Ces 3 médicaments atténuent notablement les douleurs (ils peuvent également être utiles avant l'intervention chirurgicale). Si le résultat n'est pas spectaculaire, l'opération s'impose. À essayer si le chirurgien accorde quelques heures d'observation, mais ne pas s'opposer à une indication opératoire formelle.

Après l'opération suivre un régime végétarien, pauvre en viande, et, en général, en aliments azotés. Éviter tout exercice violent.

Bryonia 9 CH est un excellent remède qui hâtera le retour à l'état normal.

Le cataplasme d'argile

C'est par le bas-ventre que doit, en général, être commencé un traitement par l'argile, avant tout autre application.

Le bas-ventre étant généralement le siège de fermentation à l'origine d'une élévation de température, le cataplasme d'argile doit être appliqué froid et épais (2 cm environ). Mettre l'argile à même la peau, en disposant une gaze sur les endroits pileux. Les cataplasmes doivent être vastes.

Si l'argile froide est mal supportée et provoque des coliques ou autres troubles, ne pas hésiter à la tiédir, voire à la chauffer. Ne pas mettre l'argile froide sur le ventre au moment des règles, sauf s'il y a élévation de la température (fièvre).

▶ 2 ou 3 cataplasmes par jour, laissés en place de 2 à 4 h. Moins longtemps si l'argile sèche, refroidit ou détermine une sensation d'énervement. Plus, si elle est supportée sans malaise. Poursuivre le traitement avec 1 cataplasme chaque jour, en application éloignée des repas.

Colite

Ce terme désigne l'inflammation du côlon, partie la plus basse du tube digestif comprise entre l'intestin grêle et le rectum. Cette affection regroupe un ensemble de symptômes : des douleurs ou coliques, des gaz, un simple inconfort dans le ventre, de la diarrhée ou la nécessité de vider son côlon plusieurs fois par jour. Elle peut s'accompagner de troubles nerveux tels que manque d'entrain et de disponibilité, irritabilité, agressivité… Certains médecins la considèrent comme l'équivalent intestinal d'une crise de larmes, ce qui laisse entendre qu'elle pourrait être due à des situations mal vécues : ennuis divers, frustration professionnelle ou affective, surmenage nerveux, difficultés existentielles.

La colite est très fréquente puisqu'elle touche près du 1/4 de la population, représente la moitié des consultations de gastro-entérologie. Elle se manifeste surtout entre 20 et 40 ans, concerne 2 fois sur 3 une femme, vivant plutôt en milieu urbain, mais peut toutefois se voir également chez les enfants, le plus souvent sous la forme de douleurs abdominales ou de diarrhées intermittentes. Elle reste une affection mystérieuse, bénigne en règle générale, bien difficile à soigner… quel que soit le type de prise en charge. La plupart des patients font une crise par semaine, 1 sur 3 en fait 1 par jour ; 80 % parlent simplement d'une gêne, 5 % évoquent un véritable handicap avec un retentissement sur la qualité de la vie et une incidence familiale et socioprofessionnelle.

Phytothérapie & aromathérapie

Camomille & salicaire contre les spasmes

La camomille a de nombreuses propriétés digestives ; elle est antiallergique et antispasmodique douce, ce qui permet de l'utiliser à la fois contre les coliques du nourrisson et les douleurs gastriques ou intestinales de l'adulte. Elle entre dans la composition de plusieurs tisanes digestives du commerce.

Tisane. Mettre 1 cuillerée à dessert de fleurs de camomille dans 1 tasse d'eau bouillante. Laisser infuser 10 min avant de la boire, en couvrant bien pour ne pas laisser échapper les principes actifs très volatiles (h. e.).

Huile essentielle. Se procurer en pharmacie un flacon de 5 ml d'huile essentielle de camomille noble.

▶ 1 ou 2 gouttes dans une infusion après un repas très copieux.

La salicaire, surnommée « herbe aux coliques », est une plante antiseptique, antidiarrhéique et, comme son nom l'indique, efficace contre les coliques.

Se procurer en pharmacie 30 ml de salicaire en teinture mère.

▶ 25 gouttes dans un peu d'eau, 2 ou 3 fois par jour en période de crise.

Anis vert, fenouil, menthe... contre les gaz

À la fin des repas, prendre une infusion de 1 ou plusieurs de ces plantes :
- menthe,
- thym,
- anis étoilé (badiane),
- fenouil.

Il est également possible d'ajouter des graines de fenouil ou de coriandre aux plats principaux.

Homéopathie

À associer avec le médicament de fond prescrit par votre homéopathe (*Lycopodium, Nux vomica, Sulfur...*) :
• *Carbo vegetabilis* et *China* lorsque les gaz sont au premier plan.
• *Colocynthis, Magnesia phosphorica* lorsque les douleurs et les spasmes sont au premier plan.
• *Podophyllum* lorsque la diarrhée prédomine (estivale ou de dentition).
• *Nux vomica* lorsque la constipation est au premier plan.
• *Ignatia* lorsqu'on observe une alternance diarrhée-constipation.

▶ 4 granules de 1 ou de plusieurs de ces médicaments en 5 CH, 2 ou 3 fois par jour, en dehors des repas.

Vous pouvez vous aider de Gastrodrainol qui contient entre autres *Argentum nitricum* 6 CH, *Carbo vegetabilis* 6 CH, *Nux vomica* 3 CH...

▶ 20 gouttes dans un peu d'eau, 15 min avant les repas.

Les affections du côlon

On parle de coliques pour désigner les douleurs abdominales ; de colopathie fonctionnelle lorsque les crises douloureuses reviennent 3 ou 4 fois par an (la maladie évolue depuis au moins 2 ans) ; de côlon irritable devant des douleurs améliorées par la selle, des selles fréquentes ou molles en début de crise, un ballonnement abdominal visible, un suintement rectal muqueux, une sensation d'évacuation incomplète.

Rôle du côlon

On peut considérer le côlon comme un réservoir qui assume 3 grandes fonctions : absorber certaines substances comme l'eau par exemple, contenir une importante flore microbienne qui assure la transformation des aliments en matières, se charger par des contractions du transfert des matières restantes (tout ce qui n'a pas été assimilé par l'intestin grêle) jusqu'au rectum.

Conseils généraux

Beaucoup d'entre nous mangent trop vite, sans mâcher suffisamment, parfois dans une atmosphère tendue, ne consomment pas assez de fruits, de légumes frais, de légumineuses, mais prennent par contre trop d'aliments raffinés, de sucres, de protéines animales, ce qui provoque une modification préjudiciable de la flore intestinale.

Il faut manger tranquillement en prenant tout son temps, dans le calme, en mâchant bien les aliments, éviter de boire pendant les repas, consommer moins d'aliments trop sucrés, trop raffinés, privilégier les céréales.

Conseils spécifiques

L'alimentation idéale du colitique n'existe pas : chacun doit apprendre à identifier, limiter, voire supprimer les aliments qui le gênent ou sont susceptibles d'irriter les parois du côlon. La difficulté provient du fait qu'ils varient d'une personne à une autre. Quelques recommandations peuvent néanmoins être formulées et permettre une amélioration lors d'une poussée :

- mettre l'intestin au repos pendant 2 ou 3 jours par un régime sans résidus ;
- les cuissons à la vapeur, à l'étouffée… sont autorisées ; les fritures, plats en sauce, condiments… interdits ;
- les boissons gazeuses, le chewing-gum, la mie de pain frais… sont déconseillés car ils ballonnent ;
- choisir un régime de transition pour quelques jours (produits cuits et raffinés).

Diarrhées

Il s'agit de l'émission de selles nombreuses et trop liquides, en rapport avec une hypersécrétion séro-muqueuse, et une augmentation du péristaltisme intestinal, se traduisant par des douleurs abdominales parfois très vives.

Précautions à prendre

• Les diarrhées qui durent plus de 48 h malgré l'automédication doivent amener à consulter.

• Attention au risque de déshydratation chez le jeune enfant. En effet, le corps de l'enfant contient beaucoup plus d'eau ; ainsi il est plus sensible à toutes pertes liquidiennes.

Toute diarrhée du nourrisson doit être vue par un médecin.

• Une des causes de diarrhées est l'intolérance au lactose qui est le sucre du lait. Elle peut apparaître aussi bien dans l'enfance qu'à l'âge adulte.

La diarrhée n'est pas une maladie comme les autres. Elle correspond à une réaction de défense de l'organisme pour éliminer des substances irritantes ou nocives. Notre intestin a, en effet, une fonction d'émonctoire avec comme objectif de protéger le milieu intérieur de toutes les agressions. Si la diarrhée est une expulsion d'un indésirable, il convient donc de laisser faire.

Si elle dure plus d'une journée, il faut trouver la cause, la résoudre et aider l'intestin à rentrer dans l'ordre, car les diarrhées sont épuisantes et déshydratantes.

Le plus souvent, il s'agit de diarrhées de putréfaction. L'origine peut être infectieuse, toxique ou simplement fonctionnelle (ces dernières formes étant le plus souvent récidivantes en rapport avec le terrain).

Les causes sont donc nombreuses.

- Les microbes : les bactéries (les *Shigella*, les *Salmonella*, les *Yersinia*, le staphylocoque ou l'escherischia coli-entéropathogène), les virus (rotavirus ou entérovirus), les parasites (les amibes).

- Les médicaments chimiques : les laxatifs, certains médicaments (tonicardiaques, anti-hypertenseurs, anticancéreux, anti-inflammatoires) et surtout les antibiotiques qui déséquilibrent la flore intestinale.

- Les aliments avariés ou contaminés par des toxines issues des micro-organismes.

Outre la réhydratation, le traitement visera la cause.

Phytothérapie

Un très grand nombre de plantes sont réputées pour calmer et guérir la diarrhée : ail, camomille, cannelle, citron, genévrier, géranium, gingembre, girofle, lavande, menthe, noix muscade, oranger amer, romarin, santal, sarriette, sauge, thymol.

▶ En infusions, 2 à 4 tasses par jour, ou en huiles essentielles.

On peut accorder une mention particulière aux feuilles de mûrier sauvage ou de framboisier qui contiennent beaucoup de tanins, produits capables de faire cicatriser les muqueuses intestinales et d'aider l'organisme à fixer les liquides.

▶ En tisanes, 6 tasses par jour, 1 cuillerée à soupe de feuilles par tasse.

Les tisanes

Le sucre étant fermentescible, toutes ces tisanes se prendront peu ou pas sucrées ou, éventuellement, sucrées avec des édulcorants de synthèse.

2 infusés simples

- Ortie (tige et feuilles) : 30 g dans 1 l d'eau bouillante. Laisser infuser 10 min et filtrer.

▶ Boire le tout dans la journée.

- Agripaume (sommités fleuries) : 30 g dans 1 l d'eau bouillante. Laisser infuser 10 min et filtrer.

▶ 3 tasses par jour.

2 décoctés simples

- Pimprenelle (plante entière) : faire bouillir 50 g dans 1 l d'eau pendant 15 min et filtrer.

- Orme (écorce) : faire bouillir 50 g dans 1 l d'eau jusqu'à réduction de 1/4 et filtrer.

▶ Pour ces décoctés : boire le tout dans la journée.

2 décoctés composés

• Le premier à 6 % :

- Chêne (écorce) : 10 g

- Ansérine (feuilles et sommités fleuries) : 10 g

- Fenouil (racine) : 30 g

L'argile

Pour toutes les irritations, ulcérations ou même ulcères (voire cancers) des organes digestifs, l'argile constitue un pansement, non pas neutre comme les « plâtrages » habituels, mais d'une extrême activité : elle active la reconstitution des cellules, élimine celles qui ont été détruites. De plus, ses propriétés colloïdales agissent comme détersives et enlèvent toutes les substances nocives.

La même action adoucissante, absorbante et cicatrisante se manifeste à l'égard des entérites, de la dysenterie, amibienne ou autre.

Tout cela, c'est l'action « directe », l'action immédiate sur tout le canal digestif ; mais l'activité de l'argile, aussi intéressante soit-elle en ce domaine, va bien plus loin : l'argile ne guérit pas seulement la constipation ou les diarrhées, elle agit aussi sur tous les organes, dans tout l'organisme. Continuant son travail d'épuration, elle le poursuit dans le sang qu'elle nettoie et enrichit.

Les ferments lactiques

• Le *Lactéol*, médicament déjà ancien mais très fidèle, composé de lactobacilles, favorise un réensemencement et une stimulation de croissance de la flore intestinale, ce qui permet de diminuer la durée et la gravité de l'épisode infectieux.

▶ Adulte : 5 comprimés ou 3 ampoules par jour ; enfant : 3 comprimés ou 2 ampoules.

• On peut aussi recourir au *Lactéol fort*, plus concentré (en gélules ou sachets).

▶ 2 gélules, 2 fois par jour, ou 1 sachet, 2 fois par jour (forme préférable chez l'enfant).

- Fraisier (racine) : 50 g

Faire bouillir 30 g du mélange dans 500 ml d'eau pendant 10 min, filtrer et laisser reposer.

▶ 2 ou 3 tasses par jour.

• Le second très concentré à 10 % :

- Menthe poivrée : 10 g

- Sarriette : 40 g

- Tormentille (rhizome) : 50 g

Faire bouillir le tout dans 1 l d'eau pendant 15 min et filtrer.

▶ 3 ou 4 tasses par jour.

Homéopathie

L'avantage des remèdes homéopathiques est de présenter une gamme très complète qui répond aux très nombreuses modalités des diarrhées et aide à les faire disparaître sans aucun risque.

Les diarrhées récentes peuvent être traitées à l'aide des conseils qui suivent.

▶ 3 granules, 3 fois par jour de 1 ou plusieurs des médicaments suivants, selon les symptômes.

En complément, quel que soit le type de la diarrhée : *Arsenicum album* 5 ou 7 CH, *Podophyllum* 5 CH :

▶ 3 granules toutes les 2 h, à espacer selon l'amélioration.

Consulter le médecin s'il n'y a pas amélioration très rapide, surtout pour les enfants.

Selon la cause de la diarrhée

• Après coup de froid sur le ventre, *Aconit*.

• Après une coupe de cheveux, *Belladonna*.

• Diarrhée émotive (avant un événement important ou après une mau-

Un traitement homéopathique standard

Contre les diarrhées, alterner toutes les 2 h :

- *Aloe socotrina* 12 CH :

▶ 20 gouttes.

- *Mercurius corrosivus* 15 CH :

▶ 20 gouttes.

- *Cuprum metallicum* 9 CH (spasmes) :

▶ 20 gouttes.

vaise nouvelle), *Gelsemium*.
- Par les huîtres, *Lycopodium*.
- Par le lait, *Magnesia muriatica*.
- Après excès d'alcool, *Nux vomica*.
- Après abus de laxatifs, *Nux vomica*.
- Après un rhume, *Sanguinaria* et *Nux vomica*.
- Par les fruits, *Veratrum album*.
- Pendant les règles, *Veratrum album*.
- Avec selles brûlantes, de mauvaise odeur, fièvre et état infectieux (ou intoxication alimentaire) : *Arsenicum album*.
- Selles très abondantes avec grande faiblesse et sueurs froides, ou après consommation excessive de fruits : *Veratrum album*.
- Selles vertes après excès de sucreries : *Argentum nitricum*.
- Selles mi-solides mi-liquides après excès alimentaire : *Antimonium crudum*.
- Après excès d'aliments gras ou de glaces : *Pulsatilla*.

Selon les modalités de la diarrhée

- Diarrhée aggravée après les repas, spécialement le petit déjeuner, *Natrum sulfuricum*.
- Diarrhée aggravée le matin de bonne heure, tirant le patient du lit, *Sulfur*.

Selon l'aspect des selles

- Mi-solides, mi-liquides, *Antimonium crudum*.

- Comme de l'eau, *China*.
- Décolorées, blanches, *Phosphoricum acidum*.
- Jaunes contenant de la bile, *Podophyllum*.
- Très liquides, presque comme de l'eau, sans couleur, qui épuisent le sujet, *China*.
- Décolorées, blanches, épuisantes chez un sujet très fatigué, *Phosphoricum acidum*.

Selon les troubles concomitants

- Diarrhées avec selle involontaire, qu'on ne peut retenir, *Aloe*.
- Selles très matinales émises en jet avec de nombreux gaz, *Natrum sulfuricum*.
- Selles de très mauvaise odeur, *Arsenicum album*.
- Avec épuisement après la selle, *China*.
- Sans douleur, *China*.
- Avec douleurs améliorées quand on se plie en deux, *Colocynthis*.
- Avec selles explosives sortant en force, *Croton tiglium*.
- Selles impérieuses, aussitôt après avoir mangé ou bu, *Aloe*.
- Selles brûlantes avec vomissements de bile, *Iris versicolor*.
- Avec sueurs froides, *Veratrum album*.

Les différentes diarrhées

Intoxication alimentaire

• Poissons, surgelés décongelés et recongelés, viande avariée, conserves douteuses… :

- *Calendula* en teinture mère (remède de base anti-poison), 1 flacon de 60 ml :

▶ 40 gouttes dans l'eau, 4 à 6 fois dans la journée.

- *Lactéol fort* (régénération de la flore intestinale) :

▶ 1/3 de tube, 3 fois par jour.

Pathologie bactérienne ou virale (« tourista » des pays chauds)

La « tourista » résulte d'une modification des habitudes alimentaires au cours d'un voyage, ce qui entraîne la sécrétion par les germes de l'intestin d'une toxine provoquant la diarrhée.

- Charbon de Belloc (absorption des toxines) :

▶ 5 comprimés par jour.

- *Ecchinacea* en teinture mère (maladies climatiques, fièvres) :

▶ 35 gouttes, 3 fois par jour.

- *Lactéol* fort (flore intestinale) :

▶ 1/2 tube, matin et soir.

Manger du riz et surtout pas de viande.

Diarrhée cholériforme

Ajouter :

- *Parathyphoïdinum* B 9 CH :

▶ 3 ampoules par jour.

- *Veratrum album* 9 CH :

▶ 25 gouttes, 2 fois par jour.

- *Iris versicolor* 15 CH :

▶ 25 gouttes, 2 fois par jour.

Suivre un régime approprié accompagné d'un traitement phytothérapique à plusieurs visées : antalgique, anti-infectieuse et anti-inflammatoire (hypersécrétion intestinale). Appliquer des serviettes très chaudes (43 °C environ) sur le ventre avec une bouillotte par-dessus. Garder 20 min en place. Le soulagement doit être immédiat. Se ré-alimenter progressivement ensuite avec des bouillons de légumes, puis des soupes de légumes, puis des légumes cuits. Pas de viandes rouges, de charcuteries, de fromages ni de fritures. Ne rien manger tant qu'on n'a pas faim.

Gastro-entérite des nouveau-nés (toxicoses)

S'accompagne souvent de vomissements et de diarrhées. C'est un syndrome grave, avec risque de déshydratation mortelle. Il faut surveiller si la fontanelle ne s'affaisse pas ; le bébé devient alors anormalement somnolent avec les yeux dans le vague. Dans ce cas, la perfusion en hôpital reste l'ultime solution si l'on n'a pas pu enrayer le problème. En attendant, prendre :

- *Parathyphoïdinum* B 9 CH :

▶ 1 dose.

- *Lactéol* bébé :

▶ 3 ampoules dans la journée.

Diarrhée infectieuse de l'enfant

Complexes d'huiles essentielles :

• Par voie cutanée (forme liquide, non grasse) :

- *Eugénia caryophyllus* : 1 ml
- *Cymbopogon martinii* (Palmarosa) : 3 ml
- *Origanum compactum* : 1 ml

- *Artemisia dracunculus* (estragon) : 1 ml
- *Rosmarinus officinalis* à verbénone : 1 ml
- *Transcutol* : qsp 15 ml

▶ Bébé : 6 gouttes du mélange, 6 fois par jour sur le ventre et le bas du dos pendant 5 à 7 jours ; enfant : 8 gouttes du mélange, 4 fois par jour sur le ventre et le bas du dos pendant 5 à 7 jours.

• Par voie orale (gélules) :

- *Origanum heracleoticum* (Origan de Grèce) : 35 mg
- *Daucus carota* (carotte) : 10 mg
- Excipient poudre : 250 mg — pour 1 gélule (taille 1)

▶ Enfant uniquement : 1 gélule 4 fois par jour, après les repas, pendant 5 à 7 jours.

Diarrhée des jeunes enfants

Due notamment à des poussées dentaires.

• Sirop de verge d'or : décoction à 10 % de sommités fleuries de verge d'or (laisser bouillir 30 min). Laisser macérer 1/2 journée. Passer et ajouter 1,8 kg de sucre et filtrer à nouveau.

▶ 2 à 3 petits verres par jour.

• Gélules de salicaire, poudre micronisée : 0,2 g pour 1 gélule.

▶ 4 à 6 gélules par jour.

• Un remède homéopathique : *Chamomilla* en 9 CH :

▶ 5 granules, 2 à 4 fois par jour.

Diarrhée provoquée par les antibiotiques

Les myrtilles, l'ail et le jus de citron sont d'excellents préventifs. De même l'huile essentielle de menthe poivrée (2 gouttes dans 1 yaourt).

Ne pas oublier de réensemencer le tube digestif avec des ferments lactiques.

« Remèdes de bonne femme »

Les diarrhées infantiles relèvent dans la majorité des cas de l'ingestion d'aliments ne convenant pas aux nourrissons, d'un mauvais métabolisme intestinal ou d'infections microbiennes.

Une diarrhée aiguë entraîne chez le nourrisson des risques de déshydratation. Il faut donc consulter rapidement un pédiatre si les signes persistent au bout de 3 ou 4 jours.

• **La carotte.** Faire cuire 500 g de carottes biologiques, coupées en fines tranches, dans 1 l d'eau pendant 1 h jusqu'à obtenir 1 l de bouillie. Nourrir le bébé au biberon avec cette « soupe » jusqu'au retour des selles normales. Réincorporez le lait progressivement.

La carotte est riche en sucres (glucose et saccharose), en pectine et en mucilage. Ces composants constituent un anti-diarrhéique majeur, permettant de réguler l'intestin et de cicatriser la muqueuse irritée.

• **L'argile.** Prise par voie interne, l'argile, matière absorbante, protège la muqueuse intestinale, stimule l'appétit et normalise le transit. Ses qualités anti-inflammatoires et cicatrisantes font le reste.

• **Le yaourt.** Depuis très longtemps, le yaourt est associé au traitement de la diarrhée. Au XVIe siècle, François Ier, souffrant d'une diarrhée chronique, aurait été traité et guéri grâce à un mystérieux lait fermenté provenant de Turquie.

Les bactéries lactiques utilisées dans les laits fermentés peuvent survivre au transit gastro-intestinal et agir directement, donc plus efficacement, dans les intestins, faisant du yaourt un excellent antibiotique.

Diététique

Il faut continuer à manger en cas de diarrhées mais en allégeant les repas et en absorbant beaucoup plus de liquides que de solides. Les boissons légèrement sucrées ou salées, les jus de légumes qui apportent les minéraux et oligo-éléments qui partent dans les selles, sont très bénéfiques.

• Certains aliments sont à éviter car ils contiennent de grandes quantités de sucres qui peuvent aggraver la diarrhée : le pain, les pâtes, tous les produits à base de farine, les haricots secs, les choux, les pommes de terre, le maïs, les fruits de terroir (pommes, pêches, poires, prunes).

• Enfin, il est recommandé de manger des yaourts aux lactobacilles, acidophilus ou bifidus ainsi que 2 g, 4 fois par jour, de fructo-oligosaccharides qui en favorisent la croissance pour rééquilibrer la flore intestinale. Les lactobacilles peuvent aussi être absorbés sous forme de comprimés :

▶ 2 comprimés, 3 fois par jour.

« Remèdes de bonne femme »

Les artichauts

Manger 1 ou 2 artichauts crus par jour pendant plusieurs semaines aide à prévenir les infections et les diarrhées. Grâce à la cynarine, l'artichaut est un bon remède contre les intoxications alimentaires souvent causes de diarrhées.

Le son

En cas de diarrhée, le son est capable de rendre les selles plus fermes, tandis que parallèlement, en cas de constipation, il ramollit les selles dures et sèches.

Le charbon activé

Le charbon existe en gélules et, pris sous cette forme, il se révèle très efficace. Le charbon activé est le charbon végétal que nous connaissons tous, mais, pour augmenter ses pouvoirs adsorbants, il est chauffé de manière prolongée (activé). Les gélules vendues en pharmacie sont d'autant plus efficaces contre la diarrhée que le charbon a comme propriété, entre autres, d'absorber un grand nombre de substances, notamment les bactéries intestinales. Ne vous étonnez pas si vos selles sont noires ni si vous souffrez d'une légère constipation.

Pour l'absorption des gaz et des toxines intestinales, Charbon de Belloc (en pharmacie) :

▶ 3 cachets par jour pendant 5 jours.

La cure de pommes

Cette cure est connue depuis longtemps pour traiter les diarrhées chroniques ou aiguës. Mais il faut aimer ces fruits ! Le malade doit en effet consommer 500 g par jour de pommes pelées, bien mûres, finement râpées ou bien mâchées, et crues de préférence. Mais, la pomme, pauvre en protéines et en lipides, n'étant pas un aliment complet, il est recommandé de ne suivre ce régime que lors de véritables crises de diarrhées et de poursuivre une alimentation normale et variée en parallèle pour éviter les carences.

Les myrtilles

2 cuillerées à café de myrtilles sèches par tasse. Laisser infuser 10 à 15 min.
▶ 2 à 4 tasses par jour jusqu'à consistance normale des selles.

Le riz

Énergétique et reminéralisant, le riz a une valeur nutritive exceptionnelle. Sa richesse en lysine en fait même la céréale la plus complète en acides aminés. Faiblement pourvu en lipides, il est facile à digérer. Il renferme 75 % d'amidon et 7 % d'albuminoïdes qui assurent la régulation du transit intestinal.

Le coing

La pectine, le tanin et l'acide molique du coing ont une action mécanique qui normalise les spasmes musculaires de l'intestin.

Gastro-entérite épidémique

Cette affection virale peut atteindre toute la famille ; on parle de « grippe intestinale ». Tout commence par une perte d'appétit avec embarras gastrique. Une légère fièvre accompagne une grande lassitude qui peut passer par une phase d'épuisement total. Une diarrhée s'installe et peut être ponctuée de quelques vomissements. Les troubles sont plus ou moins marqués selon les individus. La phase paroxystique ne dure pas plus de 24 h. Comme pour toute maladie, certains sont assez marqués pendant que d'autres sont à peine atteints. Les enfants sont autant concernés que les adultes.

Si les traitements classiques ne marchent pas, privilégier ces remèdes :

• Charbon de Belloc (en pharmacie)
▶ Poudre : 1 cuillerée à café dans l'eau, 4 fois par jour ; comprimés : 3 comprimés, 4 fois par jour.
• Pépins de pamplemousse (extrait) :
▶ 50 gouttes, 3 fois par jour avec de l'eau.
• *Ecchinacea* (teinture mère) :
▶ 20 gouttes dans l'eau, 3 fois par jour.
• *Parathyphoïdinum* B 15 CH :
• *Proteus* 9 CH :
▶ Pour ces 2 derniers : 1 dose dans la journée. Manger du riz blanc pour réguler l'intestin. Surtout pour les enfants, attention à la déshydratation due à la diarrhée. Faire boire de petites quantités d'eau alternativement légèrement sucrées et salées toutes les 15 min. Chez les petits enfants ou bébés, la déshydratation est grave. Surveiller si la fontanelle ne se creuse pas et si le regard reste vigilant lors des sollicitations. Penser à l'hospitalisation si les choses ne s'arrangent pas.

Hémorragies intestinales

Lors d'une hémorragie intestinale, on trouve dans les selles du sang rouge, alors que pour une hémorragie gastrique les selles sont noires, le sang étant digéré. Une hémorragie intestinale peut être due à une diverticulite de l'intestin grêle, à une colite, une recto-colite ou à des hémorroïdes internes. Il n'y a pas lieu de dramatiser systématiquement en suspectant d'emblée un cancer.

Cesser de consommer les crudités. Par contre, manger des légumes cuits, du riz, du millet, des pommes de terre en toute liberté. Supprimer impérativement les gâteaux secs (poisons de l'intestin), la charcuterie et les sucreries industrielles.

Homéopathie

• Les remèdes standard :
- *China* 15 CH (anti-hémorragique) :
▶ 20 gouttes, 4 fois par jour.
- *Sanguisorba* en teinture mère (selles sanguinolentes) :
▶ 40 gouttes dans l'eau, 3 fois par jour.

• En cas de recto-colite hémorragique, ajouter, en alternance toutes les 3 h :
- *Phosphorus tri-iodatus* 15 CH :
▶ 25 gouttes.
- *Nitric acid* 9 CH :
▶ 15 gouttes.

« Remèdes de bonne femme »

Chaleur

Appliquer des compresses très chaudes sur le ventre ou une bouillotte par séquences de 20 min ; elles soulagent d'une façon presque magique.

Lavements et bains de siège

Faire tous les jours 2 ou 3 lavements avec une décoction de chêne et prendre un bain de siège, avec emploi d'huiles essentielles de géranium rosat et ciste ladanifère (10 gouttes de chaque).

Tisanes

Boire des tisanes de chêne, de bourse-à-pasteur et de prêle, et 3 fois 30 gouttes d'une teinture de tormentille dans de l'eau chaude.

Hépatites

Maladie inflammatoire ou infectieuse du foie, due le plus souvent à un virus, parfois à des médicaments ou à des produits toxiques. Actuellement sont dénombrés au moins 5 agents pathogènes, les virus A, B, C, D et E, à l'origine de 5 hépatites qui se différencient par leur mode de contamination, leur évolution et leur prévention.

Nous nous sommes plus intéressés aux hépatites virales. On distingue schématiquement en clinique :

- les *hépatites épidémiques* (ictère catarrhal) : incubation de 2 à 3 semaines avec fièvre, maux de tête et un syndrome de courbatures qui rappelle la grippe, et de dyspepsie (troubles de la digestion), suivi d'ictère ;

- les *hépatites par inoculation* : l'incubation absolument silencieuse peut durer de 1 à 3 mois avant l'apparition de l'ictère (ictère de la seringue).

Lorsque l'ictère est constitué, le foie est gros, douloureux, l'état général est plus ou moins perturbé, accompagné d'un état encombré des voies digestives, des

Les 5 types d'hépatites

• **L'hépatite A** est contagieuse par le contact direct des mains ou de l'eau sale... Elle s'attrape volontiers dans les pays où les conditions d'hygiène sont précaires, mais également dans les collectivités ou l'été sur les lieux de vacances. Les malades atteints sont contagieux uniquement pendant la période d'incubation qui dure de 15 à 60 jours. En France, compte tenu de l'amélioration des conditions d'hygiène, on trouve moins de virus en circulation mais la population française est de plus en plus réceptive au virus de l'hépatite A. La vaccination est possible depuis plusieurs années.

• **L'hépatite B** se transmet par le sang (transfusion sanguine, seringues mal stérilisées...) ou par voie sexuelle comme les hépatites C et D. Cette affection touche dans 60 % des cas des jeunes entre 15 et 30 ans. Le virus persiste dans le sang et le sperme pendant très longtemps. Il existe en France environ 300 000 porteurs chroniques du virus qui constituent un réservoir pour la contamination de la collectivité : 10 % d'entre eux vont développer des complications.

• **L'hépatite C** se transmet principalement par le sang ou du matériel souillé. Elle est essentiellement post-transfusionnelle ou contractée par les toxicomanes. Environ 800 000 personnes sont infectées par le virus en France.

• **L'hépatite D** ne peut survenir que chez des sujets déjà infectés par le virus B. Sa meilleure prévention est donc représentée par la vaccination contre l'hépatite B.

• **L'hépatite E** est peu présente en France. Elle est très sévère chez la femme enceinte surtout dans les pays du tiers-monde.

urines foncées par des sels et des pigments biliaires alors que les selles sont décolorées. La décoloration des selles est toutefois absente dans 90 % des cas, ce qui fait que la maladie passe inaperçue la plupart du temps. Le diagnostic est en fait bien souvent posé à l'occasion d'une prise de sang systématique ; il repose sur le dosage des transaminases qui sont élevées.

L'évolution se fait en règle générale vers la guérison avec disparition des symptômes et normalisation des examens biologiques. Les complications sont fort heureusement assez rares. L'hépatite A guérit quasiment toujours sans séquelles ; les hépatites B et C passent parfois à la chronicité, elles peuvent même évoluer vers une cirrhose. Il existe actuellement des vaccins contre les hépatites A et B mais pas contre la C.

En médecine officielle, il n'existe pas de traitement. Aucun médicament n'est utile, aucun régime non plus. Il est habituel de supprimer l'alcool. Le repos n'est indiqué qu'en cas de fatigue. Dans les formes chroniques, on n'est guère plus efficace. Des traitements anti-viraux ont été essayés dans les hépatites chroniques B (interféron). Ils peuvent être suivis d'une diminution ou d'une disparition des marqueurs de réplication virale. On ne note aucun effet sur les symptômes ni sur l'évolution de la maladie.

Ce « désert thérapeutique » est encore plus désolant si l'on pense que cette infection virale, certes longtemps latente et bien tolérée, risque d'aboutir à la cirrhose et au cancer du foie, là aussi au-dessus de toute ressource thérapeutique.

Phytothérapie

L'artichaut et le chardon-Marie sont de puissants protecteurs et réparateurs du foie endommagé.

1 flacon de teinture mère (250 ml) de chacune de ces plantes :

▶ 40 gouttes de chaque, matin et soir, pendant 2 à 3 mois.

Il existe aussi des gélules de poudre totale à 300 mg :

▶ 2 gélules matin, midi et soir, avant chaque repas, pendant 1 mois.

Vous pouvez aussi prendre du Legalon (boîte de 60 comprimés) qui contient de la silymarine :

▶ 2 comprimés, 3 fois par jour.

L'artichaut

L'artichaut (*Synara scolymus*) nous vient d'Afrique du Nord. Ses feuilles contiennent des substances chimiques protectrices du foie, et stimulantes de la formation et de l'élimination de la bile.

On utilise la feuille, qui renferme un principe actif majeur : la cynarine. Mais l'artichaut renferme aussi une série d'acides-alcools (acides succinique, malique, citrique...). La pharmacopée expérimentale a mis en évidence l'intérêt de la synergie et de la potentialisation des acides qui, pris isolément, n'auraient que très peu d'effets. De plus, si on soustrait un de ces acides, les résultats sont décevants.

On a mis en évidence 3 grands groupes d'actions de l'artichaut :

- hypolipémiante et hypocholestérolémiante,
- hépatoprotectrice,
- cholérétique.

Le chardon-Marie

Le chardon-Marie (*Carduus marianus*), comme tous les chardons, a de nombreuses propriétés médicinales axées sur les maladies du foie. On en utilise le fruit. Un de ses composés a été très étudié : la silymarine qui est un puissant protecteur des cellules hépatiques. Il s'agit d'un flavonoïde dont on connaît le pouvoir de captation des radicaux libres, ces molécules agressives cytotoxiques.

De nombreux travaux ont montré que cette substance a une action sur le parenchyme hépatique qu'elle régénère. Elle le protège contre de nombreuses substances hépatotoxiques. Elle est donc très efficace dans les hépatites et a même une action protectrice dans l'intoxication à l'amanite phalloïde.

Aubier de tilleul

L'aubier de tilleul est la seconde écorce, la partie la plus jeune et encore vivante du tronc, située sous l'écorce elle-même. Il est très riche en principes actifs qui lui confèrent surtout des propriétés de drainage.

Décocté à 3 % : faire bouillir 30 g dans 1 l d'eau pendant 15 min. Laisser reposer et filtrer.

▶ À boire dans la journée.

Gemmothérapie

- *Carpinus betulus*, bourgeon, macérat glycériné 1D : 20 ml
- *Betula pubescens*, bourgeon, macérat glycériné 1D : 30 ml
- *Citrus limonum*, écorce de tige, macérat glycériné 1D : 30 ml
- *Sequoia gigantea*, jeunes pousses, macérat glycériné 1D : qsp 125 ml
▶ 2 fois 60 gouttes dans de l'eau.

Aromathérapie

Quelques huiles essentielles sont très utiles pour régénérer les cellules hépatiques. Voici 2 formules :

Voie cutanée
- *Ocimum basilicum* : 3 ml
- *Ledum groenlandicum* : 1 ml
- *Thymus* CT thujanol : 2 ml
- *Mentha piperita* : 3 ml
- *Ravensara aromatica* : 5 ml

- Gel neutre ou huile végétale : qsp 100 ml

▶ Appliquer 1 noisette de gel (6 à 8 gouttes), 3 fois par jour en onction au niveau du foie.

Voie orale

- *Ocimum basilicum* : 30 mg
- *Ledum groenlandicum* : 10 mg
- *Thymus* CT thujanol : 30 mg
- *Melaleuca alternifolia* : 30 mg
- Excipient : 320 mg — pour 1 gélule n° 0 (total : 60).

▶ 1 gélule matin et soir, avant le repas. Le traitement peut se poursuivre plusieurs mois selon les résultats biologiques.

Homéopathie & oligo-éléments

Phosphorus

▶ 1 dose matin et soir en 15 CH pendant 10 jours puis, selon l'évolution des tansaminases, 1 dose par jour pendant 10 jours jusqu'à normalisation totale.

Remèdes de drainage

- *Chelidonium* 5 CH
- *Hydrastis* 5 CH
- *China* 5 CH

▶ 5 granules de chaque, 2 fois par jour.

Oligo-éléments

• Cuivre : 2 ampoules par jour.
• Soufre : 3 ampoules par semaine.

Maladie de Crohn

Le Crohn était autrefois une maladie rare, touchant en moyenne 4 personnes sur 100 000 en France. Mais au cours des 50 dernières années, sa fréquence a augmenté progressivement et nettement : 4 personnes sur 1000, soit 100 fois plus qu'au début du siècle. Il commence en général entre 20 et 40 ans. Les lésions sont souvent localisées à l'iléon terminal, parfois au colon et à l'anus. L'importance de la réponse inflammatoire est telle que de nombreux radicaux libres sont produits. Ces radicaux libres vont attaquer les cellules épithéliales, provoquant de graves lésions de la muqueuse digestive.

Les principaux signes cliniques sont des douleurs abdominales, la diarrhée prolongée, l'émission de glaires sanglantes, la fièvre modérée, l'asthénie et l'amaigrissement. Sur le plan biologique, on note une vitesse de sédimentation (VS) accélérée, une anémie légère, une leucocytose avec polynucléose et une hypoalbuminémie.

Le Crohn évolue par poussées successives. Les principaux traitements chimiques sont les salicylés, la salazopyrine, les corticoïdes, les immunosuppresseurs, les anti-infectieux, la nutrition artificielle et la chirurgie. L'affection est considérée comme incurable. Après 15 ans d'évolution, 90 % des patients ont subi des mutilations chirurgicales.

Le Crohn est une maladie polyfactorielle

L'intervention de facteurs génétiques est évidente dans le Crohn. La fréquence dans la population générale est de 0,4 %, mais chez les vrais jumeaux malades elle monte à 46 %. Il existe donc des gènes de susceptibilité. Cependant 54 % des jumeaux vrais demeurent indemnes. Cela prouve que les gènes de susceptibilité ne suffisent pas. Il existe donc des facteurs environnementaux. Si on écarte les radiations, les produits chimiques, les médicaments et les virus qui ne semblent pas en cause dans le Crohn, il faut suspecter les bactéries et les aliments. Le tabac intervient aussi, car le Crohn est plus fréquent et plus grave chez les fumeurs. Des macromolécules issues du tabac se mêlent donc aux macromolécules bactériennes et alimentaires véhiculées par les leucocytes à travers les parois du tube digestif.

Le Crohn s'accompagne d'une hyperperméabilité du grêle

Ce phénomène pouvait être suspecté, car les malades présentent nettement plus souvent que les témoins normaux certaines affections auto-immunes.

La nutrition artificielle est remarquablement efficace dans le Crohn

La nutrition artificielle consiste à remplacer la nourriture habituelle par un mélange d'acides aminés, de sucres simples et de graisses simples.

Ce mélange est administré :

- soit par perfusion intraveineuse (alimentation parentérale),
- soit par voie buccale (alimentation élémentaire).

On sait depuis plus de 20 ans que la nutrition artificielle est supérieure aux corticoïdes et constitue le meilleur traitement du Crohn. La nutrition artificielle obtient en quelques jours une rémission chez la plupart des malades. Malheureusement, elle est rarement prolongée au-delà de quelques semaines, car elle nécessite, soit 4 h par jour de perfusions intraveineuses, soit l'absorption d'un produit au goût écœurant. Quelque temps après l'arrêt du traitement, les patients rechutent.

Le mode d'action de la nutrition artificielle n'est pas élucidé.

Aromathérapie

2 formules à base d'huiles essentielles :

Voie orale

- *Lippia citriodora* : 15 mg
- *Origanum compactum* : 60 mg

- *Ocimum basilicum ssp basilicum* : 25 mg
- Excipient : 320 mg — pour 1 gélule n° o (total : 100).
▶ 1 gélule, 3 fois par jour avant les repas (à continuer).

Voie cutanée
- *Lippia citriodora* : 2 ml
- *Litsea citrata* : 3 ml
- *Satureja montana* : 3 ml
- Gel neutre ou huile végétale : qsp 50 ml
▶ 1 noisette de gel (10 gouttes), 2 ou 3 fois par jour, sur le ventre et le long de la colonne vertébrale.

Recto-colite hémorragique

La recto-colite hémorragique (RCH) était autrefois beaucoup plus répandue que la maladie de Crohn. Aujourd'hui, RCH et Crohn ont une incidence voisine. La RCH touche davantage la femme que l'homme et débute souvent entre 30 et 50 ans. Les principaux symptômes sont :
- diarrhée avec un nombre parfois fort élevé de selles liquides, contenant souvent du sang et/ou des glaires ;
- ténesme, brûlures anales et envie douloureuse d'aller à la selle.
Les autres manifestations sont plus inconstantes : douleurs abdominales, fièvre, signes d'anémie. L'état général est rarement altéré, et l'amaigrissement est ordinairement faible ou absent.
L'endoscopie révèle constamment des lésions rectales et fréquemment des lésions coliques. Les autres parties du tube digestif sont indemnes. Les lésions ont une distribution continue. La muqueuse est rouge, friable, saignant au moindre contact.
Dans le RCH, on note la raréfaction ou l'absence de mucus et la disparition des cellules à mucus. Ainsi, la muqueuse est mal protégée.
Cette maladie est considéré comme chronique et incurable par la médecine officielle. On ne sait pas s'il s'agit

d'un processus auto-immune ou de dystomie neuro-végétative. Le régime hypotoxique ou originel ne donne aucun résultat probant.

Les affections intestinales

Toutes ces atteintes des intestins, des côlons ascendant et descendant, et du rectum sont parfois distinguées comme des entités, mais souvent gros intestin et intestin grêle sont atteints, avec une symptomatologie commune :
- spasmes intestinaux entraînant des crises douloureuses ;
- infection ;
- troubles du transit (diarrhée, constipation ou alternance des deux) ;
- dégradation de l'état général.

C'est sur tous ces symptômes que la phytothérapie et l'homéopathie obtiennent les meilleurs résultats. Bien entendu, on aura auparavant déterminé, autant que faire se peut, l'étiologie :
- les maladies infectieuses, et en particulier la fièvre typhoïde ;
- la dysenterie bacillaire ou amibienne ;
- les déséquilibres de la flore intestinale dus aux antibiotiques.

On mettra l'accent également sur certains traitements plus appropriés à la recto-colite et à la recto-colite hémorragique.

En dehors des conseils diététiques, adaptés à chaque cas, nous pouvons conseiller plusieurs thérapies selon les aspects.

Activité antispasmodique

• 2 mélanges de poudres de plantes :
- Mélilot
- Origan

- Valériane : ââ 0,12 g — pour 1 gélule.
Ou :
- Romarin : 0,1 g
- Saule : 0,1 g
- Fumeterre : 0,16 g — pour 1 gélule.
▶ Pour ces 2 formules : de 3 à 6 gélules par jour, en dehors des repas.

• Un mélange de teintures mères :
- *Arnica montana*
- *Calendula officinalis*
- *Bellis perennis* : ââ qsp 125 ml
▶ 30 à 60 gouttes, 3 ou 4 fois par jour, toujours diluées.

On peut aussi recourir à l'agripaume, à la pensée sauvage en teinture mère et à l'extrait fluide de réglisse.

Pour les spasmes particulièrement douloureux, ajouter la teinture de belladone :
▶ 20 gouttes par jour, diluées (au maximum 3 prises par jour).

Activité anti-infectieuse

Utiliser des huiles essentielles à visée digestive.
- Basilic
- Origan
- Thym : ââ 0,03 g
- Excipient : qsp 1 gélule gastro-résistante.
Ou :
- Carvi : 0,01 g
- Coriandre : 0,04 g
- Serpolet : 0,04 g　　　　　—>

- Excipient : qsp 1 gélule gastro-résistante.

▸ Pour ces 2 formules : 3 à 6 gélules par jour, en dehors des repas.

Action sur le transit intestinal
Constipation

2 mélanges de poudres de plantes :

1. En cas de simple ralentissement, une formule « douce » :

- Casse
- Frêne : ââ 0,18 g – pour 1 gélule.

▸ 2 gélules, le soir au coucher.

2. Constipation plus opiniâtre :

- Artichaut : 0,1 g
- Frêne : 0,1 g

Bourdaine : 0,15 g - pour 1 gélule.

▸ 1 ou 2 gélules, le soir au coucher, 2 ou 3 fois par semaine.

On peut aussi prendre les algues (fucus).

Diarrhée

Mélange de poudres de plantes ou nébulisat :

- Alchemille : 0,1 g
- Cassis : 0,1 g
- Myrtille : 0,15 g - pour 1 gélule.

▸ 3 à 6 gélules réparties dans la journée, et suivant besoin.

Le terrain

Oligo-éléments : Cuivre : 2 ampoules par jour + Zinc, Manganèse et Magnésium, en alternance.

Sédatif : mélange de poudres de plantes (nébulisats, poudres micronisées) :

- Gattilier : 0,05 g
- Aubépine : 0,1 g
- Saule blanc : 0,1 g
- Passiflore : 0,1 g — pour 1 gélule.

▸ Jusqu'à 4 gélule par jour.

Sans oublier la mélisse et la valériane en teintures mères :

▸ 2 fois 40 gouttes dans 1/2 verre d'eau.

Cataplasmes d'argile verte : voir Appendicite.

11

Les maladies gynécologiques et urologiques

Colibacillose • Cystite • Mycoses vaginales
Néphrites • Pyélonéphrite aiguë
Salpingite aiguë • Urétrites

Colibacillose

Les colibacilles sont des bactéries tranquilles de l'intestin pouvant devenir pathogènes dans certaines circonstances (fatigue, stress). Une migration peut s'ensuivre vers le bas : colibacillose rénale. Mal soignée, cette affection évolue souvent en maladie chronique. Il est évident que le traitement classique par antibiothérapie ne peut qu'apporter un soulagement éphémère au prix de nombreux effets iatrogènes annexes et d'un grand affaiblissement vital à la sortie.

Phytothérapie

Teintures mères
- Prèle : 40 %
- Airelle ou myrtille : 60 %
qsp 1 flacon de 125 ml

▶ 30 gouttes du mélange dans 1/2 verre d'eau, 3 fois par jour.

Tisanes

Sauge
1 branche pour 1 tasse. Laisser infuser 10 min.
▶ 4 tasses par jour.

Préparation
- Bruyère (fleurs) : 20 g
- Vergerette du Canada : 10 g
- Myrtille (feuilles) : 20 g
- Pariétaire : 20 g
- Verge d'or : 20 g
- Chèvrefeuille : 10 g
- Bourdaine : 10 g
1 cuillerée à soupe pour 1/4 de litre d'eau bouillante. Laisser infuser 10 min. Ajouter 1 rondelle de citron.
▶ 3 tasses par jour, loin des repas.

Garance

Pour acidifier les urines : 1 cuillerée à dessert de garance pour 1/4 de litre d'eau bouillante. Laisser infuser 10 min.

▶ Boire à jeun, le matin, sucrer au miel.

Homéopathie

Remèdes de base

- *Colibacillinum* 12 CH :
▶ 3 ampoules par jour.
- *Cantharis* 12 CH :
▶ 20 gouttes, 3 fois par jour en alternance 1 jour sur 2.
- *Mercurus corrosivus* 15 CH :
▶ 20 gouttes, 3 fois par jour.

Iso-urinaire

Prendre 30 ml de la première urine du matin, ajouter 10 à 15 % d'alcool à 90°. Envoyer le mélange dans 1 flacon à un laboratoire spécialisé qui en fera des isothérapiques en 9 CH.

▶ 4 gouttes, avant les repas principaux.

Autres thérapies

• Extrait de pépin de pamplemousse :
▶ 10 gouttes dans l'eau, 3 fois par jour.
• Argile en cataplasmes tièdes sur le ventre, durant 2 h, 2 fois par jour.
• Alimentation en cas de crise : bouillons de légumes, puis choucroute crue, jus de chou, pommes cuites. Proscrire la viande.

Les reins et la fonction urinaire

Les reins sont des organes en forme de haricot, symétriquement placés de chaque côté de la colonne vertébrale, en haut des lombes. Organes de la sécrétion des urines, ils jouent un rôle important dans la régulation de l'équilibre hydro-électrique de l'organisme et dans celui de la tension artérielle.

Les infections qui touchent les reins et leurs fonctions sont la cause de :
- pyélonéphrite, infection urinaire (cystite, pyurie) ;
- glomérulo-néphrite (hématurie, protéinurie) ;
- glomérulopathie chronique (albuminurie) ;
- insuffisance rénale chronique (urémie, uricémie).

Cystite

La cystite est due à la contamination de la vessie par des bactéries, le plus souvent des colibacilles, venant de la région de l'urètre. La cystite est une affection banale, souvent bénigne mais pénible du fait de ses récidives. Elle est fréquente (6 millions de consultations par an en France), touche préférentiellement la femme jeune mais aussi la femme ménopausée (la disparition des sécrétions vaginales est propice au développement d'infections génitales) et la femme enceinte (1 sur 10).

Elle se manifeste par des envies impérieuses et répétées, des brûlures, des douleurs, des picotements avant ou pendant la miction, une sensation de pesanteur du bas-ventre et parfois l'émission d'un peu de sang (hématurie).

Deux signes négatifs importants font la différence avec l'infection urinaire : il n'y a ni fièvre, ni douleurs lombaires. L'examen cyto-bactériologique des urines (ECBU) confirme la présence de germes qui, s'ils sont en grand nombre, imposent un traitement anti-infectieux.

Ne pas confondre les cystites avec :
- les cystalgies à urines claires ;
- le syndrome urétral ;
- l'urétrite.

La prévention par l'hygiène de vie

• Toilette externe seulement, matin et soir, avec des produits doux, éventuellement à base de plantes (bardane, camomille, tilleul).

• Lavage interne du vagin exceptionnel, surtout pas avec des antiseptiques qui l'irritent et altèrent la flore de Doderlein, favorisant le développement de germes pathogènes d'origine intestinale. Éventuellement, avec un peu d'eau tiède, en toute fin de règles, pour éliminer les dernières traces de sang.

• Rechercher et traiter les infections génitales (femme et partenaire).

• Boire chaque jour 1,5 l à 2 l de liquide pour laver la vessie et évacuer les microbes avant qu'ils aient eu le temps de se multiplier. Dans la cystite banale, 1 femme sur 3 guérit spontanément, simplement en buvant beaucoup (l'eau éteint le feu).

• Éviter les vêtements trop serrés et les sous-vêtements synthétiques qui favorisent la transpiration, la macération donc la multiplication des germes.

• Traiter les troubles du transit (constipation, diarrhée) qui modifient l'équilibre des germes intestinaux et peuvent favoriser l'apparition de cystites.

• Gérer le stress qui, par ses retentissements sur l'immunité, les sécrétions hormonales, le système neurovégétatif, peut favoriser les infections urinaires.

• Éviter de fumer : plus grande fréquence des infections génito-urinaires chez la femme qui fume.

Schémas thérapeutiques pour le traitement des cystites

Première prescription

- Teintures mères
- *Vaccinium myrtillus*
- *Solidago virga aurea*
- *Equisetum arvense* : ââ qsp 125 ml

• Huiles essentielles
- Cannelle de Chine (écorces) : 2 ml
- Lavandin
- Origan compact
- Girofle : ââ 1 ml
- Élixir de papaïne : qsp 125 ml
▶ 20 gouttes de chaque flacon dans 1 verre d'eau tiède, quelques minutes avant les repas, 5 fois par jour pendant 48 h, 3 fois par jour ensuite.

Seconde prescription

• Teintures mères
- *Vaccinium myrtillus* (myrtille)
- *Arbutus uva ursi* (busserole)
- *Hamamelis virginiana* : ââ qsp 125 ml
▶ 2 fois 40 gouttes dans l'eau.

• Huiles essentielles
- H. e. retenues selon l'aromatogramme ou le terrain
- Élixir de papaïne : qsp 125 ml

Traitements associés éventuels

• Infusions et décoctions (au choix)
- Myrtille (feuilles)
- Verge d'or (plante entière)
- Prèle (plante entière) : ââ 100 g
20 g pour 1 l d'eau. Faire bouillir 2 min. Laisser infuser 20 min.
▶ 3 ou 4 tasses par jour.
- Busserole (feuilles)
- Bruyère (fleurs)
- Maïs (stigmates) : ââ 100 g
4 cuillerées à soupe pour 1 l d'eau bouillante. Laisser infuser 10 min.
▶ 3 ou 4 tasses par jour.
- Orthosiphon (plante entière)
- Pariétaire (plante entière)
- Plantain (plante entière) : ââ 100 g
Faire bouillir 4 min. Laisser infuser 10 min.
▶ 3 ou 4 tasses par jour.

• Modificateurs du pH urinaire
9 fois sur 10 un *acidifiant* : l'acide phosphorique ; 1 fois sur 10 un *alcalinisant* (bicarbonate).
Dans les cystites uriques : eau de Vichy, jus de poireau, jus de citron.

Phytothérapie

Un traitement de décongestion pelvienne doit être donné en continu, le temps de la crise de cystite jusqu'à amélioration de la symptomatologie. Dans les cystites récidivantes, il peut être pris par cures répétées, en privilégiant les plantes à tropisme veineux. En effet, les décongestionnants du petit bassin sont souvent des remèdes de la circulation veineuse et lymphatique ; de ce fait, ils potentialisent l'action de l'aromathérapie anti-infectieuse.

Parmi les plantes actives sur la congestion du petit bassin : kawa kawa, ginkgo biloba, marron d'Inde, hamamélis (action germicide spécifique), lamier blanc, petit houx, cyprès.

2 médicaments

Privilégier le Pelvomagnésium, association d'oignon et de magnésium, et le Mictasol (contient de la mauve pourpre et du camphre), qui est indiqué comme décongestionnant pelvien et recommandé en cas de brûlures intenses.

Les plantes diurétiques

• **Buchu** (contient une huile essentielle et ne peut être prescrit à fortes doses) et bugrane : diurétiques, antiseptiques urinaires.

• **Feuille d'ortie**, riche en acides formique, acétique et sels minéraux : propriétés diurétiques, favorise l'élimination de l'acide urique.

• **Chiendent** : diurétique léger, action rafraîchissante dans le traitement des inflammations de l'appareil urinaire.

• **Genévrier** en huile essentielle : antiseptique urinaire, diurétique. Contre-indiquée si allaitement ou grossesse. Usage prolongé provoque albuminurie et hématurie.

• **Maïs** (stigmates) : diurétiques.

• **Prèle** et **renouée des oiseaux :** diurétiques, reminéralisantes (riches en silice).

• **Pin maritime :** stimulant des muqueuses génito-urinaires, diurétique, antiseptique des voies urinaire, mais toxique à forte dose.

• **Térébenthine :** antiseptique urinaire.

• **Lespedeza** : diurétique ; compose la spécialité méconnue : Lespénéphryl.

• *Chrysantellum americanum* : anti-œdémateux, antilithiasique, veinotonique, cholérétique.

• **Vergerette du Canada :** uricolytique, diurétique, astringente, très anti-inflammatoire.

• **Verge d'or :** diurétique, antiseptique, sédative des voies urinaires, petite activité anti-inflammatoire.

• **Orthosiphon :** diurétique, très anti-inflammatoire, antifongique, bactériostatique, mais alcalinise un peu les urines.

• **Frêne** et **reine-des-prés :** diurétiques, anti-inflammatoires.

• **Marron d'Inde** (Intrait de marron d'Inde) : diurétique, anti-inflammatoire, augmente le tonus veineux.

• **Paliure** : diurétique, phlébotonique, traite l'azotémie légère (Paliuryl).

• **Petit houx :** diurétique, veinotonique, anti-inflammatoire (dans de nombreux remèdes).

• **Autres bons diurétiques :** peuplier, chèvrefeuille, aubier de tilleul, saponaire, queues de cerise, salsepareille, sureau, hélichryse, (immortelle des sables), pensée sauvage, radis noir (draineur hépato-biliaire), thé vert (stimulant général, angioprotecteur), garance (antispasmodique, anti-lithiasique), sabline (antilithiasique), pariétaire (calmante grâce à ses mucilages, antilithiasique).

Drainer l'appareil uro-génital

Le drainage de l'appareil uro-génital est primordial : il accélère les fonctions d'élimination des déchets du métabolisme anti-infectieux vers les émonctoires. Il est indispensable en complément d'un traitement aromathérapique anti-infectieux prescrit à court ou long terme. Il associe des plantes possédant d'autres propriétés, intéressantes dans le traitement des cystites : antiseptiques, antidiurétiques, anti-inflammatoires, anti-œdémateuses, antalgiques…

Divers drainages peuvent se succéder de mois en mois, dans le cadre de la prise en charge des cystites chroniques, en aménageant régulièrement des fenêtres thérapeutiques d'une dizaine de jours : un drainage rénal intensif (bruyère), puis un drainage hépatique (fumeterre), cutané (pensée sauvage, salsepareille), intestinal (myrtille, noyer), circulatoire (écuelle d'eau, ortie, millefeuille).

Aromathérapie

L'aromathérapie intervient dans la lutte anti-infectieuse par des mécanismes différents de ceux des antibiotiques. Elle a une double action, anti-infectieuse et de rééquilibrage du terrain.

Les huiles essentielles sont efficaces par voie orale, à des concentrations plasmatiques 50 fois moindres que celles des antibiotiques. Ex. : l'action inhibitrice de l'h. e. de thym prise par voie orale a été démontrée *in vivo* à des concentrations de 1/3000 à 1/8000.

Les huiles prescrites en aromathérapie anti-infectieuse sont choisies pour leur activité antibactérienne, c'est-à-dire bactériostatique et bactéricide. Elles ont aussi souvent une action antivirale et antifongique, ce que n'ont jamais les antibiotiques. Outre des propriétés spécifiques à chacune, elles sont fréquemment immunostimulantes, exaltant les mécanismes de défense immunitaire, sérique et cellulaire.

Actives en l'occurrence sur les germes des voies urinaires, elles ont, de plus, un effet d'assainissement du dysmicrobisme intestinal, souvent lié aux infections urinaires à répétitions. Elles peuvent avoir aussi une action locale sur les muqueuses urinaires et génitales. Les résultats sont bien meilleurs, avoisinant les 90 % de succès, lorsque les huiles essentielles sont prescrites selon les données de l'aromatogramme (utiliser des h. e. de même numéro de lot que celles ayant servi à pratiquer l'aromatogramme au laboratoire).

Prescription et mode d'administration des h. e.

Hors aromatogramme, prescrire des h. e. dites majeures, très efficaces sur les germes urinaires : origan d'Espagne, cannelle de Ceylan, cannelle de Chine, thym rouge, sarriette des montagnes, tea-tree, cajeput, niaouli, myrte...

Des huiles essentielles de terrain donnent de très bons résultats sur les cystites chroniques. Combiner 3 à 5 huiles avec 2 ou 3 huiles majeures ou médium, et 1 ou 2 huiles de terrain.

Par voie orale, on prescrit des gélules (4 à 6 cg d'huile par gélule) ou une préparation de gouttes, dans du Labrafil, à la proportion de 10 à 15 % d'h. e.

▶ 3 ou 4 gélules par jour, ou 25 à 50 gouttes, 3 fois par jour, dans 100 cc d'huile végétale.

Le régime acidifiant

Pour s'opposer à la prolifération des germes, l'urine doit être à un pH acide. Dès que le pH urinaire atteint 7,8, les bactéries se développent sur un terrain alcalin propice par ailleurs à la prolifération de cristaux, pouvant provoquer des calculs. Ceux-ci favorisent, en un véritable cercle infernal, la prolifération bactérienne.

Le régime à instaurer pour acidifier le milieu sera à base d'aliments d'origine animale (sauf lait et gibiers) et de céréales : œuf, riz, pain blanc, lentilles, chocolat. Éviter épices et condiments tels que poivre, moutarde, piment, harissa, gibier, sauces, asperges, ail, oignon, boissons alcoolisées. Boire plutôt de l'eau peu minéralisée (Volvic ou Mont Roucous) et éviter les eaux alcalines comme l'eau de Vichy.

Pour accentuer l'effet acidifiant de ce régime, 3 thérapeutiques spécifiques :
- Chloramonnic, remède à base de chlorure d'ammonium, qui a fait ses preuves : diurétique, acidifiant urinaire, il est indiqué dans les infections urinaires, les syndromes prémenstruels et les lithiases phosphocalciques ; 6 à 12 comprimés par jour ;
- Phospharome, sirop qui contient du kola, de la gentiane, du quinquina, du magnésium et de l'acide phosphorique ;
- Ionyl, à base d'eau de mer et de magnésium.

Attention : tous les acidifiants urinaires sont contre-indiqués en cas de lithiase urique, l'acidification favorisant ce type de calcul. Ils ne peuvent, de plus, être associés à des plantes contenant de l'arbutoside, telles que la busserole qui n'est active qu'en milieu alcalin.

Homéopathie

Le principe de similitude appliqué aux cystites indique un certain nombre de médicaments ; les plus courants sont :
• **Cantharis :** douleurs très violentes de la loge rénale, irradiées vers la vessie et

l'urètre ; sensation de brûlure intense avant, pendant et après chaque miction, crampes du bas-ventre ; urines rares, troubles, foncées, parfois sanguinolentes ; éventuel gonflement de l'urètre.

• *Mercurius corrosivus* : urines souvent hémorragiques, très douloureuses, avec pus abondant ; très fortes crampes de la vessie.

▶ *Cantharis* 7 CH, 5 granules toutes les heures, espacer selon amélioration.

▶ *Mercurius corrosivus* 7 CH, 5 granules toutes les 2 h, espacer selon amélioration.

Alterner ces 2 médicaments pour couvrir la plus grande partie des modes réactionnels possibles.

▶ 5 granules toutes les heures (ne pas les mélanger).

Cela permet d'attendre l'analyse d'urines en améliorant nettement le confort, sans pour autant en perturber les résultats. Boire abondamment.

• **Sérum anticolibacillaire** : ampoules, en dilution 3 DH (3e décimale) ; bonne action sur les infections urinaires, en aigu comme en chronique.

▶ 1 ampoule avant chaque repas, garder longtemps dans la bouche avant d'avaler.

—

« *Remèdes de bonne femme* »

Cresson : riche en iode et surtout en vitamine C ; joue un rôle anti-infectieux et anti-toxique en renforçant les défenses immunitaires ; contient également du fer, du phosphore, des vitamines A, B1 et B2.

▶ En soupe, à boire matin et soir.

Myrtille : un des plus puissants anticolibacillaires connus ; la décoction de baies de myrtille stérilise les cultures de ce bacille en 24 h.

Faire bouillir 1 cuillerée à soupe de baies de myrtille pendant 5 min dans 1 tasse d'eau. Laisser infuser 15 min. Filtrer en exprimant bien les sucs.

▶ 4 à 6 tasses par jour.

En l'absence de myrtilles : *Vaccinium myrtillus* en teinture mère :

▶ 40 gouttes dans l'eau, 3 fois par jour.

Tisanes : millefeuille (fleur), sureau (fleur), bruyère (fleur).

Décoction d'écorce de bouleau : 70 g dans 1 l d'eau, faire bouillir 5 min.

▶ 3 à 4 tasses par jour.

Préparation en infusion

- Bruyère : 30 g
- Maïs (stigmates) : 20 g
- Prêle : 20 g
- Buchu : 20 g
- Bourgeons de pin : 10 g

1 cuillerée à soupe pour 1 tasse à thé d'eau bouillante. Laisser infuser 10 min.

▶ 3 tasses par jour.

Si traces de sang, ajouter 20 g de racines de consoude et 20 g d'argentine (ansérine) : les faire d'abord bouillir pendant 10 min ; dès le début de l'ébullition, retirer du feu et ajouter les autres plantes ; en prélever 1 cuillerée à soupe. Le tout doit infuser ensemble (les 5 plantes ne devant pas bouillir).

Mycoses : conseils d'hygiène et de diététique

• Tous les champignons prolifèrent dans les endroits chauds et humides. Pour éviter les désagréments des infections vaginales, il est recommandé, pour lutter contre la macération, de porter des culottes en coton et d'éviter les pantalons serrés (jeans).

• Pour l'hygiène intime, bannir les gélules désodorisantes, savons liquides et sprays ; utiliser seulement un savon neutre (savon de Marseille).

• Manger des yaourts à l'acidophilus ou au bifidus ainsi que 2 g, 4 fois par jour, de fructo-oligosaccharides qui en favorisent la croissance pour rééquilibrer la flore intestinale et toutes les flores naturelles.

• La vitamine C à raison de 1 g, 2 fois par jour, sous forme d'acérola ou de camu-camu, est toujours préconisée en cas d'infection mysosique.

▶ 6 gélules par jour.

Mycoses vaginales

Ce n'est pas une maladie sexuellement transmissible mais une infection opportuniste.

Le champignon responsable est *Candida albicans* dans plus de 90 % des cas et *Candida glabrata* dans moins de 10 % des cas. Ces *Candida* résident normalement dans le vagin en petite quantité sous la forme de levures. Elles peuvent se multiplier anormalement sur une muqueuse modifiée (ex. sécheresse) et provoquer sa colonisation. Elles peuvent devenir pathogènes et être responsables des symptômes cliniques (infection candidosique). Dans ce cas, *Candida albicans* développe une forme filamenteuse (« muguet vaginal »).

Les mycoses vaginales se résument aux candidoses vulvo-vaginales. Ce sont des infections fréquentes qui ne constituent pas des urgences médicales. Mais la gêne importante peut demander une réponse thérapeutique rapide.

Parfois, notamment à l'occasion d'un traitement antibiotique intempestif, la flore vaginale naturelle est détruite. Ce déséquilibre entraîne la multiplication rapide du *Candida albicans* et provoque irritations et sécrétions d'un écoulement blanchâtre.

Le diabète favorise la survenue de candidoses vaginales.

Phytothérapie & aromathérapie

L'échinacée, plante majeure dans la stimulation des défenses immunitaires, aide à la destruction des champignons par les globules blancs. En cas de candidose :

▶ 200 mg d'extrait sec (gélules ou comprimés), 4 fois par jour, durant plusieurs cycles de 3 semaines, 1 semaine d'interruption entre les cycles.

Pépins de pamplemousse

L'action de l'extrait de pépins de pamplemousse s'étend à 800 souches de bactéries et de virus environ, et 100 souches de champignons, ainsi qu'à un très grand nombre de parasites unicellulaires. C'est un score unique. Son action anti-microbienne se développe à une concentration moyenne de 1000 ppm (parties par million) ce qui correspond à 8 gouttes par verre d'eau environ.

Des essais comparatifs en concurrence avec 30 antibiotiques puissants et 18 antimycosiques ont été établis par des équipes de recherche internationales. Dans chaque essai, l'huile de pépins de pamplemousse était d'un effet équivalent ou supérieur sur les souches présentes.

Elle aide les défenses immunitaires, alors que les antibiotiques classiques les inhibent. Elle est dépourvue de toxicité : il faudrait absorber 4000 fois la dose normale pour atteindre des effets d'empoisonnement.

Au niveau intestinal, elle inhibe les bactéries nocives, ne touche absolument pas aux indispensables bifidus (ferments lactiques) et ne diminue que très peu les bactéries utiles. De plus, l'ensemble de la flore se trouve amélioré. Il est important que l'extrait soit issu de pamplemousses biologiques, ce qui doit être notifié sur le flacon.

Le goût étant assez amer, on peut le diluer dans du jus de fruit. Commencer avec des doses minimales en prévision des réactions d'élimination trop violentes.

Pour les voyageurs des pays tropicaux, il est indispensable de désinfecter l'eau locale avec l'extrait de pamplemousse pour éviter la dysenterie, l'amibiase, le choléra et le typhus.

▶ 6 à 18 gouttes, dans un peu d'eau : 1re semaine, 1 fois par jour ; 2e semaine, 2 fois par jour ; 3e semaine, 3 fois par jour.

Huiles essentielles
• Ovule vaginale
- *Melaleuca alternifolia* : 100 mg
- *Thymus thujanol* : 50 mg
- *Pelargonium asperum* CV Égypte : 50 mg
- *Lavandula latifolia spica* : 50 mg
- Whitepsol : qsp 1 ovule vaginale (4 g) (total : 18 ovules).

► 1 ovule le soir, pendant 18 jours (éventuellement, à renouveler 1 fois).
• Gélules
- *Melaleuca quinquenervia* CT cinéole : 60 mg
- *Eugenia caryophyllus* : 20 mg
- *Thymus thujanol* : 40 mg
- Excipient : 320 mg
Pour faire 1 gélule n° 0.
► 3 fois 1 gélule.

Hydrolats (h. a.)
- *Inula graveolens* : 50 ml
- *Thymus thujanol* : 100 ml
- *Lavandula vera* : 150 ml
► 1 irrigation vaginale de 20 ml, tous les matins, pendant 18 jours.

Homéopathie

• Pendant la poussée de candidose : *Helonias* 9 CH et *Candida albicans* 9 CH.
► 3 granules de chaque, 4 à 6 fois par jour.
• Entre les crises pour traiter le terrain, *Candida albicans* 15 CH et *Psorinum* 15 CH.
► 10 granules en alternance, chaque semaine.

Néphrites

Les néphrites sont des inflammations du rein qui peuvent être aiguës ou chroniques. Dans le premier cas, la maladie est brutale, dans le second, elle est sourde et peut passer longtemps inaperçue.

La néphrite aiguë se manifeste par des frissons, de la fièvre, des maux de tête violents, des vomissements, des douleurs dans la région lombaire, des urines rares (parfois 500 ml par 24 h), foncées, troubles, renfermant beaucoup d'albumine et souvent du sang. En outre, les tissus sont gonflés (œdèmes), les paupières, chevilles, jambes... sont infiltrés d'eau (le doigt peut imprimer dans la peau un creux profond et durable). L'urée s'accumule dans le sang et peut atteindre plusieurs grammes par litre (normalement 35 cg).
Les causes essentielles d'une néphrite aiguë sont les microbes et les toxiques. Le froid, autrefois incriminé, favorise le développement des foyers d'infection (fréquemment angines, scarlatine, érysipèle, septicémies).
La néphrite aiguë est une maladie grave. Pour la combattre, « *il ne faut pas trop compter sur les agents médicamenteux* » (Dr Astier). Traitement essentiel : repos total, aussi bien physique qu'intellectuel, diète hydrique

(eau lactosée, 60 g de lactose par litre, donnée en petites quantités), ventouses sur la région lombaire, frictions cutanées, enveloppement de la région lombaire par une large ceinture de flanelle, lavements purgatifs.

Régime alimentaire en cas de néphrite

Le régime alimentaire, qui joue un rôle de premier plan, est différent selon la catégorie de néphrite envisagée :

• Néphrites caractérisées par des urines abondantes contenant de l'albumine et des cellules rénales : régime à peu près normal, carné modéré et à prédominance végétarienne, peu salé, eau pure, infusions diurétiques.

• Néphrites avec hypertension et signes cardiaques : réduire les liquides (1 l au max.) et les solides (petits repas multiples) ; régime hypochloruré et hypoazoté.

• Les néphrites avec rétention d'eau et de sel produisant des œdèmes : régime semblable à celui des néphrites albumineuses mais impérativement bannir le sel et, dans la période d'œdèmes caractérisés, s'abstenir de viande, de lait et de pain ; réduire les boissons ; après la fonte des œdèmes, ajouter de temps en temps un peu de sel.

• Les néphrites avec excès d'urée dans le sang : régime sera hypoazoté.

Quelle que soit la forme de néphrite, le malade portera constamment une ceinture de flanelle autour des reins, évitera les refroidissements ainsi que la fatigue physique et intellectuelle.

Le rein recommence en général à fonctionner avant que l'intoxication par l'urée ne soit irréversible. Lorsque la phase critique est franchie, l'inflammation régresse et l'urine réapparaît. Mais ce n'est que plusieurs semaines après l'accès infectieux qu'on pourra savoir si l'évolution de l'affection s'est faite vers la guérison intégrale, sans cicatrices ni séquelles d'aucune sorte, ou si elle a conduit à une néphrite chronique.

La néphrite chronique est aussi la traduction d'un mauvais fonctionnement du filtre rénal. Mais, alors qu'en cas de néphrite aiguë le rein est bloqué momentanément, il est plutôt « percé » en cas de néphrite chronique. Au lieu d'une raréfaction des urines, on observe une élimination beaucoup plus abondante qu'à l'état normal. Celles-ci renferment de l'albumine en quantité plus ou moins élevée, et, le rein accomplissant mal son office, le sang n'est plus convenablement épuré, de sorte que les déchets, et tout particulièrement l'urée, s'y accumulent. Des symptômes divers, attestant une certaine intoxication par l'urée, peuvent apparaître : hypertension artérielle, maux de tête, névralgies diverses, crampes musculaires, sensation de doigt mort, démangeaisons, vertiges, bourdonnements d'oreille, saignements de nez fréquents, troubles urinaires, etc.

Phytothérapie

On peut recourir aux plantes pour améliorer le terrain et pour enrayer certains symptômes.

Infusion-décoction
On prendra ces tisanes successivement tous les 3 jours, à raison de 3 tasses à café par jour :
• Primevère. En décoction : 30 g de racine sèche par litre d'eau.
• Noyer (feuilles et enveloppe verte de la noix) : les tanins excitent l'activité des cellules rénales et facilitent leur régénération. En infusion ou décoction : 50 g par litre d'eau.
• Bourse-à-pasteur, également riche en tanin. En décoction (plante entière) : 90 g par litre d'eau.
• Cassis (feuilles), orthosiphon, piloselle, queues de cerise : ââ.
▸ 3 ou 4 tasses par jour

Huiles essentielles
• Eucalyptus mentholé, ledon du Groenland, ajowan :
▸ 1 goutte sur un support (sucre de canne ou yaourt), 4 fois par jour.
• Gaïac, girofle, genévrier alpin, origan, santal, sarriette, sassafras, thym doux à linalol :
▸ 2 gouttes de 3 de ces huiles, 4 fois par jour.
• Gélules :
- Bouleau jaune : 25 mg

- Khella (semences) : 25 mg
- Genévrier alpin : 25 mg
- Excipient : qsp 1 gélule.
▸ 3 fois par jour, pendant 2 semaines.
• Par voie cutanée :
- Bouleau jaune : 3 ml
- Estragon : 4 ml
- Excipient : qsp 1 gel 100 ml
▸ 2 ou 3 applications sur les reins, pendant 3 semaines.

Homéopathie

Dans le traitement des néphrites, l'homéopathie distingue généralement 3 cas : les cas aigus, les subaigus et les cas avec atteinte cardio-rénale.
• Cas aigus, avec albumine dans les urines, principaux médicaments utilisés conjointement : *Apis mellifica* 4 CH, *Sérum d'anguille* 4 CH et *Arsenicum album* 4 CH.
• Cas subaigus :
- *Cantharis* 5 CH ou *Terebenthina* 5 CH si l'urine contient du sang ;
- *Mercurius corrosivus* 4 CH si l'urine renferme des cylindres.
Mercurius corrosivus a une action marquée dans l'albuminurie observée pendant la grossesse.
• Cas d'altération cardio-artérielle :
- *Digitalis* 4 CH si œdèmes avec anurie, albuminurie, pouls très lent, faible, irrégulier ;
- *Phosphorus* 15 CH si le cœur ou l'appareil circulatoire sont touchés en pre-

mier lieu (pour les albuminuries qui apparaissent au cours d'une maladie hyper-tensive) ;

- *Plombum* 5 CH si altération rénale profonde, œdème presque inexistant, urine peu abondante et très colorée, amaigrissement considérable, peau sèche et très grande faiblesse.

Drainage

Berberis 4 CH :
▶ 5 granules matin et soir.
Si néphrite chronique, ajouter :
- *Arsenicum album* 5 CH :
▶ 3 granules au réveil.
- *Plumbum iodatum* 5 CH :
▶ 3 granules au coucher.
- *Néphrine* 7 CH :
▶ 1 dose (ou suppositoire) au coucher, 3 fois par semaine.

Complexes

Au choix :
- *Juniperus* Complexe (genévrier) :
▶ 20 gouttes avant 2 repas.
- *Natrum carbonicum* Complexe :
▶ 20 gouttes avant 2 repas.
- *Pareira brava* composé :
▶ 15 gouttes 2 fois par jour.
- *Poconéol* n° 79 :
▶ 10 gouttes avant les 3 repas.

Attention

Une néphrite est une maladie assez grave qui nécessite des examens médicaux.

Pyélonéphrite aiguë

La pyélonéphrite est une infection urinaire haute, parfois associée à un état septicémique. Vue tôt (dans les 48 h), en l'absence de signes de gravité ou de terrain à risque et sous réserve d'une évolution rapidement satisfaisante, sa prise en charge peut se faire à domicile.

Le tableau clinique classique associe des signes de cystite, un syndrome infectieux avec frissons et fièvre élevée, des douleurs lombaires unilatérales (parfois bilatérales). Le traitement antibiotique doit alors être entrepris. En présence de pyélonéphrite aiguë, il faut craindre une forme potentiellement grave devant :

- une lésion urologique obstructive (lithiase...),
- un terrain fragilisé (diabète, sujet âgé),
- une infection sévère évoluant depuis plusieurs jours.

En cas de choc septique, le transfert doit se faire par le Samu vers un service de réanimation.

Première prescription

Teinture mère

- *Solidago virga aurea* (verge d'or) : 1 flacon de 125 ml

- *Vaccinium myrtillus* (airelle-myrtille) : 1 flacon de 125 ml
- *Physalis alkekengi* (alkekenge) : 1 flacon de 125 ml
▸ 2 fois 40 gouttes de chaque.

Huiles essentielles
- Genévrier alpin : 2,5 g
- Gaultherie : 1,5 g
- Santal : 1 g
- Élixir de papaïne : qsp 125 ml
▸ 40 gouttes dans 3/4 de verre d'une décoction d'aubier de tilleul avant les 3 repas.

Oligo-éléments
- Ionyl :
▸ 20 gouttes au cours des repas principaux.
- Cuivre-Or-Argent :
▸ 1 ampoule le matin à jeun sous la langue.

Seconde prescription

Cuivre
Granions de cuivre :
▸ 2 ampoules le matin au réveil.

Teintures mères
1 flacon de 125 ml de chaque :
- *Uva ursi* (busserole)
- *Solidago virga aurea* (verge d'or)
- *Pareira brava*
▸ 2 fois 40 gouttes.

Huiles essentielles
- Sélection d'huiles essentielles choisies par l'aromatogramme
- Élixir de papaïne : qsp 125 ml
▸ 40 gouttes de chaque flacon dans 3/4 de verre d'eau tiède avant les 3 repas.

Décoction
- Maïs (stigmates)
- Prèle (plante entière)
- Épine vinette (racine) : ââ 100 g
▸ En décoction, 3 grandes tasses dans la journée.

Maladies vénériennes

Les maladies vénériennes sont au nombre de 4 : syphilis et blennorragie, relativement répandues, chancre mou, plus rare, et lymphogranulomatose inguinale ou maladie de Nicolas et Fabre. Mais la recrudescence du péril vénérien inquiète les hygiénistes de tous les pays : les agents vénériens résistent maintenant plus ou moins aux antibiotiques. Ainsi, en 1943, alors qu'il suffisait de 100 000 unités de pénicilline pour guérir une blennorragie, il en faut aujourd'hui des doses de 1 ou 2 millions. Et parfois, malgré ces doses massives, le gonocoque n'est pas détruit. Au Japon, par exemple, 30 % des cas de blennorragie se sont révélés résistantes.

Cette résistance est due à l'apparition de gonocoques produisant de la bêta-lactamase, enzyme inhibant l'action des antibiotiques. Les germes réalisent ainsi leur propre défense et peuvent transmettre cette résistance par le truchement de la portion génétique, le plasmide, qui code la production de l'enzyme.

Salpingite aiguë

Les salpingites restent une infection grave en raison du risque de séquelles pelviennes irréversibles (stérilité).

La symptomatologie est frustre et 2/3 d'entre elles sont asymptomatiques (sans signes cliniques). Les signes fonctionnels sont :

- douleur pelvienne, en particulier sus-pubienne, quasi constante ;
- leucorrhées et/ou métrorragies (50 % des cas) ;
- fièvre supérieure à 38 °C (1/3 des cas).

La cœlioscopie est l'élément clef du diagnostic et se justifie soit d'emblée, avant toute antibiothérapie, soit après 48 h en cas de persistance des troubles.

Toute salpingite compromet la fertilité ultérieure par l'augmentation du risque de grossesse extra-utérine et par la diminution de la fécondité.

Le diagnostic bactériologique doit être rapide et permettre une antibiothérapie adaptée.

Sur le plan homéopathique, la notion d'une salpingite même ancienne fait évoquer certains grands remèdes comme *Sepia*, *Thuya*, *Medorrhinum*, *Tuberculinum*. En attendant l'avis médical, se mettre au repos et prendre *Mercurius solubilis* 9 CH :

▶ 3 granules, 3 fois par jour.

Urétrites

Urétrite infectieuse aiguë masculine (gonorrhée)

L'infection aiguë de l'urètre n'est pas une urgence véritablement médicale mais plutôt épidémiologique : il faut rompre une chaîne de transmission et traiter tôt pour éviter les retentissements sur la fertilité.

L'urétrite est généralement une maladie sexuellement transmise, il faut donc envisager non seulement la prise en charge du malade, mais aussi celle de ses partenaires.

▬ Protocole de traitement

Ce traitement est le plus souvent suffisant ; les antibiotiques peuvent être utilisés en cas d'échec et après antibiogramme :

- **Teintures mères**
- Kawa-kawa
- Marronnier
- Bruyère : ââ qsp 125 ml
▶ 2 fois 40 gouttes.

- **Huiles essentielles**
- Santal
- Copahu
- Cubèbe : ââ 1 ml

- Élixir de papaïne : qsp 125 ml
▶ 30 gouttes avant les repas.

• **Racines de bardane**
1 cuillerée à soupe pour 1 l d'eau. Faire bouillir 10 min.
▶ À boire dans la journée.

Autres urétrites

Les formes de cause générale seront traitées comme les cystites ; celles qui sont plus spécifiquement d'origine vénérienne relèveront d'un traitement particulier.

Là encore, l'aromatogramme est déterminant dans le choix des huiles essentielles, surtout dans les formes chroniques. Il importe également d'assurer un diagnostic bactériologique précis car certains gènes pathogènes (*trichomonas, gonocoques, Candida*) seront traités d'une façon spécifique.

Phytothérapie & aromathérapie

1er exemple : urétrite aiguë banale (non gonococcique)

Teintures mères
- *Solidago virga aurea*
- *Vaccinium myrtillus*
- *Polygonum bistorta* : ââ qsp 125 ml
▶ 2 fois 40 gouttes dans l'eau.

Huiles essentielles & infusion
- Cajeput
- Fenouil doux
- Thym : ââ 1,5 ml
- Élixir de papaïne : qsp 125 ml
▶ 40 gouttes dans 1 tasse d'infusion de :
- Fleurs de bruyère
- Fleurs de thym : ââ 100 g
▶ Avant les 3 repas, pendant 5 jours, puis selon l'évolution 2 fois par jour, pendant 3 semaines.

Bleu de méthylène
Mictasol au bleu de méthylène
▶ 3 comprimés, 3 fois par jour aux repas, pendant 10 jours.

2e exemple : urétrite à *trichomonas*

Teintures mères
- *Triticum repens* (chiendent)
- *Uva ursi* (busserole)
- *Holarrhena floribunda* : ââ qsp 125 ml
▶ 3 fois 30 gouttes.

Huiles essentielles & infusion
- Thym : 2 ml
- Niaouli : 1 ml
- Cajeput : 1,5 ml
- Élixir de papaïne : qsp 125 ml
▶ 50 gouttes de chaque flacon dans 1 infusion de thym, 5 fois par jour pendant 48 h, puis 3 fois par jour pendant 6 semaines.

3e exemple :
urétrite à *Candida albicans*

Teintures mères
- *Inula helenium* (aunée)
- *Barosma betulina* : ââ qsp 125 ml

Huiles essentielles
- Térébenthine
- Cajeput : ââ 1,5 g
- ou, selon aromatogramme
- Élixir de papaïne : qsp 125 ml
▶ 40 gouttes de chaque flacon, 10 min avant les 3 repas, dans 3/4 de verre d'eau tiède.

Homéopathie

- *Cantharis* 5 CH
- *Mercurius corrosivus* 5 CH
- *Cannabis sativa* 5 CH
▶ 3 granules de chaque, matin et soir.
- *Medorrhinum* 4 CH :
▶ 3 granules à 10 h et 16 h.
- *Hydrastis* Composé :
- *Formica* Composé :
▶ 10 gouttes de chaque avant les 2 repas.

Selon modalités
• Douleurs dans la vessie brûlantes, avec besoins fréquents d'uriner mais urines peu abondantes, souvent sombres, parfois teintées de sang : *Cantharis* 5 CH.
▶ 3 granules, 3 fois par jour.

• Urine coule goutte à goutte avec envies fréquentes et douleurs brûlantes : *Mercurius corrosivus* 5 CH.
▶ 3 granules, 5 à 6 fois par jour.
• Urine très foncée, purulente, avec odeur très forte : *Benzoicum acidum* 4 CH.
▶ 3 granules, 3 fois par jour.
• Urine contient des sécrétions épaisses et laiteuses, provoquent des brûlures pendant et après la miction : *Petroselinum* 4 CH.
▶ 3 granules, 2 à 3 fois par jour.
• Besoins d'uriner fréquents, mais effort et seulement quelques gouttes, miction accompagnée de douleurs irradiant dans les cuisses : *Pareira brava* 4 CH.
▶ 3 granules avant les 3 repas.
• Urines très abondantes, très foncées, vessie douloureuse, miction non soulageante : *Equisetum hiemale* 4 CH.
▶ 3 granules, 3 fois par jour.
• Urine peu abondante, mucus épais et filant, mictions difficiles à déclencher : *Chimaphila umbellata* 4 CH.
▶ 3 granules, 3 fois par jour.
• Urines troubles, peu abondantes, douleurs lombaires plutôt localisées à gauche : *Berberis vulgaris* 4 CH.
▶ 3 granules, 2 fois par jour.
• Urines à odeur forte, peu abondantes, sombres, beaucoup d'albumine (faire éventuellement soi-même un test de dépistage) : *Terebenthina* 4 CH.
▶ 3 granules, 2 ou 3 fois par jour.

Coqueluche • Oreillons • Roséole
Rougeole • Rubéole
Scarlatine • Varicelle

Il y a à peine 50 ans, en cas de maladie éruptive infantile, on mettait simplement les enfants au chaud, sans même appeler le médecin, et, de fait, les cas de complications étaient rarissimes. Maintenant, on appelle le médecin qui s'empresse de faire tomber la fièvre en prescrivant systématiquement des antibiotiques. Le métabolisme de l'enfant est sidéré. Il mettra des décennies pour s'en remettre.

La médecine chimique ne vise qu'à supprimer les manifestations de la maladie en leur opposant des médicaments drastiques et violents qui perturbent le métabolisme, par exemple pour neutraliser systématiquement la fièvre. La fièvre traduit une réaction salutaire du corps qui se débarrasse de ses toxines. L'épisode infectieux aigu sollicite le système immunitaire. En surmontant une maladie par ses propres forces, l'enfant accroît sa résistance contre d'autres maladies.

La médecine officielle prétend protéger les individus face au péril infectieux en empêchant l'émergence de la maladie naturelle par le biais de la vaccination. Cette technique paraît séduisante au départ. En réalité, elle tue la vie, car un monde stérile, sans microbes, est synonyme de mort.

Depuis des millénaires, il s'est établi un équilibre entre les virus des maladies infantiles et l'environnement (biotope), et il n'est pas possible de prévoir à longue échéance ce que peut engendrer la rupture de cet équilibre par les vaccinations exécutées larga manu. Par ailleurs, ces vaccinations ne procurent pas la même immunité que les maladies qu'on laisse évoluer. De plus, l'immunité conférée est définitive, ce qui n'est pas le cas pour la vaccination dont la protection, si protection il y a, est limitée dans le temps. Du reste, les taux d'anticorps mesurés après les vaccinations sont généralement inférieurs à ceux mesurés après les maladies.

Traitement commun aux maladies éruptives infantiles

• **Chlorure de magnésium** : 20 g (1 sachet) dans 1 l d'eau.
▸ 20 à 30 ml toutes les 3 h (dans un sirop pour atténuer le goût amer).
• **Bourrache** en décoction :
▸ 4 ou 5 tasses par jour.
• **Extrait de pépins de pamplemousse** : voir p. 276.
▸ 30 gouttes, 3 fois par jour dans de l'eau.
• **Vitamine C naturelle** : acérola, camu-camu, agrumes.
▸ 1 g par jour.
• **Homéoplasmine** ou nitrate d'argent (Rhinargion) en spray, pour atténuer les démangeaisons.
▸ Dans le nez, 3 ou 4 fois par jour.
• **Jus de citron** : voir p. 142.
▸ 2 gouttes dans chaque oreille pour éviter l'otite.
• **Pour les démangeaisons** : talquer abondamment le corps avec du talc au calendula.

Coqueluche

La coqueluche est une maladie infectieuse provoquée par une bactérie, le bacille de Bordet-Gengou (*Bordetella pertussis*). Elle est très contagieuse. La contamination s'effectue par voie aérienne, à partir de gouttelettes de salive.

Manifestations

Après une incubation silencieuse de 10 jours environ survient la phase catarrhale, avec un rhume banal accompagné d'une toux sèche à prédominance nocturne et d'une fièvre modérée. Les quintes de toux caractéristiques apparaissent au bout de 1 à 2 semaines. Elles consistent en des accès répétitifs de secousses expiratoires qui se succèdent sans inspiration efficace. Ces quintes de toux sont responsables d'une congestion du visage, parfois d'une cyanose, et se terminent par une reprise inspiratoire profonde, prolongée et bruyante, comparable au chant du coq. Elles s'accompagnent souvent de vomissements et se révèlent d'autant plus épuisantes qu'elles se renouvellent 10 à 20 fois par jour, voire plus, sans interruption pendant 2 à 3 semaines.

Évolution

L'évolution de la coqueluche est habituellement favorable. Les quintes de toux durent une quinzaine de jours, puis s'espacent progressivement jusqu'à disparaître en quelques semaines. Chez les sujets vaccinés de longue date, la coqueluche apparaît souvent atténuée et peut même se résumer à un épisode de toux banale de courte durée. À l'inverse, c'est une maladie redoutable chez les nourrissons, qui tolèrent mal les quintes de toux et sont exposés à de graves complications : quintes asphyxiantes avec accès de cyanose, arrêts respiratoires et ralentissement du rythme cardiaque à l'origine de syncopes. Autres complications possibles : surinfections broncho-pulmonaires surtout, encéphalite beaucoup plus rarement.

Le médecin prescrit une éviction de 30 jours du malade et fait hospitaliser les nourrissons de moins de 6 mois.

Le vaccin

Le vaccin anticoquelucheux réalisé à partir de germes entiers inactivés est parfois mal toléré. Il est souvent à l'origine de fièvre ou, beaucoup plus rarement, de convulsions. Pour parer à ces effets secondaires, un nouveau vaccin, dit *acellulaire*, a été mis au point. Il présente une bonne efficacité et une meilleure tolérance que le vaccin traditionnel, et devrait pouvoir permettre d'étendre la protection contre la coqueluche, qui, depuis quelques années, connaît une recrudescence dans la population adulte.

L'altitude contre la coqueluche

Une coqueluche se guérit en 10 min par un simple baptême de l'air avec une ascension à 3000 m. Une promenade en voiture en montagne peut aussi faire l'affaire.

Dans les formes prolongées, le changement d'air s'impose, surtout chez les enfants qui ont perdu l'appétit et qui tombent dans un état cachectique pouvant faire craindre la tuberculose.

Phytothérapie

Quelques plantes favorisent puissamment la guérison : le bouillon-blanc, le coquelicot et surtout le drosera.

Bouillon-blanc. L'infusion se prépare avec 20 g de fleurs par litre d'eau. Avoir soin de la passer à travers un linge pour que les poils dont la fleur est couverte n'irritent pas la gorge.

Coquelicot et drosera. Ces infusions s'obtiennent avec 1 pincée de fleurs sèches dans 1 tasse d'eau bouillante. L'infusion de drosera est particulièrement active : elle fait diminuer la fréquence et la durée des quintes et exerce une action favorable sur les vomissements. On peut aussi faire préparer en pharmacie un sirop composé de 2 g de teinture de drosera pour 200 g de sirop de coquelicot.

Oignon. Les gitans utilisent une recette efficace qui n'est autre qu'un sirop d'oignon : 200 g d'oignons hachés macérés 1 nuit dans 200 g de sucre de canne.

▶ 1 cuillerée à café par heure.

Homéopathie

Le traitement homéopathique obtient des résultats palpables.
• Au début, donner *Belladonna* 4 CH puis *Ipeca* 4 CH.
• Pendant la période d'état, utiliser :
- *Drosera* 4 CH si les quintes sont sèches,
- *Coccus cacti* 4 CH si les quintes sont accompagnées d'un rejet de mucosités,
- *China* 4 CH si les quintes se produisent avec spasmes.
• Dans la période de déclin : *Pulsatilla* 4 CH.
Les homéopathes utilisent aussi un remède isothérapique, *Pertussin* en 15 CH qui accélère l'évolution de la maladie et évite les complications.

▶ 1 dose.

Oreillons

Maladie virale, les oreillons se traduisent essentiellement par une inflammation des glandes salivaires, mais peuvent aussi être responsables, chez l'enfant, d'atteintes du pancréas, de méningites virales et de lésions des nerfs auditifs (troubles de l'équilibre, surdité).

L'atteinte testiculaire (orchite, pouvant être responsable de stérilité) ou ovarienne ne s'observe qu'après la puberté : on doit donc cesser de la redouter chez l'enfant.

Après une invasion fébrile de quelques jours, le gonflement douloureux des glandes salivaires est manifeste, l'enfant a le visage déformé, en poire, plus ou moins asymétrique, le gonflement pouvant atteindre aussi bien les parotides (en arrière de l'angle de la mâchoire) que les sous-maxillaires ou les sublinguales.

Phytothérapie

Les oreillons sont une affection grave surtout par ses complications (orchite chez les garçons, ovarite chez les filles). La phytothérapie prend ici toute sa valeur grâce au tropisme hormonal de certaines plantes :
- la sauge, le cyprès, le lierre sont œstrogéniques et conseillés chez le garçon ;

- la fumeterre, le géranium, le genièvre ont un tropisme pancréatique.

Mélange d'extraits fluides
- Géranium : 20 ml
- Cyprès : 30 ml
- Genévrier : qsp 125 ml
▶ 1 cuillerée à café, 2 ou 3 fois par jour.

Bourrache
Utiliser cette plante en décoction : 25 g dans 1 l d'eau. Faire bouillir 3 min. Laisser infuser 15 min.
▶ 4 ou 5 tasses par jour.

Huiles essentielles
• Gélules de poudres tamponnées d'huiles essentielles :
- Cyprès : 50 mg
- Sauge : 10 mg pour 1 gélule
▶ 2 gélules à la fois, 2 ou 3 fois par jour.

Voie cutanée (forme liquide, non grasse)
- Ravensare : 2 ml
- Eucalyptus radié : 1 ml
- Tea-tree : 1 ml
- Camomille noble : 1 ml
- Millepertuis (huile végétale) : 2 ml
- Transcutol : qsp 10 ml
▶ Bébé et enfant : 4 gouttes sur les mâchoires et le cou, 3 fois par jour pendant 5 jours.

Voie rectale
- Ravensare : 40 mg (bébé : 30)

- Lentisque : 15 mg (bébé : 10)
- Origan compact : 15 mg (bébé : 10)
- Whitepsol : qsp 1 suppositoire de 1 g (total : 10)
▶ Bébé et enfant : 1 suppositoire, matin et soir pendant 5 jours.

H. e. hormonales en prévention de la stérilité du garçon
En soluté alcoolique composé :
- Cyprès : 1 g
- Genièvre : 1 g
- Sauge : 1,5 g
- Alcool à 90° : 30 ml
- Orme bourgeon macérat glycériné 1 D : qsp 125 ml
▶ 30 gouttes, 3 ou 4 fois par jour.

Une maladie très *yin*

Les acupuncteurs disent que les oreillons sont une maladie très *yin*, qui peut se déclencher en période d'épidémie, par exemple après avoir mangé une poire, une glace… qui sont très *yin*. Il suffit souvent de compenser par du super *yang* pour juguler cette maladie virale en quelques heures.

• **Chlorure de magnésium** : 20 g dans 1 l d'eau.
▶ 20 à 30 ml toutes les 3 h.
• **Miso** : 1 cuillerée à café dans 1 tasse d'eau chaude.
▶ 4 ou 5 tasses dans la journée.
• **Vitamine C naturelle :** acérola, camu-camu, agrumes.
▶ 1 à 2 g par jour.

Homéopathie

• Hypersalivation, langue chargée, mauvaise haleine, ganglions cervicaux, fièvre, douleurs et sueurs à prédominance nocturne : *Mercurius solubilis*.

▶ 5 granules en 5 CH, 3 à 4 fois par jour.

• Pas d'hypersalivation marquée : *Phytolacca* (en l'absence de rougeur au niveau du gonflement) ou *Belladonna* (en cas de rougeur associée).

▶ 5 granules en 5 CH, 3 à 4 fois par jour.

• Si maux de tête avec douleurs intenses, risque d'une atteinte méningée : *Apis* 15 CH (dose à renouveler) en attendant la venue du médecin.

• Si maux de ventre, risque d'atteinte du pancréas : *Phosphorus* en 15 CH.

• Pour éviter la contamination des enfants de l'entourage : *Trifolium pratense* en 5 CH.

▶ 3 granules, matin et soir, pendant 15 jours.

Rougeole

La rougeole est une maladie épidémique plus volontiers hivernale, infectieuse d'origine virale, très contagieuse par les gouttelettes nasales et la salive. Il arrive que les adultes soient atteints. L'incubation est de 1 à 2 semaines. La maladie débute comme un rhume fébrile. Une conjonctivite avec les yeux injectés de sang peut être le premier symptôme mais le signe caractéristique dit « de Koplik », fait de points blancs entourés d'un halo rose sur la face interne des joues, permet à coup sûr d'établir le diagnostic. L'éruption démarre au 4e ou 5e jour, d'abord sur le cuir chevelu et les tempes, puis elle s'étend sur le cou et le reste du corps. Les points saillants disparaissent plus vite que la pigmentation brune, qui peut persister plus longtemps. L'épisode dure environ

La roséole

La roséole est une maladie virale qu'on observe plutôt dans la première année de vie, mais qui peut malgré tout frapper des enfants au-delà de 3 ans. C'est une affection très bénigne, mais elle inquiète souvent les familles, car elle est responsable d'une fièvre élevée, à 39-40 °C ou plus, qui ne réagit que fort peu aux traitements usuels de la fièvre… Cette fièvre isolée chute brutalement après 3 jours, tandis qu'apparaît une éruption faite de taches rosées, fugace, qui peut passer inaperçue et qui s'atténue de toute façon en quelques heures. Le seul traitement homéopathique de la roséole est le traitement d'une fièvre élevée (voir p. 137).

10 jours, pendant lesquels le patient doit être isolé.

La rougeole peut en particulier se compliquer de problèmes pulmonaires ou d'encéphalites graves : il faut donc prescrire des antibiotiques sans hésiter. Il s'agit en effet d'une maladie grave, responsable de 1,5 million de décès dans le monde par an. La vaccination est conseillée mais pas obligatoire.

La rougeole nécessite une surveillance particulière pour prévenir ou du moins déceler à temps des complications majeures : broncho-pneumonie et otite.

Dans les formes simples, le traitement sera pluridirectionnel avec :
- désinfection systématique du nez et de l'arrière-gorge ;
- utilisation de sirops antitussifs (surtout dans les premiers jours).

Désinfecter le nez et l'arrière-gorge

Traitement local
Pour le nez : 1 ampoule de nitrate d'argent dans chaque narine ou vaporiser un spray, le Rhinargion (granions).
Pour la gorge : 2 possibilités, au choix :
• Collutoire, de préférence avec ce mélange d'huiles essentielles :
- Cannelle
- Origan
- Sarriette : ââ 4 g
- Glycérine : qsp 60 ml.

▶ Badigeonner la gorge, 3 ou 4 fois par jour, avec un tampon.
• Gargarisme (au-delà de 5 ans) avec un décocté :
- Ronces (feuilles) : 50 g
- Noyer (feuilles) : 150 g
Faire bouillir 100 g de ce mélange dans 500 ml d'eau pendant 3 min. Laisser infuser 20 min et filtrer.
▶ 1 gargarisme, 4 ou 5 fois par jour, le plus chaud possible.

Traitement général anti-infectieux
Utiliser ce soluté alcoolique d'huiles essentielles :
- Romarin : 2 g
- Thym : 2 g
- Sarriette : 4 g
- Alcool à 90° : 30 ml
- Tilleul bourgeon macérat glycériné 1 D : qsp 125 ml.
Ce soluté doit toujours être dilué dans 1 tasse de tisane chaude.
▶ 1 goutte par prise et par kg de poids corporel, 3 ou 4 fois dans la journée (maximum : 200 gouttes par jour).

Sirops antitussifs
- Eau de laurier-cerise : 10 g
- Extrait fluide de réglisse : 20 g
- Sirop de Desessarts : 60 g
- Sirop d'érysimum : 60 g
- Sirop de polygala : 60 g
- Sirop de capillaire : qsp 300 ml
▶ 3 ou 4 prises par jour ; adulte : 1 cuillerée à dessert ; enfant de 30 kg

environ : 1 cuillerée à café ; enfant de 20 kg environ : 1/2 cuillerée à café. Pour les enfants au poids inférieur à 15 kg, utiliser plutôt le sirop de capillaire composé de 3 sirops :
- baume de tolu : 30 ml
- eucalyptus : 100 ml
- capillaire : qsp 300 ml

▶ 1/2 cuillerée à café par 5 kg de poids corporel et par prise, 3 ou 4 fois dans la journée.

Homéopathie

Les premiers symptômes surviennent 10 jours après que l'enfant a été contaminé, sous la forme d'une rhino-pharyngite fébrile avec larmoiement important. À ce stade, utiliser les remèdes proposés dans le chapitre 9.

Une vaccination civique

La vaccination contre la rubéole, lorsqu'elle est pratiquée chez le jeune enfant, n'est pas destinée à le protéger, mais à protéger les enfants à naître. En ce sens, c'est une vaccination civique, altruiste.

Il est très bien que les filles attrapent la rubéole car, contractée plus tard, pendant la grossesse, cette maladie risque d'atteindre gravement l'intégrité physique et psychique du bébé.

Rubéole

La rubéole est une maladie virale banale, sans conséquences, sauf en début de grossesse où elle peut être responsable d'un avortement ou d'anomalies graves du futur bébé (malformations auditives, cardiaques, oculaires ou de déficiences mentales).

L'incubation est de 15 jours à 3 semaines. Le diagnostic de rubéole est porté sur 3 signes : fièvre, éruption claire d'abord sur le visage et le cou puis sur le reste du corps, ganglions derrière les oreilles et près de la nuque. L'évolution est habituellement bénigne sur 1 semaine environ et passe, d'ailleurs, bien souvent inaperçue.

On vaccine les jeunes filles aux alentours de la puberté, pour les protéger lors de leurs futures maternités.

Homéopathie

• **Sulfur** en 7 CH pour favoriser l'éruption.

▶ 5 granules, 1 fois par jour, en dehors des repas.

• *Pulsatilla* en 7 CH

▶ 4 granules, 2 ou 3 fois par jour, en dehors des repas.

• Préparation (2 tubes) : *Gelsemium* 7 CH, *Kalium phosphoricum* 5 CH, *Pulsatilla* 7 CH, *Sulfur iodatum* 7 CH (*Sulfur iodatum* est le médicament homéopathique des suites de maladies éruptives ; son action est plus douce que celle de *Sulfur*).

▶ 4 granules, 2 fois par jour, pendant 15 jours environ.

Aromathérapie

La voie externe est un mode d'utilisation simple et efficace : la grande diffusibilité des huiles essentielles permet une pénétration rapide à travers la barrière cutanée. L'application externe comprend :

- les bains aromatiques,
- les onctions et massages à base d'huiles essentielles pures ou d'huiles aromatiques,
- les cataplasmes,
- les mélanges argile / huiles essentielles.

Applications locales en massage

- Laurier noble : 3 gouttes
- Lavande aspic : 3 gouttes
- Tea-tree : 2 gouttes
- Macadamia (huile végétale) : 20 gouttes.

▶ Masser les zones atteintes.

Bains aromatiques

Associant les bienfaits de l'hydrothérapie et de l'aromathérapie, les bains aromatiques constituent une technique simple pour prévenir et traiter de nombreuses maladies infectieuses. Ils peuvent être locaux ou complets.

Bains locaux

Ces bains partiels concernent les mains, les pieds, le siège.

▶ 10 gouttes d'h. e. diluées dans un dispersant (Labrafil ou Disper).

Bains complets

Huiles essentielles à diluer dans un dispersant ou un produit de bain moussant.

▶ Adulte : 25 gouttes ; enfant : 15 à 20 gouttes.

Pour éviter le choc thermique, chauffer préalablement l'eau du bain à 35-37 °C (utiliser un thermomètre).

Inhalations atmosphériques

• **Citron** : excellent pour les enfants fatigués par les infections répétitives.

• **Eucalyptus radié**, très agréable à respirer. Spécifique de la sphère rhino-pharyngée.

• **Géranium odorant :** son odeur suave et forte, et ses propriétés au niveau cutané en font un excellent anti-infectieux cutané.

• **Mandarine :** son parfum doux et apaisant convient aux enfants agités et présentant des troubles du sommeil.

▶ 10 gouttes pour chaque huile essentielle, séance de 15 min, 2 ou 3 fois par jour.

Scarlatine

La scarlatine est une maladie contagieuse provoquée par un microbe : le streptocoque bêtahémolytique du groupe A. C'est une maladie de l'enfance, rare avant l'âge de 2 ans.

La contamination s'effectue surtout par voie aérienne, par inhalation de gouttelettes de salive projetées par les sujets atteints de scarlatine ou porteurs sains du streptocoque. Cela explique les épidémies de scarlatine dans les collectivités d'enfants. La contamination indirecte par l'intermédiaire d'objets souillés ou de la literie est rare.

Manifestations

Après une incubation courte de 2 à 5 jours, la scarlatine se manifeste typiquement par une fièvre élevée d'apparition brutale, qui s'accompagne souvent d'un malaise général, de vomissements et surtout d'une dysphagie (douleurs gênant la déglutition), qui témoigne d'une angine rouge diffuse contrastant avec une langue recouverte d'un enduit blanc jaunâtre (langue saburrale). Au bout de 48 h apparaît une éruption cutanée qui envahit le thorax et les membres en une seule poussée et prédomine aux plis de flexion. Il s'agit de grandes plaques rouges parsemées d'un pointillé rouge plus sombre, ne laissant persister aucun intervalle de peau saine.

Dans le même temps, la langue est le siège d'une glossite (inflammation) caractéristique. L'enduit blanchâtre régresse à partir des bords pour laisser place à une rougeur en forme de V, qui s'étend et donne en quelques jours une langue rouge d'aspect framboisé.

Évolution

La fièvre régresse en 4 ou 5 jours. L'éruption cutanée s'efface en 6 ou 7 jours et entraîne une desquamation de la peau sous forme de larges lambeaux aux extrémités (doigts de gants). La langue entièrement dépapillée, de couleur rouge vif au 7e jour, se reforme progressivement (aspect normal vers le 15e jour).

Les complications de la scarlatine ont vu leur fréquence diminuer considérablement grâce aux antibiotiques : otite, sinusite, laryngite, adénite cervicale sont les complications infectieuses les plus habituelles.

Des complications rénales et articulaires, également possibles, sont bénignes lorsqu'elles surviennent précocement, mais plus graves si elles se manifestent vers la 3e semaine de la maladie. Elles peuvent alors réaliser une glomérulonéphrite aiguë ou un véritable rhumatisme articulaire aigu avec risque d'atteinte cardiaque.

Phytothérapie

Le traitement phytothérapique ne peut s'appliquer qu'aux scarlatines « classiques », même avec complications, à l'exclusion des formes graves (scarlatine hémorragique, foudroyante, etc.).
Pour le traitement local et anti-infectieux, voir Oreillons.

Tisanes

Infusé composé
- Bourrache (fleurs) : 20 g
- Chardon-béni (sommités fleuries) : 50 g
- Chêne (feuilles) : 50 g
40 g de ce mélange dans 1 l d'eau bouillante. Laisser infuser 15 min et filtrer.
▶ 3 ou 4 tasses par jour et selon nécessité.

Décocté composé
- Aulne (écorce) : 30 g
- Gentiane (racine) : 70 g
Faire bouillir 50 g de ce mélange dans 1 l d'eau pendant 10 min. Filtrer.
▶ 3 ou 4 tasses par jour et selon nécessité.

Homéopathie

• **Belladonna** est le médicament le plus courant d'un tel épisode, surtout si la langue et la gorge sont rouge vif, si la fièvre s'accompagne de soif intense, et si la douleur empêche le petit patient d'étancher sa soif.
• **Apis** est parfois indiqué devant des maux de tête, une absence de soif et une éruption rosée avec un certain degré de gonflement.
• **Arum triphyllum** correspond à des muqueuses très rouges, des ganglions douloureux, une hypersalivation et une tendance à s'écorcher les lèvres.
• Dans les suites de la scarlatine, s'il y a des raisons de craindre la persistance d'un foyer microbien streptococcique, utiliser *Streptococcinum* 9 CH.
▶ 5 granules par semaine, pendant plusieurs semaines à plusieurs mois, selon les résultats des examens complémentaires (dosage des antistreptolysines o notamment).
• À titre préventif, il est souhaitable d'administrer à l'entourage, surtout aux enfants, *Belladonna* en 4 à 6 CH.
▶ 3 granules, matin et soir, pendant toute la durée de la maladie.

Varicelle

La varicelle est une maladie infectieuse éruptive, d'origine virale, épidémique, très contagieuse par les gouttelettes nasales et la salive. Elle survient surtout en hiver et au printemps, touche plus volontiers les enfants. L'incubation est en moyenne de 15 jours.

Plusieurs poussées éruptives se succèdent, les lésions passant à chaque fois du stade de simples taches rouges au stade de bulles, petites (vésicules) ou grosses (phlyctènes), puis au stade de croûtes, le tout dans un contexte de fièvre et de démangeaisons variables. Enfin, les croûtes tombent, laissant des cicatrices planes transitoires (si les lésions n'ont pas été grattées, et les croûtes trop tôt arrachées) ou des cicatrices en creux (en cas de grattage ou de bains intempestifs).

Phytothérapie

Voie externe

Pour le prurit, utiliser un de ces gels :
- Phytol de calendula : 10 g
- Phytol de lavande : 10 g
- Phytogel Base : 25 g
Ou :
- Phytol d'hydrocotyle : 10 g
- Phytol de genièvre : 10 g
- Phytogel Base : 25 g
▶ 2 applications par jour.
Lorsque les vésicules commencent à sécher, saupoudrer avec la préparation suivante à base de poudres micronisées :
- Aunée (racine)
- Millefeuille (sommités fleuries) : ââ qsp 50 g
▶ 3 applications par jour.

Voie interne

Il faut assurer un drainage important. Plusieurs formes galéniques :

Mélange d'extraits secs
- Radis noir : 30 mg (adulte : 60)
- Fumeterre : 60 mg (adulte : 120)
- Artichaut : 90 mg (a : 180) pour 1 gélule
▶ 3 gélules par jour, dont 1 le matin à jeun.

Mélange de teintures mères
- Salsepareille : 10 ml (adulte : 20)
- Boldo : 15 ml (adulte : 30)
- Artichaut : qsp 125 ml
▶ 30 gouttes avant chaque repas dans un peu d'eau sucrée.

Homéopathie

• **Au stade des bulles :**
- *Rhus toxicodendron* si les bulles sont de petites tailles, avec démangeaisons et agitation ;
- *Cantharis* s'il s'agit de grosses bulles, de plusieurs mm de diamètre ;
- *Anagallis* s'il s'agit de petites bulles, plus ou moins regroupées en « bou-

quets », et responsables de démangeaisons très vives (surtout dans la paume des mains).

▶ En basses dilutions (4 à 6 CH), plusieurs fois par jour.

• **Au stade des croûtes** : *Mezereum*, en basses dilutions :

▶ 3 ou 4 fois par jour.

• **Au stade des cicatrices,** s'il existe des lésions en creux, « à l'emporte-pièce » : *Kalium bichromicum*.

▶ Matin et soir, 2 à 3 semaines.

Dans la période intermédiaire, quand l'enfant présente encore des lésions bulleuses et déjà des lésions croûteuses, associer ou d'alterner ces différents remèdes.

Les bains aromatiques pour les enfants (voir aussi p. 122).

Déroulement

• Mélanger au dernier moment à l'eau du bain les huiles essentielles diluées dans un dispersant.

• Pour provoquer une vasodilatation des vaisseaux capillaires, faire monter progressivement la température du bain jusqu'à ce qu'apparaisse une légère transpiration sur le front. Arrêter alors l'eau chaude, maintenir 5 min à cette température, puis faire redescendre l'eau à 37 °C.

• Sortir l'enfant de l'eau et l'envelopper d'un peignoir ou d'une couverture.

• Le masser avec un mélange d'huiles essentielles spécifiques de son terrain.

• Lui faire boire une tisane chaude qui favorise l'élimination par la peau des toxines résiduelles.

Recommandations

• N'utiliser que des huiles essentielles de première qualité (100 % pure et naturelle) : elles sont sans risques en cas d'ingestion et de contact avec les yeux.

• Les hydrosols peuvent être employés sans inconvénient en onction.

• Certaines huiles peuvent provoquer des brûlures ou des allergies (clou de girofle, cannelle, poivre, menthe, basilic, romarin). Il est donc sage de tester en commençant par 2 gouttes seulement.

• En période épidémiques, grippales ou maladies infectieuses, le bain aromatique est un puissant modificateur de terrain.

• On peut coupler les bains à l'inhalation d'huiles essentielles à visée sinusale, ORL et pulmonaire.

• Les huiles essentielles les plus recommandées pour les bains aromatiques :

- *Lavande :* calme le système nerveux, soulage les tensions musculaires, procure un sommeil réparateur, guérit les dermatoses infectieuses, convient bien aux enfants et aux bébés.

- *Camomille noble :* favorise le sommeil, apaise les allergies cutanées, soulage les peaux sensibles enflammées, convient aux enfants et aux bébés.

- *Marjolaine des jardins :* antibactérienne puissante, excellente dans les dystonies neuro-végétative.

Chapitre 13 **La convalescence**

Le terme « convalescence » vient du verbe latin *convalescere* qui signifie « reprendre des forces ». La convalescence se définit comme la période intermédiaire entre la fin d'une maladie et le retour à la santé physique et psychique. Le convalescent est particulièrement affaibli après une maladie aiguë ou une longue affection chronique pendant laquelle le malade n'a pu se nourrir correctement. Pâle, amaigri, il doit retrouver suffisamment d'appétit pour reconstituer ses forces. Pour raccourcir cette période :

- tout d'abord procéder à une désintoxication qui consiste à éliminer les toxines et toutes les conséquences des thérapeutiques. Pour cela, il faut ouvrir les émonctoires, qui sont des organes d'élimination : les intestins, les reins (privilégier les eaux peu minéralisés), la vésicule biliaire, la peau, le carrefour ORL, l'appareil gynécologique.

- puis renforcer les défenses naturelles ou immunitaires avec une nutrithérapie (vitamines, oligo-éléments, antioxydants), des plantes, des huiles essentielles et une alimentation légère au départ.

Modifier les habitudes alimentaires

• Supprimer l'alcool.

• Consommer des aliments contenant de la vitamine C : agrumes (citron, orange, pamplemousse…), légumes verts (céleri, oseille, persil, raifort, chou vert), fruits (cassis, kiwis mais aussi fraise, framboise, groseille…).

• Consommer des aliments ou des condiments connus pour leur action anti-infectieuse : ail, oignon, thym, cannelle, menthe, origan…

• Ajouter des aliments tonifiants (gingembre, ginseng…) ou riches en acides aminés, vitamines, minéraux… (pollen, gelée royale).

Phytothérapie

La cannelle de Ceylan

La cannelle a des propriétés stimulantes certaines sur les systèmes respiratoire et circulatoire. Elle augmente aussi la sécrétion du suc gastrique et stimule l'ensemble des fonctions digestives.

Tonifiante, elle est utile aux convalescents, et pour les personnes fatiguées qui manquent d'appétit. C'est ainsi qu'on la recommande spécialement dans les cas d'asthénie post-grippale. D'ailleurs, la cannelle est aussi un excellent préventif de la grippe et des refroidissements.

Le vin chaud à la cannelle est un vin médicinal qui possède des propriétés toniques et stimulantes incontestables, utilisées d'ailleurs dans la potion de Todd (sirop pectoral à base de teinture de cannelle diluée dans du sirop et de l'eau-de-vie ou du rhum, employée comme anti-grippe).

La cannelle a également la réputation d'être dynamisante et aphrodisiaque, et le vin obtenu par macération de 50 g de cannelle de Ceylan et de 30 g de vanille dans 1 l de Frontignan a connu une grande renommée.

L'échinacée

L'échinacée est une plante vivace, cultivée, très commune dans les jardins. Dès le début du xxᵉ siècle, des chercheurs se sont intéressés à sa composition chimique. C'est aussi à partir de cette époque que la plante fit son apparition en Europe où elle fut recommandée pour le traitement de divers processus septiques, de brûlures, d'acné et de furonculose. Ce n'est qu'en 1950 qu'une première substance intéressante fut isolée : l'échinocoside, qui a montré un léger effet antibiotique contre les staphylocoques et les streptocoques.

La plante contient aussi des flavonoïdes et des huiles essentielles formées de substances qui ont montré un effet inflammatoire assez marqué dans divers modèles expérimentaux. Tous ces travaux indiquent que l'échinacée appliquée sur les plaies et les blessures en favorise la guérison.

Ce médicament a montré assez rapidement un effet bénéfique en cas de grippe. Ce succès thérapeutique incita des scientifiques à tester cette préparation pour des activités antivirales. Cependant, la substance active n'a pas pu être mise en évidence. Les préparations à base d'échinacée sont immunostimulantes : elles augmentent les mécanismes de défense de l'organisme et préviennent ainsi les états grippaux et infectieux.

On peut prendre l'échinacée sous forme de teinture mère (1 flacon de 125 ml).
▶ 2 fois 50 gouttes dans l'eau.

Le chêne

Cet arbre de grande taille, familier de nos forêts, très robuste, largement exploité pour la construction navale, possède une activité défatigante, tonique, revitalisante, immunostimulante, très utile pour les phases de convalescence.
Faire préparer 1 flacon de 60 ml de bourgeons de chêne en 1 DH.
▶ 25 gouttes dans un peu d'eau, 3 fois par jour.

L'éleuthérocoque

L'éleuthérocoque, ou « buisson du diable », est une plante aux vertus tonifiantes de la même famille que le ginseng et le lierre, originaire des plaines de Sibérie où il pousse en abondance. Il est très largement utilisé par les sportifs car il augmente la résistance à la fatigue physique et intellectuelle.
Faire préparer 1 flacon de 60 ml de teinture mère.
▶ 25 gouttes dans un peu d'eau, 3 fois par jour.

Le ginseng

Le ginseng, plante mythique vénérée en Chine depuis 4000 ans, longtemps réservée à l'empereur et aux grands seigneurs, possède de nombreuses pro-

---

Préparations phytothérapiques pour la convalescence

Des gélules
- Extraits secs :
- Ginseng : 50 mg
- Myrtille : 50 mg
- Cassis : 100 mg
- Éleuthérocoque : 150 mg pour 1 gélule.
▶ 2 à 4 gélules par jour.
- Poudres micronisées :
- Chardon-béni : 100 g
- Chicorée : 100 g
- Gentiane : 100 g pour 1 gélule.
▶ 2 à 4 gélules par jour.

Un mélange d'extraits fluides
- Myrtille : 20 ml
- Saule
- Prèle : ââ qsp 125 ml.
▶ 1/2 cuillerée à café, 2 ou 3 fois par jour, diluée dans 1 tasse de tisane.

Un vin de cerises
Faire cuire 1 kg de cerises à feu doux dans 1 l de vin rouge. Sucrer.
▶ 2 ou 3 verres à madère par jour.

priétés : il est surtout réputé fortifiant, stimulant physique, aphrodisiaque, anti-stress, antidépresseur, revitalisant. L'appellation *Panax* (dont le nom vient de panacée) de la variété principale rend bien compte de l'étendue de son action. Faire préparer 1 flacon de 60 ml de teinture mère.

► 25 gouttes dans un peu d'eau, 3 fois par jour.

Aromathérapie

Il existe 3 huiles essentielles particulièrement recommandées lors d'une convalescence pour leurs propriétés dynamisantes : la menthe poivrée, le romarin à verbénone et le ravensare aromatique.

► 2 gouttes de chacune d'elles dans un peu de miel, 2 fois par jour.

La menthe poivrée

La menthe poivrée recèle une huile essentielle très polyvalente : anti-infectieuse et anti-inflammatoire, en application locale (zona), antalgique, stimulante générale et neurotonique. Son efficacité est rapide : bien utilisée, elle apporte vite une sensation de soulagement et de bien-être. On peut prendre l'huile essentielle de menthe poivrée par voie orale, par la peau et en diffusion (à faible dose car agressive pour les yeux).
Après la prise d'antibiotiques :

► 1 goutte + 1 goutte de citron ou d'aneth, sur un support (sucre de canne), 4 fois par jour.

Attention : ne pas abuser de cette huile essentielle et ne pas en donner aux enfants en bas âge (avant 5 ans). Il est recommandé de l'utiliser en association avec d'autres huiles essentielles.

Le romarin

Selon l'origine du romarin, la spécificité biochimique de l'huile essentielle varie. En Afrique du Nord, le 1,8 cinéole prédomine ; dans le midi de la France, le camphre est majoritaire ; en Corse, c'est l'acétate de bornyle et la verbénone. Les 3 huiles essentielles existantes ont donc des propriétés différentes : celle du Midi est tonicardiaque mais hépatotoxique à cause de son taux de camphre ; celle de Corse a une action sur la sphère hépatique. Le romarin à cinéole fournit une huile essentielle proche de celle de l'eucalyptus radié et

du ravensare aromatique. Elle est spécifique des affections ORL et broncho-pulmonaires :
- mucolytique, expectorante,
- antalgique externe,
- tonique circulatoire,
- tonique musculaire,
- régulatrice nerveuse et cardiaque,
- régulatrice endocrinienne importante.
On la prescrit dans l'asthénie nerveuse et mentale.

Le ravensare aromatique

Appelé aussi « muscade de Madagascar » ou « noix de girofle », cet arbre à l'écorce rougeâtre, proche du laurier, est l'arbre-médecine des Malgaches. Son huile essentielle, exceptionnelle, a des propriétés très nombreuses :
- anti-infectieuse (infections ORL et broncho-pulmonaires) ;
- antivirale et stimulante immunitaire,
- neurotonique et stimulante, en cas de fatigue physique ou nerveuse (c'est un rééquilibrant nerveux, non excitant, utile en cas d'insomnie, dépression, angoisse) ;
- décontractant musculaire et antalgique.
▶ Frictionner la nuque et la colonne vertébrale avec 5 gouttes.

Homéopathie

Silicea. Origine minérale : la silice, extraite autrefois du quartz ou du silex ; un des médicaments homéopathiques des infections traînantes ; un profil particulier : sujet maigre, fatigué, frileux, déminéralisé.

Sulfur iodatum. Origine chimique : l'iodure de soufre ; le médicament homéopathique des suites de maladies éruptives ; signe caractéristique : persistance de petits ganglions pendant un certain temps à la suite de l'épisode infectieux.
▶ 5 granules de chaque en 7 CH, 1 fois par jour, loin des repas, pendant 2 ou 3 semaines.
On peut aussi prendre 1 dose (en 15 CH) de *Pulsatilla* ou de *Tuberculine aviaire* (T.A.).

Un aliment naturel de la convalescence : la gelée royale

L'effet de la gelée royale sur les abeilles est tout à fait phénoménal ! Rappelons que les larves d'ouvrières sont nourries à la gelée royale durant les 2 premiers jours de leur développement (après quoi elles passent à un régime de miel, de pollen et d'eau), tandis que les larves royales continuent d'être alimentées avec ce super-aliment pendant encore 3 jours. Or ces 3 jours sont déterminants puisqu'ils permettent à la larve traitée à la gelée royale de devenir non seulement une reine, mais de multiplier son poids… 1250 fois !

Ensuite, la reine est exclusivement nourrie à la gelée royale toute sa vie… qui est 44 fois plus longue qu'une vie d'ouvrière (5 ans au lieu de 6 semaines).

Évidemment, les humains n'ont pas le métabolisme des abeilles, et les effets de la gelée royale sont donc nettement moins spectaculaires sur eux. De plus, les doses prescrites (0,3 g par jour) ne permettent pas de stocker beaucoup de substances vitales contenues dans la gelée royale. En dehors des glucides, protides, lipides, sels minéraux, vitamines (notamment B5), antibiotiques et ADN qu'elle recèle, il reste environ 3 % de substances non identifiées dans la gelée royale. Le mystère entourant ce merveilleux aliment reste donc entier.

La vitamine B5 joue un rôle essentiel dans le métabolisme cellulaire, permettant notamment le métabolisme des lipides, des glucides et des acides aminés ; sans acide pantothénique, il n'y a pas assimilation des aliments ! De plus, cette vitamine B5 stimule les cortico-surrénales et augmente la production d'adrénaline, ce qui ne manquera pas d'intéresser toute personne stressée.

Consommer de préférence la gelée royale conditionnée en mélange avec du miel (à raison de 3 g pour 125 g de miel pendant 21 jours).

Les mélanges de ginseng et de gelée royale peuvent convenir à ceux qui auraient du mal à supporter le ginseng seul.

Le mélange offre une indéniable synergie, quelquefois renforcée encore par la présence de vitamine E. C'est, en tout cas, une cure relativement efficace, à faire sur 3 semaines, renouvelable chaque trimestre.

Oligothérapie

Les apports d'oligo-éléments se font habituellement par l'alimentation qui doit être variée et de qualité. Lorsqu'il y a carence, ils peuvent être administrés sous forme de médicaments.

▶ *Cuivre - Or - Argent* : 1 ampoule le matin à jeun, pendant 15 jours.

« *Remèdes de bonne femme* »

Après une maladie infectieuse, le patient a perdu beaucoup de forces. Bien souvent il est déminéralisé et doit reconstituer son stock d'oligo-éléments, de vitamines et de minéraux. Il existe beaucoup de légumes, de plantes et de vins médicinaux capables de restituer toutes ces pertes d'éléments précieux afin de relancer la machine :

• **L'acide folique** : peu abondant dans les plantes ; les amarantes, l'asperge, le chou, l'endive, l'épinard et le persil contiennent ce nutriment essentiel.

• La dose conseillée de **zinc** est de 100 mg par jour. Certains aliments en sont une bonne source : épinard essentiellement mais aussi concombre, haricots verts, asperges, pruneaux et surtout les huîtres.

• **La carotte** : 200 g de carottes râpées, tous les jours, ou en jus centrifugé.

• **La prèle** : 2 tasses par jour en cures discontinues de 20 jours (la silice qu'elle contient en quantité favorise la production des globules sanguins).

• **Racine de raifort** : faire bouillir 10 à 15 g de racine de raifort coupée finement dans 1/2 d'eau pendant 10 min.

▶ 2 ou 3 tasses par jour.

• **Vin de quinquina** : quinquina gris en poudre : 60 g ; alcool : 100 cc
Faire macérer 4 jours et verser la macération dans 1 l de vin du Médoc (contient potassium, phosphore, tanin, fer et vitamine C). Laisser macérer à nouveau 1 semaine. Filtrer et sucrer.

▶ 1 verre avant le repas de midi.

• **Décoction** :
- Racine de pissenlit : 5 g
- Racine de tormentille : 5 g
- Absinthe: 5 g
- Blé : 20 g
- Orge : 20 g
- Avoine : 20 g
- Racine séchée de gentiane jaune : 15 g

Faire bouillir ce mélange dans 1,5 l d'eau, jusqu'à réduction de moitié. Laisser décanter. Faire bouillir à nouveau et verser sur de la menthe ou 1 zeste de citron. Laisser infuser 10 min. Sucrer au miel d'acacia.

▶ À boire en plusieurs fois dans la journée.

Petit dictionnaire des plantes citées

Ananas

L'ananas fut découvert par Christophe Colomb, en 1493, en Guadeloupe. Les aborigènes le nommaient « nana ». L'enzyme qu'il contient, la bromélaïne, concentrée surtout dans la tige, se trouve aussi en petite quantité dans le fruit. Sa forte action anti-inflammatoire permet de résorber les œdèmes localisés.

Arbre à thé (*tea-tree*)

Voir Melaleuque.

Artichaut

Riche en potassium, en vitamines, en phosphore et en manganèse, l'artichaut est un bon légume pour redonner tonus et vitalité. Si sa feuille est utilisée en décoction pour lutter contre les affections hépatiques, une infusion de ses racines dans l'eau bouillante contribue à faire baisser la fièvre.

Bardane

Grande herbe de 1 m de haut qui pousse en France, dans tous les terrains incultes. C'est peut-être la plus spectaculaire des plantes médicinales. Elle a une action comparable à celle de la pénicilline.

Des travaux menés simultanément par des scientifiques anglais, américains et français ont prouvé récemment que sa racine contient un antibiotique naturel particulièrement efficace pour détruire les staphylocoques, les streptocoques et les pneumocoques. Cette découverte explique les succès obtenus pendant des milliers d'années par les anciens qui soignaient tous les anthrax et abcès avec de la pulpe fraîche de bardane, en applications locales.

La bardane, longtemps utilisée en cataplasmes, est très anti-infectieuse au niveau de la peau. Elle possède une grande activité dépurative qui permet de la recommander aussi bien lors d'un épisode de fièvre que pour des problèmes chroniques de peau ou des rhumatismes.

Parce qu'elle contient une substance qui réduit le taux de sucre dans le sang, la bardane est prescrite pour soigner la furonculose et, en cas de diabète, pour réduire la glycémie.

En raison de ses effets diurétiques et sudorifiques qui facilitent les fonctions d'élimination de l'organisme, la racine de bardane est prescrite dans les traitements contre la goutte et les rhumatismes.

La bardane est également reconnue pour son effet veinoprotecteur.

Bourrache

Le nom de *bourrache* dériverait, selon certains, de *abu rach*, terme arabe signifiant « père de la sueur » et dû à ses propriétés sudorifiques. La plante entière fleurie, en infusion, est employée en antiviral, pour soigner toute affection due au froid, accompagnée de fièvre, et dans des maladies telles que la scarlatine, la rougeole et la varicelle.

Elle fait partie de la « tisane des quatre fleurs » qui est un grand classique, parfaitement efficace pour soulager les affections respiratoires saisonnières : rhume, bronchite, grippe.

Utiliser les fleurs fraîches.

(Grande) camomille

Le nom latin de la grande camomille, *chrysanthemum*, vient du grec *chrysos* qui veut dire « or », et *parthenos*, « jeune fille ». Dans l'Antiquité, les feuilles étaient en effet utilisées pour soigner les douleurs et les migraines dues aux règles.

Dans certains pays, on utilise l'huile essentielle en la respirant. En effet, son parfum extrêmement pénétrant, désagréable, permet d'obtenir un bon résultat dans les migraines et d'éviter l'inconvénient de son goût amer.

C'est également un antispasmodique et un neurasthénique.

On peut l'employer aussi pour faire chuter la fièvre.

Camomille romaine

La camomille romaine (*Anthemis nobilis*) est mentionnée dans les écrits, à partir du XVIe siècle en Angleterre, comme une mauvaise herbe. Aujourd'hui, elle est cultivée, surtout en Anjou. Son huile essentielle (0,4 à 1,5 %) doit sa couleur bleu clair à des traces de chamazulène, qui a des propriétés anti-inflammatoires.

La camomille possède de nombreuses propriétés digestives ; elle est anti-allergique et antispasmodique douce, ce qui permet de l'utiliser à la fois contre les coliques du nourrisson et les douleurs gastriques ou intestinales de l'adulte, elle favorise la digestion, raison pour laquelle elle entre dans la composition de plusieurs tisanes digestives du commerce, elle peut être utilisée contre nausées et vomissements, ses propriétés sédatives la rendent efficace pour calmer les états de nervosité ou d'irritabilité. Le goût de pomme de la variété allemande a fait son succès et la rend agréable d'utilisation.

Cannelle de Ceylan

Le cannelier est un petit arbre qui croît aux Antilles, en Inde, au Viêt-Nam, à Java et surtout à Ceylan, et dont on utilise seulement l'écorce. De couleur fauve, celle-ci se présente sous la forme de petits tuyaux résultant de son enroulement sur elle-même. On la coupe en petits fragments afin qu'elle soit plus perméable à l'eau et qu'elle rende le maximum de substances. Cette écorce contient des sucres, du mucilage, du tanin, une essence renfermant notamment de l'aldéhyde cinnamique, substance qui possède une forte activité contre certaines bactéries.

La cannelle a des propriétés stimulantes certaines sur les systèmes respiratoire et circulatoire.

Elle augmente aussi la sécrétion du suc gastrique et stimule l'ensemble des fonctions digestives.

Tonifiante, elle est utile aux convalescents, et pour les personnes fatiguées qui manquent d'appétit. C'est ainsi qu'on la recommande spécialement dans les cas d'asthénie post-grippale. D'ailleurs, la cannelle est aussi un excellent préventif de la grippe et des refroidissements.

Capucine

Les conquistadores de Pizzarre la rapportèrent de la cordillère des Andes en même temps que l'or des Incas. Son nom savant vient du grec *tropaion* qui signifie « trophée » ; en effet, la fleur et la feuille évoquent le casque et le bouclier composant les trophées dont certains monuments sont ornés. Son nom commun évoque le mot « capuce » ou capuchon, à cause de la forme de sa fleur qui ressemble à un capuchon de moine. Le docteur Leclerc mit en valeur ses propriétés expectorantes qui fluidifient les sécrétions bronchiques. Il la recommandait contre la bronchite chronique, l'emphysème où elle agit sans doute comme les autres végétaux à essence sulfurée (par exemple l'ail).

Carotte

La carotte est riche en sucres (glucose et saccharose), en pectine et en mucilage. Ces composants constituent un anti-diarrhéique majeur, permettant de réguler l'intestin et de cicatriser la muqueuse irritée. (Les mucilages sont des substances végétales qui gonflent sous l'action de l'eau en prenant une consistance gommeuse qui leur donne des propriétés adhésives et épaississantes. Ils sont utilisés comme régulateurs du transit intestinal.)

La pulpe fraîche de carotte s'applique sur les inflammations de la peau, l'eczéma, les ulcères et les brûlures. Elle calme le prurit et facilite la cicatrisation.

Cat's claw (ou Griffe-de-chat)

Plante de la forêt tropicale amazonienne. Son écorce contient des principes actifs, des alcaloïdes, qui renforcent le système immunitaire. Des études sur les animaux ont montré que la prise d'extrait de *cat's claw* stimulait la prolifération des lymphocytes et augmentait le nombre de globules blancs. Ces résultats ont été confirmés par une étude portant sur des volontaires en bonne santé.

Citronnier

Les marins anglais furent les premiers à recevoir des rations quotidiennes de citrons, aussitôt que le voyage durait plus de 15 jours, car cet agrume est un puissant antiscorbutique. Il est également fébrifuge, anti-rhumatismal, diurétique, astringent, vermifuge, tonique hépatique, antinévralgique, antiseptique et bactéricide.

On ajoute du citron aux huîtres car, même à dose infime, en 15 min, il les débarrasse de 93 % de leurs bactéries. Le citron tue le bacille du choléra, de la diphtérie, de la typhoïde.

Cresson

Le cresson, plante de la famille des crucifères, est connu depuis longtemps pour ses propriétés diurétiques. Riche en iode et surtout en vitamine C, il joue un rôle anti-infectieux et anti-toxique en renforçant les défenses immunitaires. Il contient également du fer, du phosphore, des vitamines A, B1 et B2.

Échinacée

L'échinacée, plante cultivée, commune dans les jardins, également connue sous le nom de *bleuet pourpre*, appartient à la famille des marguerites. Elle est utilisée depuis longtemps par les Indiens d'Amérique du Nord pour stimuler le système immunitaire. Sa capacité à combattre les virus du froid et les infections respiratoires est bien connue.

L'échinacée, plante majeure dans la stimulation des défenses immunitaires, aide à la destruction des champignons par les globules blancs.

Des études ont montré que l'échinacée augmente la production d'anticorps, réduit l'inflammation et favorise la migration des globules blancs vers les sites de l'infection.

Éleuthérocoque

L'éleuthérocoque, ou « buisson du diable », est une plante aux vertus tonifiantes, de la même famille que le ginseng et le lierre, originaire des plaines de Sibérie où il pousse en abondance. Il est très largement utilisé par les sportifs car il augmente la résistance à la fatigue physique et intellectuelle.

Érysimum (appelé aussi vélar)

« *Appelé à soigner des malades que leur profession expose à fatiguer l'organe de la phonation, prédicateurs, acteurs, professeurs*, écrit le docteur Henri Leclerc, *j'ai vu ce simple remède leur procurer un réel soulagement : diminution de l'enrouement, atténuation des symptômes douloureux, de la sécheresse et de l'inflammation du pharynx.* »

Comme la dessiccation fait perdre une grande partie de son efficacité à l'érysimum, il faut l'employer frais. Mais si cela est impossible, utiliser la plante récoltée au moment de la fructification (juillet-août) et conservée soigneusement à l'abri de l'air et de l'humidité.

Eucalyptus

On l'appelle aussi *arbre à la fièvre, gommier bleu de Tasmanie*.

Originaire d'Australie, l'eucalyptus est un très grand arbre ornemental pouvant atteindre plusieurs dizaines de mètres de haut, utilisé depuis toujours par les aborigènes pour lutter contre les infections et les fièvres. Ses longues feuilles sont tantôt distillées fraîches pour préparer l'huile essentielle, tantôt séchées pour préparer les médicaments. Parmi les 600 espèces existantes d'eucalyptus, la variété *globulus* donne une huile essentielle spécifique des voies respiratoires basses, et la variété *radiata* une huile essentielle spécifique des voies respiratoires hautes (sphère rhino-pharyngée). Elle agit principalement comme décongestionnant, expectorant et anti-infectieux.

Genièvre

Arbuste aux feuilles piquantes qui pousse dans le centre et le sud de la France. Tout le monde connaît ses baies pour les avoir mangées dans la choucroute. Mais elles ont aussi de nombreuses propriétés médicinales.

Le genièvre est actif contre la grippe et la bronchite. Il contient un camphre, désinfectant naturel, qui aseptise les voies respiratoires et le rend précieux en cas d'épidémie.

Gentiane

Synonymes : gentiane jaune, grande gentiane, quinquina des pauvres, quinquina indigène.

La gentiane est la reine « des amers indigènes ». Dénuée d'astringence et de toxicité, elle est l'amer parfait. Elle est donc apéritive et peut être utilisée même par les enfants. C'est un stimulant, un tonique général qui augmente le nombre de globules blancs. Dans les cas de paludisme, c'est un adjuvant à la quinine.

Fait partie, comme la camomille et l'écorce de chêne, de l'excellent « fébrifuge français ».

Gingembre

C'est l'une des espèces les plus estimées depuis l'Antiquité pour ses propriétés antipyrétiques (qui diminuent la fièvre).

Il s'agit d'une plante dénuée de toxicité, et il n'y a probablement aucun inconvénient à boire de la tisane de gingembre, manger du gingembre confit, ou boire par petites gorgées des boissons au gingembre.

Ginseng

Le ginseng, plante mythique vénérée en Chine depuis 4000 ans, longtemps réservée à l'empereur et aux grands seigneurs, possède de nombreuses propriétés : il est surtout réputé fortifiant, stimulant physique, aphrodisiaque, anti-stress, antidépresseur, revitalisant. L'appellation *Panax* (de *panacée*) de la variété principale rend bien compte de l'étendue de son action.

Un certain nombre d'études ont montré que le ginseng exerce un effet modulateur sur le système immunitaire. Il renforce le système immunitaire notamment face à l'agression des virus de la grippe.

En effet, le ginseng recèle des triterpénoïdes, l'homologue végétal de la cortisone (le ginseng est une plante adaptogène).

Girofle

L'huile essentielle de girofle est antiseptique, calmante, antispasmodique alors que les bourgeons séchés, surtout appréciés chez nous en tant qu'épices, sont considérés comme une panacée dans toute l'Asie du Sud-Est.

Hêtre

Grand arbre des forêts, à une altitude élevée. On le trouve en Europe, en Asie, en France sauf dans le midi méditerranéen et dans le Sud-Ouest. C'est dans l'industrie pharmaceutique qu'il est fait le plus grand cas du hêtre. La créosote extraite de son écorce est un puissant désinfectant des poumons, et beaucoup de sirops en contiennent.

Lis

Appelée aussi « lis de Saint-Antoine » et « rose de Junon », cette plante a des fleurs blanches très odorantes (avec 3 pétales disposés en grappe). Le lis recèle une essence, du fer et du bore. C'est un excellent antiseptique et un calmant assez puissant car il agit sur la peau en arrêtant la prolifération des bactéries.

C'est aussi une plante vulnéraire, c'est-à-dire qu'elle active la cicatrisation des blessures, des brûlures, des coupures, des gelures, suivant qu'elle est macérée dans l'huile d'olive ou dans l'eau-de-vie.

Le lis est utilisé dans les soins de la peau (radiodermites) ainsi que pour la beauté.

Marrube blanc

On l'appelle aussi *aide-de-Dieu*, *herbe à la Vierge*, *Mont-Blanc*.

Composition : une huile essentielle, la marrubine, qui ne se trouve que dans la plante séchée, la choline, la saponine, une matière mucilagineuse, du tanin, de la résine, du sel de potassium, de la vitamine C.

Cette plante, avec le coriandre, la chicorée, l'ortie piquante et le raifort, fait partie des 5 plantes amères que les juifs doivent utiliser au moment de leur pâque qui commémore leur sortie d'Égypte.

Depuis l'Antiquité, on utilise le marrube blanc contre la toux et les affections respiratoires. Il a, avant l'avènement des antibiotiques, longtemps fait partie du traitement de la tuberculose.

Ses propriétés thérapeutiques et ses indications sont diverses : catarrhes chroniques, asthme, humide bronchite, toux rebelle, coqueluche, gastrite, entérite, manque d'appétit, paludisme.

Le marrube blanc est une panacée toujours utile dans la petite herboristerie familiale : il est désinfectant, expectorant, apéritif, tonique, décongestif, il aide le foie et fortifie les muqueuses.

Le marrube blanc est béchique ; c'est un expectorant et un désinfectant, efficace dans les affections pulmonaires avec sécrétions bronchiques que la plante fluidifie, la bronchite chronique et l'asthme surinfecté.

Melaleuque (arbre à thé ou *tea-tree*)

Son nom d'arbre à thé vient de son utilisation comme boisson pour remplacer le thé par les marins de Cook. Le mélaleuque possède de grandes propriétés antiseptiques.

Le *Melaleuca alternifolia* est un arbre australien croissant dans les Nouvelles-Galles du sud, et sur les terrains sableux des bords de rivière du Queensland du sud. Des essais de cultures se sont avérés très positifs. Il faut définir précisément son genre botanique car, sous le terme *tea-tree*, une myrtacée, se retrouvent des plantes très variées et différentes.

Il importe donc, en aromathérapie, de choisir rigoureusement *Melaleuca « alternifolia »* ; *Melaleuca quinquenervia* à feuilles alternées est connu comme étant le niaouli ; *M. leucadendron* est aussi appelé melaleuque blanc ; *Melaleuca cajeputi* est le *cajeput*. Ces précisions montrent l'absolue nécessité de la définition rigoureuse des matières premières car des différences considérables de propriétés thérapeutiques accompagnent ces espèces.

Menthe poivrée

La menthe poivrée recèle une huile essentielle très polyvalente : anti-infectieuse et anti-inflammatoire, en applications locales (zona), antalgique, stimulante générale et neurotonique. Son efficacité est rapide.

Cette huile essentielle tue le staphylocoque en 3 h 30. Elle neutralise le bacille de Koch.

Attention : ne pas abuser de cette huile et ne pas en donner aux enfants en bas âge (avant 5 ans).

Mûre

Les mûres, fruits de la ronce (*Rubus fructicosus*), plante de la famille des rosacées, constituaient déjà une nourriture pour les populations de la préhistoire, comme le prouvent de nombreuses graines de mûres trouvées sur certains sites néolithiques. Au IVe siècle av. J.-C., Théophraste lui attribue la propriété de resserrer et de contracter les tissus et les vaisseaux capillaires et de diminuer les sécrétions muqueuses.

Elle est commune en Europe, en Asie et en Afrique du Nord.

La feuille et les fruits de la ronce sont très riches en tanin, qui a un effet bénéfique sur les petits vaisseaux, lutte contre les bactéries et empêche les mycoses.

Oignon

L'oignon (*Allium ceps*) est apprécié depuis l'Antiquité pour ses vertus anti-infectieuses. Il contient des sels, une essence, des composés soufrés organiques et des enzymes (oxydases, diastases) capables de dissoudre certaines substances à leur contact. Attention, l'ébullition retire leurs propriétés aux diastases.

La composition de l'oignon permet de relâcher et de ramollir les tissus enflammés, de calmer l'inflammation, de lutter contre l'infection et la douleur...

L'oignon (*Allium cepa*), plante de la famille des liliacées contient des sels, une essence, des composés soufrés organiques et des enzymes (oxydases, diastases) capables de dissoudre certaines substances à leur contact.

L'oignon favorise le rejet des produits formés dans les voies respiratoires et empêche ou diminue l'infection.

Olivier

En 1969, des chercheurs médicaux ont isolé un composant actif de la feuille d'olivier – l'*élénolate de calcium* – capable de détruire les microbes pathogènes.

L'extrait de feuilles d'olivier contient également des flavonoïdes, des esters et de nombreux iridoïdes, formant ainsi une structure moléculaire complexe. Il apparaît que des micro-organismes nuisibles ne peuvent pas développer facilement une résistance face à la structure complexe de l'extrait.

En interférant dans le processus des acides aminés des agents pathogènes, l'extrait de feuilles d'olivier les empêche de se reproduire et de générer des microbes supplémentaires dans l'organisme. De plus, des études suggèrent que l'élénolate de calcium peut pénétrer les cellules malades du corps et freiner la reproduction des cellules porteuses d'un virus.

La prédominance des mycoses peut être directement reliée à la prescription très répandue des antibiotiques ainsi qu'aux aliments contenant des antibiotiques tels que les viandes, les volailles, les produits laitiers et les œufs. L'extrait de feuilles d'olivier offre une méthode naturelle et peu onéreuse aux problèmes fongiques et une action anti-parasitaire puissante contre ces envahisseurs.

Parmi les parasites les plus communs détruits par l'extrait de feuilles d'olivier : les amibes, le cryptosporidia, les giardia, les toxocariens, l'enterobacter, le ténia, la teigne et le protozoaire responsable de la malaria.

L'extrait de feuilles d'olivier est un puissant antioxydant similaire aux flavonoïdes et aux proanthocyanadines. Ce sont ces éléments eux-mêmes qui protègent l'ensemble des tissus et plus particulièrement le cœur et le système cardio-vasculaire des ravages des radicaux libres.

Il est aussi efficace dans les cas suivants : fatigue chronique, virus d'Epstein Barr, fibromyalgie, inflammations articulaires, affections hivernales et affections tropicales (paludisme).

Ortie

L'ortie, dont l'histamine et l'acide formique contenus dans ses poils lui confèrent ses propriétés urticantes, est une plante à la foie dépurative, tonique, reminéralisante… et efficace sur les problèmes cutanés.

Pamplemousse

la découverte eut lieu en 1980, sur un tas de compost. En effet, un jardinier découvrit un jour que les pépins de pamplemousse de son compost ne pourrissaient pas. Or, ce jardinier était aussi médecin physicien, lauréat du prix Einstein et immuno-biologiste. Derechef, le phénomène fut reproduit dans son laboratoire où il apparut rapidement que les graines de pamplemousse recelaient une substance à la fois plus puissante et moins nocive que tout antibiotique connu. L'action de l'extrait de pépins de pamplemousse s'étend à environ 800 souches de bactéries et de virus, et à environ 100 souches de champignons, ainsi qu'à un très grand nombre de parasites unicellulaires.

Son action anti-microbienne se développe à une concentration moyenne de 1000 ppm (parties par million) ce qui correspond à 8 gouttes par verre d'eau environ. Des essais comparatifs en concurrence avec 30 antibiotiques puissants et 18 antimycotiques ont été établis par des équipes de recherche internationales. Dans chaque essai, l'huile de pépins de pamplemousse était d'un effet équivalent ou supérieur sur les souches présentes. Le produit est dépourvu de toxicité. Il faudrait absorber 4000 fois la dose normale pour atteindre des effets d'empoisonnement.

L'extrait de pépins de pamplemousse aide les défenses immunitaires, alors que les antibiotiques classiques les inhibent.

Au niveau intestinal, alors que l'extrait des pépins de pamplemousse inhibe les bactéries nocives, il ne touche absolument pas aux indispensables bifidus (ferments lactiques) et ne diminue que très peu les bactéries. De plus, l'ensemble de la flore se trouve améliorée.

Pensée sauvage

Petite plante de la famille des violettes, qui sert depuis toujours à soigner les maladies de la peau. Elle possède en effet une action détoxifiante intéressante, par exemple contre les démangeaisons, l'acné ou l'eczéma.

Phytolaque

La racine de phytolaque, plante originaire d'Amérique du Nord, était utilisée par les Indiens pour soigner les plaies et les maladies de la peau. Elle est très efficace à la fois contre la douleur du mal de gorge et l'infection.

Piloselle

Synonymes : *épervière, herbe à épervier, oreille de souris.*
Cette plante est tonique, antiseptique, sédative, diurétique. Elle est

employée dans la convalescence et la fièvre de Malte.

Cette plante renferme du tanin et du manganèse en forte proportion, un principe amer, du mucilage, de la vitamine C, de la piloselline (semblable à la coumarine) et une substance à effet antibiotique.

Le professeur Binet écrit au sujet de la piloselle : « *Le temps n'est plus où l'on pensait que les éperviers consommaient cette plante pour fortifier leur vue.* » En revanche, l'extrait aqueux de cette plante à latex permet de lutter contre la fièvre ondulante chez l'homme.

Ses principes antibiotiques ont été établis et prouvés sur les cultures de *brucella*.

Son action cholérétique et cholagogue favorise le rôle antitoxique du foie. Elle possède aussi une action anti-infectieuse. À la campagne, on la fait macérer dans du vin blanc et, en cas de fièvre, on la prend par cuillerées à soupe.

La piloselle est essentiellement diurétique : elle favorise l'élimination de l'acide urique, de l'urée, des chlorures. Elle est donc utile en cas de goutte et de lithiase urique.

Piment rouge

Le piment rouge est une bonne source de salicylates.

Plantain

Le plantain est une plante tout à fait paradoxale et intéressante pour ses vertus anti-infectieuses, antitussives et antiallergiques alors que son pollen est pourtant souvent responsable de rhinites allergiques.

Quinquina

On distingue 3 espèces : *Cinchona officinalis*, quinquina gris ; *Cinchona calisaya*, quinquina jaune ; *Cinchona succirubra*, quinquina rouge.

Les divers quinquinas sont fébrifuges par la quinine qu'ils contiennent ; le jaune s'utilise plutôt en gélules par voie orale ; le gris pour des tisanes à très forte concentration (20 % d'écorce).

L'écorce recèle de nombreux alcaloïdes dont la quinine, traitement spécifique du paludisme.

L'homéopathe Hahnemann constata en l'expérimentant sur lui-même que, pris à des doses homéopathiques, le quinquina provoquait les symptômes de la maladie qu'il guérissait à la dose habituelle. C'est ainsi que fut découvert le principe « *similia similibus* » de l'homéopathie.

Le quinquina est un excellent anti-grippe qui combat en même temps la fièvre, l'anémie grippale et post-grippale.

Depuis la *Psychologie du goût*, de Brillat-Savarin, le quinquina entre dans la composition de divers apéritifs, recommandés dans les cas de convalescence et d'anorexie. C'est aussi un analgésique en cas de crampes musculaires, courbatures fébriles ; il possède également un rôle modérateur dans l'excitation cardiaque.

Le quinquina est un tonique général indiqué dans les affections fébriles, les convalescences, les anémies, la tuberculose.

Reine-des-prés

Synonyme : *barbe de bouc, herbe aux abeilles, ulmaire.*

Elle est diurétique et, en plus de ses vertus antirhumatismales, dépuratives et sudorifiques, elle contient aussi du fer, du soufre, du calcium.

Romarin

Selon l'origine du romarin, la spécificité biochimique de l'huile essentielle varie. En Afrique du Nord, le 1,8 cinéole prédomine ; dans le midi de la France, le camphre est majoritaire ; en Corse, c'est l'acétate de bornyle et la verbénone. Les 3 huiles essentielles existantes ont donc des propriétés différentes : celle du Midi est tonicardiaque mais hépatotoxique à cause de son taux de camphre ; celle de Corse a une action sur la sphère hépatique. Le romarin à cinéole fournit une huile essentielle proche de celle

de l'eucalyptus radié et du ravensare aromatique. Elle est spécifique des affections ORL et broncho-pulmonaires :
- mucolytique, expectorante,
- antalgique externe,
- tonique circulatoire,
- tonique musculaire,
- régulatrice nerveuse et cardiaque,
- régulatrice endocrinienne importante.

On la prescrit dans l'asthénie nerveuse et mentale.

Salicaire

Surnommée « herbe aux coliques », la salicaire est une plante vivace des endroits humides : elle pousse d'ailleurs volontiers au bord de l'eau, sous les saules, ce dont rend compte son nom. Elle est antiseptique, antidiarrhéique et, comme son nom le suggère, efficace contre les coliques.

Sauge

La *sauge sclarée* est une plante vivace, visqueuse, odorante qu'on trouve sur les chemins arides du Midi. Elle possède une action plus douce, principalement antispasmodique, que l'huile essentielle de sauge officinale qui est toxique et convulsivante.

Saule blanc

Au XVIIIe siècle, le pasteur Edward Stone chercha un remède moins coûteux que l'écorce de quinine, qu'on utilisait alors pour soigner la malaria et d'autres fièvres. Il essaya l'écorce de saule qui avait un goût tout aussi amer. Le saule s'avéra alors un excellent antalgique et antipyrétique, et son utilisation s'étendit à l'ensemble de la Grande-Bretagne, de l'Europe et des Amériques. Son principe actif, la *salicine*, fut isolé en 1830 et la société Bayer, ayant quelque peu manipulé la salicine, finit par créer l'aspirine. Commercialisée au cours des années 1890, la nouvelle aspirine Bayer devint très rapidement l'un des médicaments les plus utilisés dans le monde entier.

Le saule fait la transition avec certaines plantes plutôt diurétiques (chiendent, frêne, bouleau, aspérule odorante), pour ajouter dans des formules antipyrétiques.

Souci

Les pétales du souci possèdent des propriétés cicatrisantes et antiseptiques qui rendent cette plante très intéressante contre les petites plaies cutanées surinfectées et en font le composant principal de la plupart des crèmes adoucissantes.

Le souci des jardins, ou *Calendula officinalis*, est plus connu pour ses qualités ornementales que ses vertus médicinales pourtant bien réelles : il est à la fois un bon anti-infectieux et un remarquable cicatrisant.

Tea-tree (Arbre à thé)

Voir Melaleuque.

Tomate

La tomate, plante de la famille des solanacées, est riche en vitamine C, en lycopène (antioxydant) et en de nombreuses autres vitamines.

Thym

Le thym possède des propriétés antiseptiques reconnues depuis l'Antiquité. Bacilles et virus n'y résistent pas. On l'a même baptisé l'« antibiotique du pauvre ». Aujourd'hui, on sait que nos anciens avaient vu juste : les études pharmacologiques ont fait ressortir de cet aromate le thymol, un puissant bactéricide.

Achevé d'imprimer en janvier 2003 sur les presses de la Nouvelle Imprimerie Laballery - 58500 Clamecy • Dépôt légal : janvier 2003
Numéro d'impression : 212143   • Impimé en France